中医耳鼻喉科外治技术

王仁忠 主编

山东科学技术出版社

·济南·

图书在版编目（CIP）数据

中医耳鼻喉科外治技术 / 王仁忠主编 . -- 济南：山东科学技术出版社，2024.2
ISBN 978-7-5723-1479-7

Ⅰ . ①中… Ⅱ . ①王… Ⅲ . ①中医五官科学 – 耳鼻咽喉科学 – 外治法 Ⅳ . ① R276.1

中国版本图书馆 CIP 数据核字 (2022) 第 227538 号

中医耳鼻喉科外治技术
ZHONGYI ERBIHOUKE WAIZHI JISHU

责任编辑：徐日强
装帧设计：孙　佳

主管单位	山东出版传媒股份有限公司
出 版 者	山东科学技术出版社
	地址：济南市市中区舜耕路 517 号
	邮编：250003　电话：（0531）82098088
	网址：www.lkj.com.cn
	电子邮件：sdkj@sdcbcm.com
发 行 者	山东科学技术出版社
	地址：济南市市中区舜耕路 517 号
	邮编：250003　电话：（0531）82098067
印 刷 者	济南华林彩印有限公司
	地址：山东省济南市商河县新盛街 10 号
	邮编：251600　电话：（0531）82339899

规格：16 开（170 mm×240 mm）
印张：15　彩页：2　字数：248 千
版次：2024 年 2 月第 1 版　印次：2024 年 2 月第 1 次印刷
定价：58.00 元

中医耳鼻喉科外治技术

主　编　王仁忠
副主编　孟　伟　宁云红　孙　蒙　张晓晶
编　委（按姓氏笔画排序）
　　　　　马腾刚　王肖肖　邢琳飞　刘　腾
　　　　　刘逸萍　祁丽洁　闫　亚　杜启雪
　　　　　杜君慧　李志成　张　鑫　张懿鹏
　　　　　陈祥静　罗方梅　周启鑫　郭春花

序

中医自古流传至今已有两千余载，早有《神农本草经》以言药性，《黄帝内经》以言医理，《伤寒杂病论》以言医法，历代医著汗牛充栋。但尚未见集耳鼻咽喉疾病外治法归总成册者，今由山东中医药大学附属医院王仁忠教授主编的《中医耳鼻喉科外治技术》正是完善了这一专科外治体系。本书汇总中医治疗耳鼻咽喉疾病的外治技术，详尽阐述每种外治法的历史沿革，记录每种治法的适用范围及操作要点，体现了传承发展，勇于创新，彰显中医"急则治其标，缓则治其本，标本兼治，内外兼顾"的治疗理念，为耳鼻喉科临床医师运用中医外治技术提供了行之有效的方法。

中医外治法可追溯到战国时期甚至更早，经历了萌芽阶段、发展及衰落过程。现代医学手术的发展和中医外治技术失传，是导致当代人认为中医只是"慢郎中"。加之中医自古以来流派众多，不乏门派之见，不少医家为彰显所谓"祖传""秘法"等"神奇"疗效，执着偏见，乏大医之相，更不会将个人治疗技术合盘予众。《中医耳鼻喉科外治技术》破除门户之见，总结历代医家实践，将具有中医特色的疗法编辑成书以惠当代，旨在为人类健康做出贡献。

王仁忠教授是中华中医药学会耳鼻喉科分会外治学组组长，肩负中医外治法的继承发展。近年来，他组织全国各同道整理收集确有疗效的中医外治技术，通过学术交流将传统技术加以创新发展，使之成为操作简单、易于掌握、便于推广的专科外治技术，以服务临床，惠及大众。

近半个多世纪以来，中医耳鼻喉科专著并不多见，不少传统技法面临失传。《中医耳鼻喉科外治技术》继承中医外治法，发挥专科特色，撷取外治精华，不仅对中医耳鼻咽喉科学在外治法方面有重要意义，更为中医专科技法的继承与发扬写下重要一笔。希望在不久的将来，会有更多疗效显著的特色疗法得到挖掘整理，继承发扬，服务患者。

刘大新

2023年3月于北京

前言

中医外治法历史悠久、疗效独特，是中医学的重要组成部分，外治法是人民通过长期的劳动过程和医学实践总结出来的治疗方法，与内治法共同构成了中医学较为完整的治疗方法。清代外治学大家吴师机在《理瀹骈文》中曰："凡病都从外入，故医有外治法""外治之理，即内治之理。外治之药，亦即内治之药，所异者，法耳"，并将外治法与内治法并行，而能补内治法之不及。耳、鼻、咽、喉均位于头面部，是机体与外界联系的窗口，属清空之窍，以通为顺。耳鼻咽喉疾病属于中医的官窍疾病，内服药物在吸收上有其局限性，外治技术可以起到增效协同作用，弥补内服药物的不足。随着中医外治技术的不断发展和创新，中医耳鼻喉科外治技术在官窍疾病的治疗中发挥着越来越重要的作用。

当今，中医耳鼻喉科临床医生非常重视中医外治技术的发展和应用，中华中医药学会耳鼻喉科分会在名誉主任委员刘大新教授和主任委员阮岩教授带领下，注重中医耳鼻喉科外治技术的传承与发展，并于2017年专门成立了中医外治研究学组，大力扶持和鼓励中医耳鼻喉科外治技术的传承和创新，使得中医耳鼻喉科外治技术在近五年得到快速普及、发展和创新。大家学习交流中医耳鼻喉科外治技术的热情持续升温。一年一度的中华中医药学会耳鼻喉科分会年会上都有中医耳鼻喉科外治技术的演示，也是每年年会上的学术亮点和热点之一。在学会的大力推动下涌现出许多中医耳鼻喉科实用外治技术，在临床中发挥了积极的作用。这些技术既有耳鼻喉科专属的外治技术（如扁桃体烙治、啄治、针刀刺营技术、针刺蝶腭神经节技术），又有在传统外治技术基础上的创新技术（如罐灸三伏贴、朱氏头皮针、谢氏飞针、鼻内针技术、鼻衄割治技术、水针疗法等），还有一些传统中医外治技术移植应用于耳鼻喉科临床的，如督灸、皮内针、颊针、薄腹针、切脉针灸、埋线技术、火针、浮针等，这些外治技术极大丰富和提高了中医耳鼻喉科临床治疗手段和临床疗效。

本人作为中华中医药学会耳鼻喉科分会副主任委员兼外治学组组长，在刘大新教授和阮岩教授的领导下，肩负着中医耳鼻喉科外治技术的组织推广工作，比较清楚和了解目前国内中医耳鼻喉科外治技术发展现状。为了使更多耳鼻喉科临床医师了解最新的中医耳鼻喉科外治技术、更好地在临床中应用耳鼻喉科中医外治技术，山东中医药大学附属医院耳鼻喉科组织队伍编写了《中医耳鼻喉科外治技术》一书，希望能让大家了解到目前耳鼻喉科最新最全的中医外治技术，了解这些技术在临床具体病症中如何应用，从而推动中医耳鼻喉科外治技术在临床中的推广和发展。

感谢中华中医药学会耳鼻喉科分会名誉主任委员刘大新老师在百忙中为本书作序！

由于时间仓促，加之学识有限，收集的外治技术可能还不够全面，阐述和理解得不够精准，书中不足之处难免，期待各位同行批评指正。

中华中医药学会耳鼻喉科分会副主任委员兼外治学组组长　　王仁忠
山东中医药大学附属医院

目 录

上篇 总论

第一章　中医耳鼻咽喉科学特点 ………………………………………… 2

第二章　中医耳鼻咽喉科学外治技术发展史 …………………………… 3

第三章　耳鼻咽喉与脏腑经络的关系 …………………………………… 8

第四章　耳鼻咽喉疾病的病因病机 ……………………………………… 14

第五章　耳鼻咽喉疾病的治则治法 ……………………………………… 17

第六章　中医耳鼻喉科常用外治技术简介 ……………………………… 20

　第一节　传统中医耳鼻咽喉科外治疗法 ……………………………… 20

　第二节　现代中医耳鼻咽喉科常用外治技术 ………………………… 23

第七章　导引在耳鼻咽喉科的应用 ……………………………………… 51

　第一节　导引的概念及其发展 ………………………………………… 51

　第二节　导引的分类 …………………………………………………… 54

　第三节　导引的作用 …………………………………………………… 57

　第四节　导引与康复 …………………………………………………… 58

　第五节　导引的基本思路 ……………………………………………… 59

　第六节　导引在耳鼻喉科中应用 ……………………………………… 60

第七节　导引注意事项 65

第八节　导引与外治技术 66

下篇　各论

第八章　耳部疾病 70

第一节　耳胀 70

第二节　耳鸣 78

第三节　耳聋 87

第四节　耳眩晕 95

第五节　脓耳 106

第六节　耳面瘫 112

第七节　耳带疮 118

第九章　鼻部疾病 123

第一节　伤风鼻塞 123

第二节　鼻窒 128

第三节　鼻鼽 136

第四节　鼻渊 142

第五节　鼻槁 149

第六节　鼻衄 154

第七节　失嗅 160

第十章　咽喉部疾病 168

第一节　喉痹 168

第二节　乳蛾 176

第三节　喉瘖 183

第四节　喉咳 …………………………………………………… 192

第五节　梅核气 ………………………………………………… 198

第六节　鼾眠 …………………………………………………… 204

第七节　喉痹 …………………………………………………… 210

第八节　口疮 …………………………………………………… 216

附录　常用方剂 ………………………………………………… 221

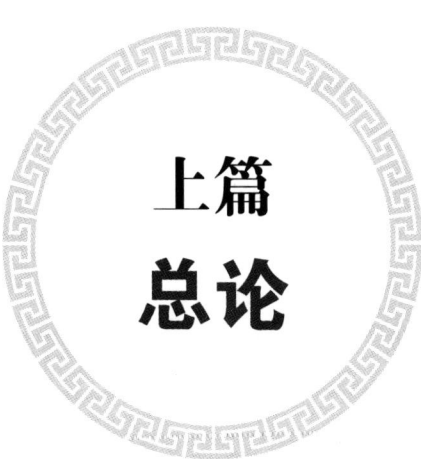

上篇
总 论

第一章 中医耳鼻咽喉科学特点

一、定义

中医耳鼻咽喉科学是运用中医基本理论和方法研究人体耳、鼻、咽、喉的生理、病理变化及其疾病防治规律的一门临床学科。

二、特点

中医耳鼻咽喉科学隶属于中医学的范畴，必须运用中医学的思维方法来研究。要学好中医耳鼻咽喉科学，必须具备扎实的中医理论基础，同时也需要运用和借助现代科学技术手段来帮助我们对疾病进行辨识。中医耳鼻咽喉科学研究的对象是耳、鼻、咽、喉诸官窍，研究内容是运用中医理论研究耳、鼻、咽、喉诸官窍的生理、病理及其疾病的防治方法。

中医耳鼻咽喉科学以中医整体观念为指导思想，以脏腑经络学说为理论基础，汲取了现代先进的诊疗技术与方法，强调辨病与辨证相结合、局部辨证与整体辨证相结合、内治与外治相结合。中医耳鼻喉科外治技术具有简、便、灵、验的特点，在耳鼻喉科疾病的临床诊疗中发挥重要作用。

三、五官与七窍

官，是指机体上有特定功能的器官，如耳、目、口、鼻、咽喉等；窍，有孔窍、苗窍之意，是内脏与外界相通的孔窍。官和窍的概念不尽一致，但关系相近，故常官窍并称。通常把耳、目、口、鼻和咽喉称为五官。头面部共有七个孔窍，称作"七窍"，再加前后二阴称为九窍，习惯上五官也可称为窍，但前后二阴只称窍而不能言官。官窍均位于体表，是体内外信息交换的窗口。

第二章　中医耳鼻咽喉科学外治技术发展史

中医外治技术是中医学的重要组成部分，是人民在长期的劳动过程和医学实践中总结出来的治疗方法，与内治法共同构成了中医学较为完整的治疗方法。中医外治法是指除内服药物以外的各种治疗方法，通过体表或孔窍作用于体内，从而达到治疗疾病的目的。

中医外治技术有着悠久历史。考古学家发现，距今10万年前的山顶洞人就已经使用骨针进行治疗疾病。公元前1300年左右的甲骨文记载了疾耳、疾自（鼻病）、疾齿、疾舌等外科病名（五官科病名）。到了周代，出现了医事分工，《周礼》记载了外疡的外治方法，如外敷药物法、腐蚀药物法、手术治疗等，此时的外治法已初具规模。

1973年出土的西汉马王堆汉墓《五十二病方》中记载了大量外治法，如敷药、药浴、按摩、砭、灸、熨等。其中记载了使用灸法治疗耳鼻喉疾病，如《五十二病方·足臂十一脉灸经》载："灸足太阳脉治颜寒、产聋、耳前痛、枕痛、鼽、衄，灸臂少阳脉治产聋，灸臂阳明脉治齿痛，灸足少阴脉治舌肿、嘶哑。"《五十二病方·阴阳十一脉灸经》载："灸耳脉治耳聋、嗌肿。"这是应用外治法治疗耳鼻喉疾病的最早记录。

现存文献中最早记载"外治"见于《素问·至真要大论》，曰："内者内治，外者外治。"《黄帝内经》为中医外治的发展奠定了坚实基础，其中有记载的外治法有砭石、九针、火焫、按摩、导引、灸、熨、渍、浴、蒸、涂、嚏等等多种外治方法。其中记载了治疗耳鸣、耳聋、耳妄闻、头眩、鼽涕、衄血、喉痹、嗌干、喑等耳鼻咽喉科疾病的针刺方法，如《灵枢·杂病》载有"聋而不痛者，取足少阳，聋而痛者，取手阳明"，《灵枢·经筋》记载"治之以马膏，膏其急者，以白酒和桂"涂治口僻。《灵枢·痈疽》记载有"疽发于嗌中，名曰猛疽，猛疽不治化为脓，脓不泻，塞咽，半日死。其化为脓者，泻则合豕膏，冷食，三日而已"，表明发生在喉部的痈疽若延治必将化脓，甚者可致人死亡，因此必须先切开排脓，再口含凉猪油，数天即可痊愈。

东汉时期中医外治在耳鼻喉科的应用逐渐丰富起来。张仲景所著《伤寒杂病论》丰富和发展了耳鼻喉科外治技术，其著作中载有"塞鼻、灌耳、浸足、坐药、舌下含药、润导、粉身"等外治法。《金匮要略》记载用皂荚末吹入鼻内及用薤汁灌入鼻内或耳中以抢救危重病患者的方法，这可以说是吹鼻法、滴鼻法及滴耳法的最早记载。东汉末年名医华佗世界上第一个发明了麻醉药物——麻沸散，并用其对患者麻醉后进行外科手术治疗，堪称外科鼻祖。其在著作《中藏经》载有"风中五脏"危重症，其中可出现五官急证，如《中藏经·卷上·风中有五生死论》载："肺风者，胸中气满，冒昧汗出，鼻不闻香臭，喘而不得卧者，可治；若失血及妄语者，不可治，七八日死。肺风宜于肺俞穴灸之。"急灸五脏俞穴之肺俞穴以缓急救治。

西晋皇甫谧《针灸甲乙经》中对耳鸣、耳聋、鼻窒、鼻鼽、鼻衄、喉痹、喉痛、暴喑等耳鼻咽喉病总结出完整的针灸治疗的配穴、验穴，并在后世广为流传。东晋刘涓子著有我国现存最早的外科学专著《刘涓子鬼遗方》，在外治方面提出针灸、薄贴、穿刺、切开排脓等方法治疗痈疽、疮疡、外伤等疾病。葛洪继承了刘涓子思想并有所发展所著的《肘后备急方》，是我国最早的一部中医急诊全书，其中也记载了耳鼻喉科急诊治疗的方法。如治疗化脓性中耳炎以"细辛附子末以葱涕和，灌耳中，良，单葱涕亦佳，侧头令入耳"；治疗耳道异物"百虫入耳，用好酒灌之，或闭气，令人以芦管吹耳，自出"；治疗食道鱼骨梗"小嚼薤白以柔，以绳系中，持绳端吞薤到梗处引之，梗当随出"。可见此时期中医外治法有了全面发展。

隋代巢元方著有我国第一部病原学专著《诸病源候论》，书中记载了多种外科治疗内容。如对"腹蚵"（网膜）脱出的手术方法，即先结扎血管，然后再截除；如肠吻合"肠两头间者，可速续之，先以针缕如法连续断肠，便取鸡血涂其际"。书中提及咽喉疾病八种，并做了专门论述，同时还记载了血管结扎、拔牙等外治方法。

唐代孙思邈《备急千金要方》把耳鼻喉疾病（包括眼部）归纳为"七窍病"，

所用外治技术颇多。如治疗鼻息肉，用矾石、附子、藜芦、瓜蒂四味研末，以小竹管将少许研末吹于鼻中，再用棉絮塞鼻，反复应用直到愈合为止；治疗鼻出血用韭葱塞鼻，这是压迫法治疗鼻出血的最早雏形；治疗鼻内异物则用鼻吸油脂，然后使物随油出；治疗小儿误吞针用大如枣核的磁石，其中有孔系绳吞入；治疗耳道异物用弓弦粘胶粘于耳内异物上，牵除耳内异物；治疗牙痛、口噤不能开，用"附子、黄连、矾石、末之，内管中，强开口吹之，入喉间细细吹之"。王焘《外台秘要》中记载了多种小儿耳鼻喉科外治法，如用塞鼻法治疗小儿鼻出血，有"烧桑耳至焦捣散"塞入鼻中以止血，或以马矢绵裹塞鼻中治小儿鼻衄不止，或以烧发灰、末吹入鼻孔中以止血；治疗小儿误吞异物"小儿误吞钱在喉中，取麸炭末以指弹入喉中，其儿当便咯出，妙"，此种方法用麸炭末刺激咽部致咳，使患儿呕出异物。

宋代官修《太平圣惠方》中专列耳鼻咽喉疾病四卷，书中对鱼骨梗喉、诸物梗喉、鼻息肉、耳中异物、耳冻伤等疾病的治疗方法有较多记载。如治疗鱼骨梗喉有以皂荚末少许吹鼻中，使得嚏，梗出；治疗鼻息肉以中药复方研细末，加蜜加水纳入鼻内敷在息肉上，以消除息肉；治疗耳冻伤外敷疗法，药用柏叶、杏仁、乱发、盐、乳香、黄蜡、清油，先将油煮沸，加入乱发，然后加诸药同煎，至色焦黄滤去渣，再以慢火煎之，然后加入乳香末、黄蜡末，搅至稀稠，涂敷在冻伤处。窦材《扁鹊心书》和托名窦汉卿的《疮疡全书》中载有咽喉切开排脓的方法，还记载了应用灸法治疗耳鼻咽喉疾病，如"喉痹……咽喉闭塞，汤药不下，死在须臾者，急灌黄药子散，吐出恶涎而愈。此病轻者治肺，服姜附汤，灸天突穴五十壮，亦好；重者服钟乳粉，灸关元穴，亦服姜附汤"。王执中《针灸资生经》中详细记载了治喑选穴。另外，在当时的一些非医学著作中也载有耳鼻喉科的发明创造，如沈括《梦溪笔谈》记载"世人以竹、木、牙、骨之类为叫子，置入喉中吹之，能作人言，谓嗓叫子，尝有病瘖者，为人所苦，烦冤无以自言。听讼者试取叫子令嗓子作声如傀儡子，粗能辨其一二，其冤获胜"，这一时期已经有了人工喉的雏形。

金元时期涌现出以金元四大家刘完素、李杲、张子和、朱震亨等为代表的学术流派，他们注重内外治相结合治疗耳鼻咽喉科疾病。如张子和《儒门事亲》记载用纸卷成筒伸入口内，用筷子缚住小钩，把吞入的铜钱钩出。朱震亨《丹溪心法》记载治疗耵耳用猪油调葱汁灌入耳中以湿润软化耵聍，然后再把耵聍取出来。

明清时期外治法的发展达到鼎盛时期。明代戴思恭治疗耳部疾患首创使用卷棉子清洁耳道脓液，然后再向耳道内吹入药粉的外治方法。王肯堂《疡医证治》详细介绍了耳鼻咽喉科外伤的处理，其中最为突出的是气管吻合术"凡割喉者……以丝线先缝内喉管，却缝外颈皮，用封口药涂敷，外以散血膏敷贴，换药"。陈实功《外科正宗》使中医外科的治疗水平有了很大提高，其中载有鼻息肉摘除方法："取鼻痔秘法：先用茴香散连吹二次，次用细铜箸二根，箸头钻一小孔，用丝线穿孔内，二箸相离五分许，以二箸头直入鼻痔根上，将箸线绞紧，向下一拔，其痔自然拔落，置水中观其大小。预用胎发烧灰同象牙末等分吹鼻内，其血自止。戒口不发。"另外，书中还记述了咽喉食道的铁针取出方法，以及耳郭、唇、舌外伤整形术，如"凡耳斫跌打落，或上脱下粘，或下脱上粘，内用封口药掺，外用散血膏敷贴及耳后，看脱落所向，用鹅翎横夹定，却用竹夹子直上横缚定，缚时要两耳相对，轻缚住"。张景岳《景岳全书》中记载了鼓膜按摩法治疗耳鸣耳聋，如"凡耳窍或损或塞，或震伤，以致暴聋，或鸣不止者，即宜以手中指于耳窍中轻轻按捺，随捺随放，随放随捺，或轻轻摇动，以引其气。捺之数次，其气必至，气至则窍自通矣。凡值此者，若不速为导引，恐因而渐闭，而竟至不闻"。曹士珩《保生秘要》中记载了导引法治疗耳鼻咽喉疾病，如治疗耳胀"定息以坐，塞兑，咬紧牙关，以脾肠二指捏紧鼻孔，睁二目，使气串耳通窍内，觉哄哄然有声，行之二三日，通窍为度"，此种方法即为当今之咽鼓管吹张法。在针灸治疗方面，薛己尤善针灸，其在《外科发挥》中强调内治、外治相结合，其提出"大抵咽喉之症，皆因火为患，其害甚速，须分缓急，及脓成否……治喉之方固多，唯用针有回生之功"。在《口齿类要》中治疗咽喉急症，每以外治为先，并首创针刺患处，如书中云"秋官叶，素阴虚，因怒，忽喉痛，寒热头痛，项僵目直，小便自出……遂针患处出毒血"。杨继洲的《针灸大成》不仅汇集了历代针灸学术，而且还总结了自己的临证经验，是我国针灸学的又一次重要总结，书中记述了各种耳鼻咽喉科病证的配穴处方。

外治大师吴师机提出"外治之理，即内治之理。外治之药，亦即内治之药，所异者，法耳"，并盛赞外治法"神奇变幻，上可以发泄造化五行之奥蕴，下亦扶危救济层见叠出而不穷。且治在外则无禁制，无窒碍，无牵掣，无沾滞。世有博通之医，当于此见其才"。其代表作《理瀹骈文》将辨证论治思想纳入外治法，三焦分治，提出"敷、熨、熏、浸洗、擦、坐、嚏、缚、刮痧、火罐、推拿、按摩"等外治方法。对于"上焦之病""以药研细末，搐鼻取嚏发散为第一捷法"，他认为，取嚏之法具有同汗吐之法同样的功效。郑梅涧主张治喉病针药结合，尤为推崇针灸，其著作《重楼玉钥》上卷记载了多种病证应用针灸治疗，下卷详细论述了取穴、进针、出针，并详细列举喉科常用穴位的定位、主治及针刺方法，提出"开风路针""破皮针""气针"等针法。程永培《咽喉经验秘传》大力发展喉科吹药，列有咽喉制药秘法十七则，详述了硝矾、枪硝、焰硝、百草霜、苏龙等炮制法及碧丹、金丹等配法，反映出喉科外治药物已具有很高的精制水平。张宗良《喉科指掌》治疗急性呼吸困难，必先用开关散吹鼻、擦牙，使吐痰涎，再以六味汤加减口服。

随着现代医学技术的飞速发展，使得耳鼻喉科的外治法也融入许多现代科技的元素，为中医耳鼻喉科外治技术的发展提供了技术与设备上的支持，涌现出许多中医耳鼻喉科外治新技术，并在临床上取得很好疗效，譬如扁桃体啄（烙）治技术、针刺蝶腭神经节技术、针刀刺营技术、鼻内针技术、鼻丘割治技术等方法，这些外治法的疗效得到越来越多临床医生的认可，并在临床上得到越来越广泛的应用与推广。

参考文献

1. 陈丽云.古代中医外治法在耳鼻喉科中的应用［J］.医古文知识，1997（2）：26-27.
2. 陈秀华.中医传统特色疗法［M］.北京：人民卫生出版社，2010.
3. 朱坤福，祝蕾.中医外治特效疗法［M］.北京：中医古籍出版社，2020.
4. 谢强.耳鼻咽喉科针灸疗法历史渊源探讨［J］.中医眼耳鼻喉杂志，2012，1（2）：1-2.
5. 熊大经，刘蓬.中医耳鼻咽喉科学［M］.北京：中国中医药出版社，2012.
6. 中华中医药学会.中医必读百部名著：耳鼻喉科卷［M］.北京：华夏出版社，2007.

第三章 耳鼻咽喉与脏腑经络的关系

耳、鼻、咽、喉位于头面部，皆属清窍，它们通过经络与脏腑组织构成一个统一整体。因此，不同脏腑的生理功能和病理变化，都可循经反映于耳、鼻、咽、喉等器官；另一方面，耳、鼻、咽、喉等器官发生病变，也可波及所属脏腑，其中脏窍理论对中医耳鼻咽喉科学具有重要指导意义。

一、耳与脏腑经络的关系

耳属"清窍"之一，司听觉，主平衡。《灵枢·口问》曰："耳者宗脉之所聚。"由于全身各大脉络汇聚于耳，使耳与全身各部及脏腑发生密切联系。与耳有较为密切关系的脏腑有肾、心、肝、胆、肺、脾等。

（一）耳与肾

耳为坎，坎为水，而肾主水，故耳为肾所主。《素问·阴阳应象大论》曰："肾主耳……在窍为耳。"肾藏精，肾之精气上通于耳，肾精充沛，耳窍得以濡养，则听觉聪敏，平衡正常。如《灵枢·脉度》曰："肾气通于耳，肾和则耳能闻五音矣。"《素问·灵兰秘典论》曰："肾者，作强之官，伎巧出焉。"若肾精亏损，肾气不能上达，则可致耳鸣耳聋。如《灵枢·决气》曰："精脱者，耳聋……液脱者……耳数鸣。"肾阳不足，寒水上泛，可导致平衡失调而眩晕。以表知里，耳候肾病，可通过耳的色泽、形态来诊察肾的病变。《医学心悟》曰："察耳之枯润，知肾之强弱。"《灵枢·师传》曰："肾者主为外，使之远听，视耳好恶，以知其性。"指出以耳的听觉功能的好坏，来判断肾脏的盛衰。在治疗上，耳病虚证多从肾论治如滋肾填精、滋肾降火、温肾利水等。

（二）耳与心

心的主要功能为藏神，心为神之舍，耳的听觉属于心神活动的体现之一，耳司听与心神的功能有密切关系。心所藏的神实为君火所变现，即心主火，这一功能与肾主水、藏精的功能密切相关，只有心肾相交，水火既济，才能使中焦脾土化生的清阳之气上达清窍，听觉平衡功能正常。若心肾不交，则神不守舍，夜寐不安，常可导致耳鸣、耳聋。因此，肾主耳与心是密不可分的。如《证治准绳·杂病》所说："肾为耳窍之主，心为耳窍之客。"心虚血耗及心肾不交均可致耳鸣聋、眩晕。一些耳病可从心论治或心肾论治。在治疗上，可滋补心血、滋肾宁心、宁心安神等。

（三）耳与肝胆

肝胆为木，木由水生，肝为肾之子。肝主疏泄，肝木正常疏泄、条达，肾水方可上升，实现肾气通于耳的功能，这就是肝肾同源之理。肝的疏泄还有利于脾土所化生的气血运行上达耳窍而为听。若肝气郁滞，则肾水难以上升而与心火相交。肝与胆互为表里，胆经循行于耳窍，生理情况下肝升胆降，气机运转正常，则耳的功能正常；若胆气不降，易郁而化火，上犯耳窍，可导致耳部肿痛、流脓等病证。另外，肝木疏泄失常，最易克脾土，导致气血化生不足或输布失常，不能上奉耳窍，而产生耳鸣、耳聋、眩晕等病证。在治疗上，耳病从肝论治，如清肝泻火、疏肝解郁、平肝息风、滋补肝肾等；从胆论治，常用方法如和解少阳、行气通窍、清利肝胆等。

（四）耳与脾

脾主运化，为后天之本，气血生化之源。脾所化生的气血又谓之清阳。清阳能够上达耳窍，是发挥耳司听觉、平衡功能的必要条件。因此，脾的功能与耳有密切关系。若脾气虚弱，运化失常，则气血化生不足，不能奉养耳窍，脾不健运还可导致痰湿内生，升降失调，二者均可导致清阳不能上达耳窍而出现耳鸣、耳聋、眩晕、耳胀等耳部病证。如《素问·玉机真脏论》所说："脾为孤脏……其不及则令人九窍不通。"在治疗上，一些耳病可以从脾论治，常用方法如补脾益气、健脾利湿、益气升阳等。

（五）耳与肺

肺为金，肺金主肃降而生肾水。因此，肺为肾之母，肾主耳的功能与肺亦有关。生理情况下，肺金的肃降功能正常，才能化生肾水，同时带动心火下降与肾相交，水火既济的情况下，肾气才能上通于耳，使耳的功能发挥正常。如《杂病源流犀烛》卷二十三说："肾窍耳，所以聪听，实因水生于金，盖肺主气，一身之气贯于耳，故能为听。"若外邪侵袭，导致肺失肃降，常可出现耳胀、耳闷、耳聋、耳痛等病证。《素问·气交变大论》说："金肺受邪……嗌燥，耳聋。"另有一说认为，肺经结穴于耳。如《温热经纬·余师愚疫病篇》说："肺经之结穴在耳中，名曰笼葱，专主乎听。"捏鼻鼓气时，气贯于耳，亦说明肺气与耳相通。在治疗上，可宣肺通窍等。

二、鼻与脏腑经络的关系

头面为诸阳所聚，鼻居面中为阳中之阳，清阳之气从鼻窍出入，故属"清窍"之一。鼻为肺系最前端，连于喉，接气道，下通于肺，有助肺行呼吸、主嗅觉、协发音、司清化之功用。

（一）鼻与肺

鼻后连颃颡，下通于肺，是肺之门户，属肺之系，故鼻为肺之外窍、肺之官。《素问·金匮真言论》说："西方白色入通于肺，开窍于鼻。"《灵枢·五阅五使》说："鼻者，肺之官也。"鼻喜通畅而恶窒塞，畅通则呼吸之气出入顺畅，嗅觉灵敏。肺主肃降，不仅有利于鼻所吸入之气下归于丹田，还有助于浊气下降，从而保持鼻窍的通畅，发挥其正常功能。肺的功能失调，容易导致鼻病的发生，鼻病亦可影响肺的宣发肃降功能。如《灵枢·本神》曰："肺气虚则鼻塞不利，少气。"鼻为肺之外窍，肺脏有病，常反应于鼻部，故通过诊察鼻部的病证，可以判断肺脏的病变。如《医学心悟·卷首》有"鼻头……赤色者为肺热""鼻孔煽张为肺气将绝"等论述。在治疗上鼻病多从肺论治，常用方法如疏风宣肺、益气固表、温补肺脏、养阴润肺、清肺化痰等。

（二）鼻与脾

鼻准居面之中央，而中央属土，故鼻准属脾土。脾土为后天之本，气血津液生化之源，鼻为一身血脉多聚之处，鼻对吸入之气有瞬间加温、加湿及知香臭的功能，这一功能有赖于脾土所化生的气血津液上达才能实现。因此，在生理上鼻与脾具有密切的关系。若脾气虚弱，运化失常，气血津液化源不足，鼻无法实现瞬间对吸入之气进行加温、加湿的功能，则容易出现鼻塞、鼻干燥、嗅觉减退等反应。脾失健运，还可导致水湿不运，停聚鼻窍而出现鼻涕增多、嗅觉失灵等症状。脾主统血，脾气虚弱，统血失职，还易导致血不循经而鼻衄，脾胃湿热可致鼻疮、鼻疖。"鼻准属脾"，历代医家往往通过诊察鼻准来辨别脾的病变。如《素问·刺热论》曰："脾热病者，鼻先赤。"在治疗上，一些鼻病可以从脾论治，常用的治疗方法有补中益气、健脾化湿、益气摄血、泻脾胃伏火等。

（三）鼻与肝胆

胆为奇恒之腑，胆之精气上通于脑，脑为髓海，下通于鼻颏。肝胆互为表里，足厥阴肝气主升，足少阳胆气主降，肝胆的功能协调，则脾土所化生的气血津液易于上达清窍，脑、鼻颏俱得安康。若肝胆失调，气郁于上而不能下降，则易化火，胆火郁于脑，可灼伤津液，下犯鼻颏，导致浊涕不止的鼻渊。如《素问·气厥论》说："胆移热于脑，则辛颏鼻渊，鼻渊者，浊涕下不止也。"鼻为血脉多聚之所，胆火不降，还可迫血妄行而导致鼻衄。在治疗上，一些鼻病可以从肝胆来论治，常用的治疗方法有清泻肝胆湿热、滋养肝阴等。

（四）鼻与肾

鼻为呼吸之门户，为肺之外窍，肺为气之主，肾为气之根，鼻所吸入之气经肺之肃降而下纳于肾，故鼻的呼吸功能与肾有关。如《类证治裁·卷二》说："肺为气之主，肾为气之根，肺主出气，肾主纳气，阴阳相交，呼吸乃和。"若肾气不足，不能纳气归肾，可致喷嚏频频。如《素问·宣明五气论》说："肾为欠，为嚏。"在治疗上一些鼻病可从肾论治，常用的治疗方法有温补肾阳、滋补肾阴等。

（五）鼻与心

心藏神，主血脉。鼻为血脉多聚之处，司嗅觉，而嗅觉实乃心神所变现，故有心主嗅之说。如《难经·四十难》："心主臭，故令鼻知香臭。"由此可见，嗅觉虽通过外在的鼻而感知，实为内在的心所主，只有心神内藏，才能嗅觉敏锐。若心血不足，血不养神，可致嗅觉失灵。如《素问·五脏别论》说："五气入鼻，藏于心肺，心肺有病，而鼻为之不利也。"此外，心主火，正常的心火实为阳气，心阳充沛，则鼻能为嚏而逐邪外出。如《灵枢·口问》说："阳气和利，满于心，出于鼻，故为嚏。"心火亢盛或心肺有病可致鼻病。故《素问·五脏别论》曰："五气入鼻，藏于心肺，心肺有病，而鼻为之不利也。" 在治疗上，一些鼻病可以从心论治，如清心泻火、补益心脾、活血化瘀等治法。

在经络方面，鼻位于阳中之阳的部位，是清阳交会和血脉多聚之处，循行于鼻的经脉多为阳经，阴经只有手少阴心经以及奇经八脉中的督脉、任脉、阳跷脉循经鼻部。这是循行于鼻部经脉的特点。

三、咽喉与脏腑经络的关系

咽前接口腔，下接食道通于胃腑，咽为胃之系，是气息出入及饮食水谷的共同通道，有司饮食吞咽、助语言，御外邪的功能；喉上通口鼻，下接气管至肺，喉为肺之系，有行呼吸、发声音，护气道的功能。《医贯·卷之四》曰："喉与咽不同，喉者肺脘，呼吸之门户，主出而不纳；咽者胃脘，水谷之道路，主纳而不出。"

咽喉为经脉循行交会之处：五脏六腑十二经脉中，除足太阳膀胱经、手厥阴心包经外，其余十条经脉皆循行于喉咙，所以脏腑病变易于反映于咽喉，咽喉病变也容易影响五脏六腑。

（一）喉与肺

喉者，候也，所候者"天气"。喉上连颃颡、鼻窍，下接气道而通于肺，属肺之系。《疮疡经验全书·卷一》说："喉应天气，乃肺之系也。"因此，肺与喉的关系最为密切，实为喉之根本。肺为脏腑之华盖，主气，以肃降为顺，肺能正常肃降，则喉无壅塞而气息出入顺畅。若肺失肃降，易致痰浊之气上逆，阻塞喉部，导致呼多吸少之呼吸困难。喉还主发声，喉之能发声，实乃内在的肺气所推动。推动声带发声的肺气还包含由脾土所化生的宗气，只有宗气足，肺气清，才能使喉发声洪亮而持久。若土不生金，则宗气不足，肺气鼓动无力，易致声音嘶哑。如《景岳全书·卷二十八》说："声由气而发、肺病则气夺，此气为声音之户也。"此外，肺主皮毛而开窍于鼻，若寒暖失调，外邪袭肺，致肺失肃降，外邪痰浊之气塞喉部，亦常导致声音嘶哑。在治疗上，喉病常常从肺论治。如风邪袭肺或肺经热盛所致的喉病，常用疏风宣肺、清热解毒等治法；肺气虚或肺阴虚导致喉病，常以补肺敛气，养阴清肺之法。

（二）咽与脾胃

咽者，咽也，所咽者"地气"。咽上连口腔，下接食道而通于胃，属胃之系。《严氏济生方·咽喉门》说："咽者，言可以咽物，又谓之嗌。气之疏通厄要之处，胃所系。"因此，咽与胃的关系最为密切。咽主吞咽水谷，胃主受纳、腐熟水谷，故胃实为咽之根本。脾与胃相表里，共同完成将水谷化生为气血津液的过程。胃气以降为顺，脾气以升为顺，只有脾胃功能协调，脾能升清，胃能降浊，咽才能发挥正常的吞咽功能。若脾胃升降失调、胃气不降，易发生浊气上逆，阻塞于咽喉，咽喉失于通畅，则出现吞咽不利或吞咽疼痛，甚至出现吞咽困难。在治疗上，不少咽喉病可以从脾胃论治。临床针对某些咽喉病常有清胃泻火、利膈通便、补中益气、养胃生津等治法。

（三）咽喉与肾

喉为气息出入之通道，又主发声；肾为气息之根，又为音声之根。故咽喉的功能与肾有密切关系。肾水为肺金之子，主藏精，为水火之宅，内藏元阴元阳，只有肾水与肺金的功能协调，喉所吸入之气方能下归于肾，且喉的发声洪亮而有根。如《景岳全书·卷二十八》说："肾藏精，精化气，阴虚则无气，此肾为声音之根也。"若肾不藏精，虚火上炎，可致咽喉干燥、疼痛，吞咽不利，或声音嘶哑。在治疗上，不少咽喉病可以从肾论治，如滋养肾阴、温补肾阳、引火归原等。

（四）咽喉与肝胆

咽喉以通畅为用，壅塞为病。肝胆为木，互为表里，一升一降，同主疏泄。足厥阴肝经循喉咙，入颃颡；足少阳胆经循咽喉至缺盆。《素问·奇病论》说："夫肝者，中之将也，取决于胆，咽为之使。"说明肝胆的疏泄、条达有利于气机顺畅，对于保持咽喉的畅通有重要意义。《素问·阴阳别论》说："一阴一阳结，谓之喉痹。"一阴指厥阴，一阳指少阳，若肝胆失调，疏泄失常，易发生气机阻滞，咽喉失于通畅，产生吞咽哽哽不利、咽喉肿痛等"喉痹"的症状，还可发生猝然失音的症状。在治疗上，不少咽喉病可以从肝论治，常用的治疗方法有清肝泻火、疏肝解郁、行气化痰等。

第四章　耳鼻咽喉疾病的病因病机

一、耳鼻咽喉疾病的主要病因

疾病的发生，归其原因，不外乎各种因素导致人体阴阳平衡失调，正常生理功能紊乱。耳鼻咽喉位于头颈部，内连脏腑，外在体表，故来自内外的诸种因素均可致病。其外因主要有外感邪毒、外伤创伤、异物所伤；内因多为七情所伤、饮食、劳倦及官窍之间的病变互相传变。

（一）外因

1. 外感邪毒

常见六淫邪毒、时邪疫疠及异气侵袭。

（1）六淫邪毒：包括风、寒、（暑）热、湿、燥、火邪，其致病各有特点。

（2）时邪疫疠：是一类具有强烈传染性的致病邪气。多从口鼻而入，具有发病急、传变快、毒性强、病情重等特点，如白喉、疫喉痧等病。

（3）异气侵袭：可直接由口鼻而吸入，导致耳、鼻、咽喉疾病。

2. 外伤致病

耳鼻咽喉均位于头面颈部正中，极易遭外力所伤，而致耳鼻咽喉外伤性疾病。

3. 异物所伤

常见如蚊虫、鱼骨刺、金属、玻璃球及其他一些异物不能及时取出，均可致病。

（二）内因

1. 饮食不节

脾胃为后天之本，过食肥甘厚腻或生冷寒凉，易伤脾胃，导致气血津液化生不足，不能奉养耳、鼻、咽喉等清窍，或痰湿内生，阻遏气血津液上达，皆可导致耳鼻咽喉疾病。

2. 劳倦内伤

劳逸失节，房劳过度，久病劳损，均可耗伤气血津液，导致脏腑功能失调而发生耳鼻咽喉疾病。用声不当，声带受伤，功能失健，则致声嘶。

3. 七情所伤

喜、怒、忧、思、悲、恐、惊等各种情志因素过度刺激，均可使脏腑气机失调而导致耳鼻咽喉疾病。

4. 痰饮瘀血

痰饮、瘀血是脏腑功能失调的病理产物，一旦产生，又容易阻塞经络、气机，成为致病之因，导致耳鼻咽喉疾病的发生。

5. 官窍间疾病相传

耳鼻咽喉诸窍之间相互连通，若发生疾病可以相互传变，一窍可传多窍。如鼻病可致耳胀耳闭；鼻渊可致喉痹、乳蛾等病。

二、耳鼻咽喉病的主要病机

病机即疾病发生、发展与变化的机理。在各种致病因素的作用下，机体正常生理功能失调，导致耳鼻咽喉疾病的发生。

（一）实证

《素问·通评虚实论》曰："邪气盛则实。"耳鼻咽喉疾病的实证，常见于病变的初期或中期，以外邪侵袭、脏腑热盛、痰湿凝结、气滞血瘀等为常见的致病因素。

1. 外邪侵袭

风邪袭肺，肺失宣降，经气痞塞，官窍闭阻，脉络瘀阻；风热夹湿，邪毒直犯清窍，灼腐肌膜脉络，肌膜腐烂；燥邪犯肺，耗伤津液，清窍失养；时行疫疠，侵犯清窍，灼腐肌膜。

2. 脏腑热盛

肺、胃、肝、胆、心等脏腑火热上炎，蒸灼清窍，常导致多种耳鼻咽喉疾病。如肺经蕴热可致鼻疳，鼻齇，鼻衄；胃腑积热可致喉痹，乳蛾，喉痈；肝胆火热或湿热可致耳鸣耳聋，耳疖耳疮，耳胀，脓耳，鼻渊，鼻衄；心火上炎可致鼻衄，脓耳变证（黄耳伤寒）等。

3. 痰湿困结

肺、脾、肾功能失调，痰湿内生，困结体内，常导致耳鼻咽喉疾病。如痰湿凝滞可致耳郭痰包，鼻痰包，鼻菌等；痰气互结可致梅核气；痰浊结聚可致咽喉瘤，咽喉菌，鼻咽癌等。

4. 气滞血瘀

外伤血瘀，或久病入络，气滞血瘀，清窍脉络不通，常可导致耳鼻咽喉疾病。如耳鼻咽喉外伤之血瘀，耳闭、耳鸣耳聋、鼻窒、喉喑、咽喉瘤、咽喉菌、鼻咽癌等之血瘀。

（二）虚证

虚证，是指正气虚衰不足，即所谓"精气夺则虚"。耳鼻咽喉疾病的虚证常见于疾病后期和一些慢性疾病中，临床上以肺、脾、肾的虚损为多见。

1. 肺脏虚损

多见于肺气虚与肺阴虚。肺气虚，卫外不固，可致鼻鼽等；无力鼓动声门可致喉喑。肺阴虚，鼻窍、咽喉失于濡养，可致鼻槁、喉痹、乳蛾、喉癣等。

2. 脾胃虚弱

脾胃虚弱则气血生化乏源，官窍失养，耳鸣耳聋、眩晕、鼻鼽。脾气虚弱，无力鼓动声门可致喉喑，气不摄血可致鼻衄。脾胃虚弱则水湿不得运化，停聚耳窍可致耳鸣耳聋、眩晕、流脓。

3. 肾脏亏虚

先天不足，房劳过度，久病耗伤，年老肾亏等致肾阴、肾阳不足而致病。

肾阴虚，则官窍失养，水不制火，虚火上炎可致耳鸣耳聋、眩晕、流脓。虚火上炎可致鼻衄、喉痹、喉喑、喉癣等。

肾阳虚，则命门火衰，温化不足，或水失温煦，寒水上犯可致耳眩晕、鼻鼽等。肾亏则抗邪无力，邪毒久滞，腐蚀肌骨，脓耳变证。

（三）虚实夹杂

正气亏虚，而邪气滞留。常见于耳鼻咽喉的慢性病。如肺脾气虚，邪滞鼻窍可致鼻窒。脾气虚弱，湿浊内困，可致鼻渊、耳闭、脓耳等。气虚血瘀，可致耳面瘫、咽喉菌、鼻咽癌常为正虚邪滞。

第五章 耳鼻咽喉疾病的治则治法

中医耳鼻咽喉科学诊治特点是在辨证论治的基础上，突出辨病与辨证相结合、局部与全身辨证相结合、内治与外治相结合。

耳鼻咽喉为清窍，以通为用，故常因外邪侵袭、脏腑功能失调而致气机痞塞、痰浊、瘀血闭阻清窍等病理变化，我们在辨证的基础上结合应用以下几种治法，以提高临床疗效。

一、耳鼻咽喉的常用内治法

（一）通窍法

1. 芳香通窍

本法选用轻清而芳香，具有通窍作用的药物，以祛邪散壅，宣通鼻窍。在鼻病的治疗中多配合本法使用。作用是用轻清芳香通散药物，祛散壅阻鼻窍之邪，以通利清窍。常用药：白芷、薄荷、辛夷、苍耳子、木蝴蝶、郁金、蝉蜕、石菖蒲等。

2. 化浊通窍

本法选用气味芳香、具有化湿浊作用的药物，以宣化湿浊、疏畅气机。常用药：藿香、佩兰、厚朴、砂仁、陈皮、白豆蔻、草豆蔻。

3. 利湿通窍

本法选用具有健脾利湿作用的药物为主组方，用于治疗水湿停聚清窍的病证，如外耳道炎的渗液、鼓室积液、耳内流脓、鼻流清涕及眩晕等。常用药：茯苓、泽泻、薏苡仁、车前子、猪苓等。

4. 升阳通窍

本法选用具有升清阳之气、透邪通窍作用的药物以协助补气药升举阳气、托邪通窍。用于治疗肺脾气虚而致的病证，如因肺脾气虚，清阳不升，外邪滞留，浊阴上干清窍，症见耳内胀闷堵塞感日久不愈，耳聋渐重，鼻塞日久不愈，耳聋渐重，鼻塞日久，或流涕难止，喷嚏频作者。常用药：柴胡、升麻、葛根。

（二）化痰法

本法选用具有化痰作用的药物为主组方，或配合其他治法，用于治疗痰浊困结耳鼻咽喉诸窍而致的病证，如耳眩晕、耳胀耳闭、喉痹、乳蛾、喉喑、痰包及肿瘤等。常用的化痰药有清化热痰药与温化寒痰药两类：清化热痰药常用的有贝母、瓜蒌、竹茹、竹沥、天竺黄、前胡、昆布、海藻等，温化寒痰药常用的有半夏、天南星、白附子、白芥子、白前、旋覆花、皂荚等。

（三）祛瘀法

瘀血是血行不畅或血不循经、停留脉外导致的病理产物，形成后又可阻碍气血运行，导致清窍闭塞的病证，如鼻窒、耳胀、耳聋、乳蛾、喉痹，以及耳鼻咽喉肿瘤等。祛瘀法是耳鼻咽喉疾病常用治法。产生瘀血的原因有气虚血瘀、气滞血瘀、外伤血瘀等，相应的治法有益气活血、行气活血、活血祛瘀、祛瘀生新等。祛瘀法就是在辨证使用益气、行气药的基础上，再选用具有活血祛瘀作用的中药组方，治疗瘀血阻滞导致的耳鼻咽喉诸疾。常用的活血祛瘀药有川芎、赤芍、丹参、泽兰、王不留行、毛冬青、桃仁、红花、郁金、蒲黄、五灵脂、三七、乳香、没药等。

（四）开音法

失音之证可分为虚实两类，实证宜用散邪、清热、化痰、活血等法；虚证宜用益气或养阴等法。在此辨证治疗基础上，还应配合使用利喉开音药，以增强主方通闭开音的作用。常用药：胖大海、木蝴蝶、诃子、薄荷、蝉蜕、桔梗、藏青果等。

（五）消痈法

耳鼻咽喉诸窍位于人体上部，火热炎上，若不能及时疏散，易在耳鼻咽喉部形成痈疮疔肿，如耳疖、耳后附骨痈、断耳疮、鼻疔、喉痈等，因此，消痈法在耳鼻咽喉疾病中是常用治法。痈疮的形成一般有酿脓期、成脓期、溃脓期三个阶段，消痈法就是针对痈疮形成的原理分别选用清热解毒、消痈排脓的中药组方以促使痈肿消退的一种治法。

酿脓期，以清热解毒、消肿散结为主，常用方如五味消毒饮等。

成脓期，以清热解毒、活血散瘀、消痈排脓为主，常用方如仙方活命饮等。

溃脓期，以扶助正气、托毒排脓为主，常用方如托里消毒散等。

（六）疏肝解郁法

本法适用于肝气郁结、气滞痰凝所致咽喉病证。选用具有行气、化痰、疏肝解郁作用的药物为主组方。常用药如半夏、厚朴、郁金、素馨花等。代表方如半夏厚朴汤。

（七）利咽法

即选用具有疏风、消肿、解毒作用且易于到达咽部的中药，促进邪热的消散以消除咽部红肿疼痛等不适的一种治法。常用的利咽药有蝉蜕、牛蒡子、薄荷、荆芥、防风、板蓝根、射干、山豆根、马勃、桔梗、甘草等。

二、耳鼻咽喉病的常用外治法

此部分内容详见第六章。

第六章 中医耳鼻喉科常用外治技术简介

外治法是中医学非常重要且历史悠久的治疗方法，是在身体外部施药或施术以治疗疾病的方法。外治法是中医耳鼻咽喉科的特色治疗方法之一，与内治法具有同等重要的地位，在临床应用时根据不同部位、不同病证选择应用不同的外治方法。

第一节 传统中医耳鼻咽喉科外治疗法

一、耳病常用外治法

（一）清洁法

用等渗盐水、过氧化氢、小苏打滴耳液或中药煎水清洗患耳外耳或外耳道的脓液、耵聍、痂皮等，以达到清洁局部的目的。多用于脓耳、耳疮、旋耳疮、耳瘘等。

（二）滴耳法

将药物制成滴耳液，滴入耳中，以达到治疗目的。多用于耳痛、耳内流脓者。临床常用药有：黄连滴耳液、鱼腥草液等。滴药时，取侧卧位，患耳朝上，将耳郭朝上轻轻牵拉，滴入药液3~5滴（滴耳药要尽量与体温接近，以免引起眩晕）。5~10分钟后可转换体位将药液流出。

（三）吹药法

将药物碾成极细粉末，吹至外耳患处或耳内，以达到治疗目的。药末有清热解毒、收敛止痛、祛腐生肌等不同作用，可根据病情选用。在选取药物时必须选用易溶解的药物，且制成极细粉末方可应用。在耳内吹药前必须先将脓液或上次吹入残余药物清理干净，每次用量不宜过多，吹入薄薄一层药粉即可，化脓性中耳炎若穿孔较小者不宜用此法。

（四）涂敷法

选用适当的药物制成散、膏、糊剂，涂敷于患处，以收清热解毒、消肿止痛之功。如大黄膏、芙蓉膏、青黛散或紫金锭等。常用于治疗旋耳疮、耳疖、耳疮等。

二、鼻病常用外治法

（一）滴鼻法

将药物制成滴鼻药液，滴入鼻腔内，起到直接治疗的作用。各种滴鼻药有不同的功效，如消肿通鼻窍、除涕清洁鼻腔、滋润鼻腔黏膜及止血等，多用于治疗伤风鼻塞、鼻窒、鼻鼽、鼻渊、鼻槁、鼻衄等。滴鼻时可取仰卧位、坐位或侧卧位，每侧鼻孔滴入 3~5 滴即可。

（二）雾化吸入法

将选用的药物加工制成溶液，通过超声雾化器或蒸汽吸入器的作用变成微小雾滴吸入鼻腔内，起到清热解毒、消肿通鼻窍的作用。多用于治疗鼻窒、鼻渊、鼻鼽等。

（三）洗鼻法

用微温的等渗盐水、温开水、中药液、冲洗鼻腔，清除鼻内脓液痂皮，每日冲洗 1~2 次。多用于治疗鼻槁、鼻渊等疾病。

（四）塞鼻法

用浸有药液的纱条或凡士林纱条，塞入鼻内，以达到治疗目的。多用于治疗鼻衄、鼻塞、嗅觉失灵等。

（五）吹药法

将药物研至极细药末，吹入鼻腔，以达治疗目的。各种吹鼻药粉有不同的功效，如消肿通鼻窍、滋润鼻腔黏膜、止血等。给药时用喷粉器或纸筒将少量药粉吹入鼻腔即可，每日 3~4 次。吹药时患者需屏住呼吸，以免将药粉喷出或者吸入肺部引起呛咳。

（六）涂敷法

将药物涂敷患处即可。例如鼻头红赤或鼻孔糜烂者，常用清热解毒消肿药物，如四黄散、紫金锭等调水涂敷患处；若鼻腔内黏膜糜烂、干裂渗血者，宜用清热解毒、润燥生肌的药物，如黄连膏、金黄油膏等涂敷患处；若系鼻息肉或息肉术后预防复发，宜用干枯收敛、除湿消肿的药物，如明矾散、硇砂散等涂敷患处。

三、咽喉病常用外治法

（一）吹药法

将药物制成极细粉末，吹布于咽喉患处，以达到清热解毒、消肿止痛、祛腐生肌的治疗目的。临床多用辛香药物研成极细粉末后使用，如清热解毒、消肿止痛的冰麝散、珠黄散、青吹口散等，祛腐生肌、祛湿消肿的冰硼散等。咽喉部吹药时患者应屏气，以免将粉末吸入气管内而发生呛咳。每日吹药数次，吹药时用力要轻，要求药粉均匀撒布于患处周围。

（二）含漱法

选取适宜的药物煎水取液或配制溶液，以漱洗咽喉口腔局部，达到清热解毒、祛腐止痛、清洁局部的效果。如漱口方、口泰、康复新液等，多用于治疗咽喉局部红肿疼痛、臭秽不洁等。

（三）噙化法

选用适当的药物制成丸、片剂含在口内慢慢噙化咽下，使药液较长时间浸润咽喉口腔患处，达到清热解毒、消肿止痛、生津润燥、益气开音等治疗效果，如草珊瑚含片、六神丸、牛黄益金片、西瓜霜片等，多用于治疗乳蛾、喉痹、喉喑、口疮等疾病。

（四）雾化吸入法

将选用的药物加工制成溶液，通过超声雾化器吸入，起到清热解毒、消肿止痛的作用。多用于治疗乳蛾、喉痹、口疮等疾病。

（五）敷贴法

将药物敷贴于患部或循经取穴，以达到治疗目的。例如对于急性咽喉病而致的颈部红肿疼痛，可用清热解毒、消肿止痛的药物，如四黄散、如意金黄散等外敷患处；如因阳虚所致的咽喉病，可用吴茱萸末或用附子捣烂敷贴足心，以引火归原。

（六）烙治法

用特制烙铁，烙铁头直径为0.5~1 cm，大小不等，用时将烙铁头放于酒精灯上烧红，蘸香油后，迅速烙于患处，每次烙7~10下，烙时注意不要触及其他部位，一般 5~7 天烙 1 次。多用于治疗乳蛾、喉痹等疾病。

参考文献

1. 王士贞．中医耳鼻咽喉科学［M］．北京：中国中医药出版社，2011：28-30.
2. 刘蓬．中医耳鼻咽喉科学［M］．北京：中国中医药出版社，2021：49-51.
3. 张勤修，陈文勇．中西医结合耳鼻咽喉科学［M］．北京：人民卫生出版社，2021：76-81.

第二节　现代中医耳鼻咽喉科常用外治技术

当代中医耳鼻喉科非常重视发展中医外治技术，特别是近十年来中医耳鼻喉科外治技术得到迅猛发展和普及，涌现出一大批外治实用技术，以其操作简便、疗效良好的特点，在临床中发挥了重要的作用。其中，既有传统的耳鼻喉科外治技术，如扁桃体烙治、扁桃体啄治、针刀刺营技术、针刺蝶腭神经节技术，又有在传统外治技术基础上创新的技术，如罐灸三伏贴、朱氏头皮针、谢氏飞针、鼻内针技术、鼻衄割治技术、水针疗法等。另外，还有一些传统中医外治技术移植应用于耳鼻喉科，如浮针、督灸、皮内针、颊针、薄腹针、切脉针灸、埋线技术、火针等。

一、扁桃体啄治技术

扁桃体啄治技术是使用一次性扁桃体镰状刀在扁桃体表面黏膜上做雀啄样割治、放血，以达到消肿、减轻扁桃体炎症及缩小扁桃体组织的一种中医耳鼻喉科外治技术。该技术是 20 世纪 90 年代由山东中医药大学耳鼻喉科研制创新的一种中医外治技术，是国家中医药管理局"十二五"期间指定的向全国推广的中医耳鼻喉科适宜技术。扁桃体啄治技术具有简单、实用、疗效确切、疼痛较轻、患者易于接受、适宜在基层推广的特点，特别是在治疗慢性扁桃体炎反复发作及因扁桃体肥大导致儿童鼾症方面都有着很好疗效。随着扁桃体啄治技术的临床应用，其临床应用的适应证也在不断扩大（图 6-1，见书后彩插）。

（一）基本原理

《医学入门》载有"咽喉病皆属于火"，无论是外感发热还是内伤发热均可反映在咽喉局部，以红、肿、热、痛、干为主要表现。啄治法通过放血、泻热、引流、消肿来改善咽部局部组织微环境（黏膜、腺体、血液、淋巴、免疫等内环境），重塑黏膜正常功能，起到消肿、减轻扁桃体炎症、缩小扁桃体组织及改善咽部血液循环的作用。其对实证者可解毒泻火、虚证者可清营凉血；对肝气郁结（梅核气）或郁而化火者能起到疏肝解郁化火之作用，故可治疗多种咽喉病。

（二）适应证

1. 年龄3岁以上能配合的患者。

2. 符合慢性扁桃体炎或扁桃体肥大诊断标准者。

3. 咽部异物感、咽部干痛、喉源性咳嗽等咽部疾病。

4. 与扁桃体免疫功能有关的一些全身性疾病，如银屑病、隐匿型肾病、过敏性紫癜等。

（三）禁忌证

1. 年龄小于3岁治疗时不能配合者。

2. 妊娠期妇女。

3. 有扁桃体结核、扁桃体恶性肿瘤者。

4. 有严重原发性心血管病变、肾脏病变或影响其生存的疾病，如肿瘤或获得性免疫缺陷综合征（艾滋病）者。

5. 患有精神疾病或血液疾病的患者。

6. 既往有晕针、晕血的患者。

（四）操作工具

无菌塑柄手术刀12PCS（一次性扁桃体手术弯刀）、普通无菌压舌板。

（五）操作步骤

1. 患者取坐位，头部放在有靠背的椅子上，儿童需家长抱扶固定头部。

2. 医生正对患者，左手持压舌板压住舌体中前2/3处，充分暴露双侧扁桃体。

3. 可以不使用任何麻醉，医者右手持扁桃体手术弯刀，在患者右侧扁桃体上做雀啄样动作，每刀深度2~5 mm，视扁桃体大小确定进刀深度，每侧3~5下，伴少量出血，以吐2~3口鲜血为度（2~5 mL，口水量不算在内）。同法，医生用左手持刀给患者做左侧扁桃体啄治。

4. 扁桃体啄治技术一般5~7天1次，5次为1个疗程，根据扁桃体大小治疗1~3个疗程。

（六）关键技术环节

1. 扁桃体啄治时一定要注意刺入深度，视扁桃体大小确定进刀深度，一般刺入深度掌握在 2~5 mm，避免刺入过深引起大出血。

2. 啄治时常伴有扁桃体组织少量出血，以吐 2~3 口血为度。

（七）注意事项

1. 操作动作要迅速、轻柔，不可伤及扁桃体周围组织。

2. 较小的患儿需家长抱扶，固定头部及两手。

3. 扁桃体组织较小时，啄治应保持在扁桃体表面黏膜，不可过深。

4. 急性炎症较重者或伴有轻度发热的患者，啄治动作要稍轻、浅，微微出血即可。

5. 啄治治疗后半小时不得饮水漱口和进食。

6. 啄治治疗后 1 小时可以正常饮水、进食。

（八）不良事件及对策

1. 伤及扁桃体以外的组织，如舌体、口唇等，应及时予以无菌棉球压迫止血，或口内含冰冷敷，若伤口较大需给予缝合。

2. 伤及医者手部，应立即碘伏消毒处理，若伤口较大需给予缝合。

3. 极个别患儿啄治后出现发热反应，应根据体温合理使用退热药物。

二、扁桃体烙治技术

扁桃体烙治技术是一种使用经过酒精灯加热的特制烙铁在扁桃体表面进行烙治，以达到控制扁桃体炎症、缩小扁桃体目的的技术。扁桃体烙治最早可追溯到唐代名医孙思邈，《千金翼方》记载："治咽中肿垂物不得食方，先以竹筒内口中，热烙铁从竹中拄之，不过数度，愈"。清代《焦氏喉科枕秘》记载："烙铁，用纹银打茶匙样，用陈艾包于烙铁外，以棉花包住，蘸油，灯火上烧金无烟，搁在灯上，取圈撑住口，令人扶住，傣定舌根，使人刮净烙铁，看真患处，连烙一烙，即出，不可过缓，恐伤犯蒂丁。烙铁放之上烧红，依前法治之，须眼明手快。"辽宁中医药大学附属医院孙海波教授在前人基础上继承创新，经过不断改进和研究制定出中医烙法治疗慢性扁桃体炎诊疗规范的特色疗法。与扁桃体啄治技术均被列为国家中医药管理局"十二五"期间向全国推广的中医耳鼻喉科适宜技术。四川的陈隆晖教授在传统烙法基础上也对烙法进行大胆改革与创新，称之为灼烙法，并发明 TCA-1 型扁桃体治疗器，荣获国家专利（图 6-2，见书后彩插）。

（一）基本原理

扁桃体烙治技术是运用经酒精灯加热的烙铁，在特质压舌板保护下迅速进入口内烙治扁桃体表面组织，通过多次烙治使得扁桃体表面黏膜层层脱落，达到控制扁桃体炎症、使扁桃体体积逐渐缩小的目的。

烙治分为轻烙和重烙。轻烙法，用力轻，烙热渗透浅，神经刺激弱，虽疗程长，但适合于痛觉敏感或扁桃体偏小的患者。重烙法，手持烙铁接触扁桃体表面组织时用力大，烙热渗透深，坏死组织厚度大，可加速扁桃体缩小，缩短疗程，适用于扁桃体偏大、患者对疼痛耐受力较强患者。

（二）适应证

1. 年龄 3 岁以上，并能配合治疗者。

2. 符合慢性扁桃体炎、扁桃体肥大诊断标准者。

3. 与扁桃体免疫功能有关的一些全身性疾病，如银屑病、隐匿型肾病、过敏性紫癜等。

（三）禁忌证

1. 年龄小于 3 岁，治疗不能配合者。

2. 妊娠期妇女。

3. 有扁桃体结核、扁桃体恶性肿瘤者。

4. 扁桃体炎急性发作期，局部或咽部急性炎症尚未完全治愈者。

5. 有严重原发性心血管病变、肾脏病变或影响其生存的疾病，如肿瘤或获得性免疫缺陷综合征（艾滋病）者。

6. 患有精神疾病或血液疾病的患者。

（四）操作工具

特制烙铁、特制压舌板、酒精灯、灼烙油。

（五）操作步骤

1. 患者取坐位，3~10 岁儿童需辅助固定头部。

2. 医者左手执压舌板压住舌体中前 2/3 处，充分暴露双侧扁桃体。

3. 施烙前根据扁桃体肥大程度选择适当烙铁 2~4 支，在酒精灯上加热。

4. 施烙时局部一般不需麻醉，让患者发"a"音，使软腭抬高、咽腔扩大，以便于施烙，避免误烙他处。

5. 将烙铁烧至通红后，取 1 支烙铁蘸灼烙油后在压舌板保护下，即刻对准扁桃体施行烧烙。

6. 当烙铁与扁桃体接触发出"兹拉"（0.5~1 秒）声后立即取出，不宜停留时间过长。

7. 1 支烙铁烧烙 1 次后另换 1 支进行烙治，2~4 支烙铁轮流使用。

8. 每烧烙 1 次为"1 铁"，每侧扁桃体"3~7 铁"为 1 次治疗量。每隔 5~7 天治疗 1 次，治疗 5 次为 1 个疗程。

（六）注意事项

1. 每次灼烙后局部形成假膜，之后假膜自行脱落，灼烙后几小时内咽部可有异物感，属正常反应。

2. 烙铁烧红后必须蘸灼烙油以防止烙铁粘连组织发生疼痛，灼烙油可润滑烙铁并降温，起保护作用。

3. 灼烙过程中若出现扁桃体创面少许渗血，再次灼烙渗血创面即可达止血作用。

（七）不良事件及对策

烙治时因操作不熟练或患者不配合有可能烫伤扁桃体以外的组织，如悬雍垂、舌体、口唇等，一般伴有轻度疼痛，2~3 小时后疼痛消失，可令患儿含服冰块以将热消肿止痛。

三、朱氏头皮针技术

朱氏头皮针技术是一种对头部发际内的特定治疗区进行皮下透刺，同时运用特殊的操作手法，配合以意领气、带气运针和导引吐纳等辅助方法，融预防、养生、医疗、康复于一体的新疗法。

朱氏头皮针是由美籍华人朱明清教授所独创的针法系统，以中医理论为指导，运用经络学说和全息生物学理论，在头部发际内的特定治疗区进行皮下透刺，通过选取不同的治疗区域组合可以治疗不同疾病。在治疗过程中将头皮针技术与心理疏导、呼吸运动、肢体康复充分结合在一起，在诊治中最大限度调动医患双方的主动性、能动性，医患合一，让患者主动参与疾病的治疗中，符合现代康复理念。以针刺＋导引为手段，调动自体的修复，同时非常注重对患者的心理干预，治疗之前先通过对患者语言上的鼓励及进行腹式呼吸训练，把患者的积极性、信心调动起来。在操作时主张无痛治疗，治疗过程基本能做到无痛或微痛状态。朱氏头皮针有自己独特的行针手法——进气法和抽气法，且留针时间长，疗效作用持久（图6-3和图6-4，见书后彩插）。

（一）基本原理

针刺头皮针，针透过板障静脉，即颅骨组成间隙相对疏松的骨密接缝处，通过针刺的方法刺激使其板障静脉血液不断输送刺激到脑下松果体（人体生物钟）、脑下垂体等。针透过板障静脉，通过影响松果体、脑下垂体（头颅前半部分下面有脑下垂体，是人体的内分泌核心，所有激素都在这产生；头顶下是松果体，松果体是人体免疫系统的核心）从而影响甲状腺轴、肾上腺轴、性腺轴三大轴心。其分泌的相关激素与人体生、老、病、死都有密切关系。运针时血管壁振动产生波动，波动不断透过脑脊液影响产生波动。这个波动不只是脑电波，还有生物电磁波等。同时，通过针刺可以使血管壁通透性发生改变，可使水分液体重吸收，消除水肿，促使组织细胞健康渗透。

中医依据脏腑经络理论，每个区域根据它所属脏腑、器官不同、功能主治不同，进行组合，发挥不同作用，从而治疗不同疾病。如上焦区主要脏腑是心肺，除了治疗心系和肺系疾病，还可治疗与情绪焦虑有关情志疾病。

（二）治疗区域

朱氏头皮针治疗区以百会为中心点，头部督脉为中线，从前发际起，到后发际上2寸之枕骨粗隆下缘，前后距百会穴均为5寸。两侧以足太阳膀胱经为界，共划定19个治疗区。每一个治疗区是人体局部的缩影。

各治疗区在头部的分布，详见图6-5。

与耳鼻喉科疾病关系密切的治疗区主要有：头面区、上焦区、中焦区、下焦区、巅顶会阴足踝区、颈项区、额颞区、耳颞区、枕颞区、枕区等。相关治疗区的定位、功能主治见表6-1。

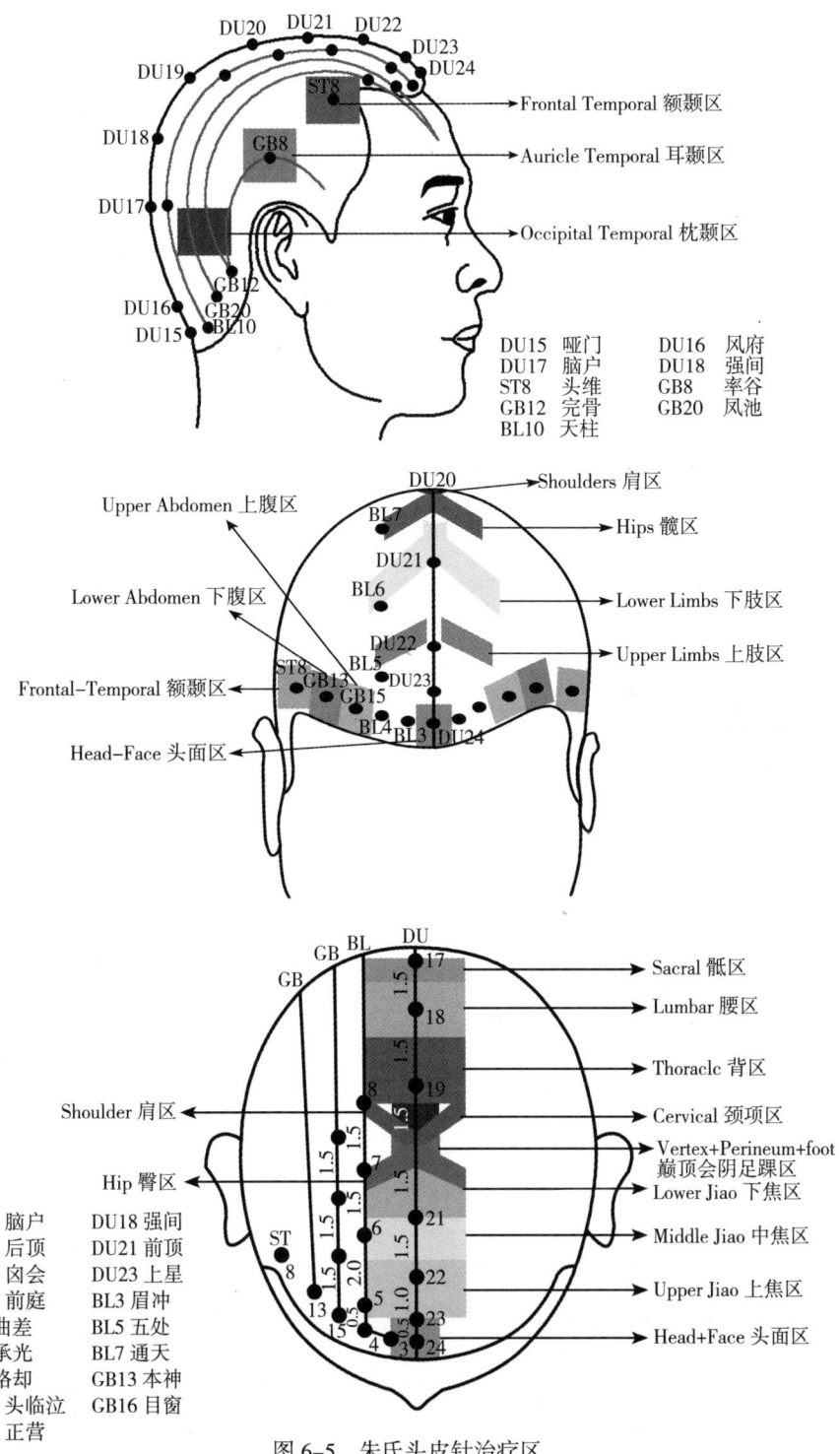

图 6-5 朱氏头皮针治疗区

表6-1 朱氏头皮针十九个治疗区域的分区定位、功能、主治一览表

治疗区	定位	功能	主治
头面区	以神庭穴为中心，前后各延长0.5寸，左右旁开至眉冲穴内，当督脉与膀胱经线上。神庭穴相当于人体的鼻尖（素髎穴）	宁神醒脑，定惊镇静，利咽开窍，止痛通络	神志、精神病，如意识障碍、精神障碍、癫狂、痫证、智力低下、失眠、健忘、精神紧张、眩晕等。头面、五官、咽喉、口舌病，如偏头痛、目疾、鼻疾、耳疾、面部疼痛、面瘫、咽痛、声音嘶哑、音语不清等
上焦区	囟会穴向前延长1寸，向后延长0.5寸，当足太阳膀胱经侧线内。囟会穴相当于人体的膻中穴位置	醒脑开窍，清心宁神，宽胸理气，疏风解表，宣肺定喘，通络止痛	心、肺、气管、膈等上焦病及脑病，如心悸、怔忡、烦躁、失眠、健忘、咳嗽、痰多、气喘、抽搐、呃逆、老年人痴呆及癫痫等
中焦区	上焦区后1.5寸，即前顶穴前1寸、后0.5寸，当足太阳膀胱经侧线内	和胃降逆，疏肝理气，利胆清肠，通络止痛	肝胆、胃肠、脾胰等中焦病症，如胃脘痛、呕吐、吞酸、胸胁胀痛、烦躁易怒、腹泻、便秘、消谷善饥、黄疸口苦、神疲体倦、肢软乏力等
下焦区	自前顶穴向百会方向1寸，当足太阳膀胱经侧线内。因此，下焦区部分与中焦区相重合	补肝益肾，清利肠道，调经利尿，升阳固涩，通络止痛	膀胱、肾、结肠、直肠及男女生殖系统等病症，如下腹疼痛、眩晕、腰膝酸痛、耳鸣、耳聋、阳痿遗精、月经不调、痛经、带下、尿频急痛、淋沥不畅、夜尿失禁、子宫脱垂、脱肛痔疮、便秘、腹泻等
巅顶会阴足踝区	以百会为中心，前、后、左、右各旁开0.5寸	平肝潜阳，回阳固脱，通络止痛	巅顶痛、眩晕、高血压、低血压、昏迷、休克、晕厥、脱肛、疝气、前列腺肥大、会阴及骶尾骨疼痛、踝关节损伤疼痛、足底疼痛麻木、上肩背部及髋臀部疼痛等病症
肩区	在头顶部两侧顶骨结节内侧后上方一横指（食指同身寸），相当于络却穴向百会穴方向1寸长、0.5寸宽的条带，当足太阳膀胱经与督脉之间。与巅顶会阴足踝区相重叠	通络止痛	冈上窝及肩胛部疼痛、僵硬不适

（续表）

治疗区	定位	功能	主治
臀区	在头顶部两侧，顶骨结节内侧前上方一横指（食指同身寸），相当于通天穴向百会穴方向1寸长、0.5寸宽的条带，当足太阳膀胱经与督脉之间。与巅顶会阴足踝区相重叠	通络止痛	髋关节及臀部疼痛、麻木、运动不利等病症
颈项区	自后神聪向上5分，向下2分，当足太阳膀胱经侧线内	疏通督脉与膀胱经经气，通络止痛	颈项部病症，如颈项疼痛、落枕、颈椎病、颈椎劳损，或外伤引起的颈、肩、背软组织损伤疼痛等
背区	自后顶穴上3分，向强间穴方向1寸，当足太阳膀胱经侧线内。后顶穴相当于人体的第3胸椎（身柱穴）位置	疏通督脉与膀胱经经气，通络止痛	背部病症，兼治相应内脏病症，如背部软组织扭挫伤、劳损、疼痛、僵硬；膏肓区烧灼痛、胸椎脊柱炎症、损伤所引起的疼痛、活动障碍；因心、肺、胃、脾、胰腺、肝等内脏病变引起的背部及放射性疼痛、不适
腰区	自强间穴向后顶穴及脑户穴方向各延长0.5寸，共1寸，当足太阳膀胱经侧线内。强间穴相当于人体的第2腰椎（命门穴）部位	疏通督脉与膀胱经经气，益肾强筋、通络止痛	腰部病症，兼治相应内脏病症，如急慢性腰痛、腰肌劳损、腰椎脊柱炎症、腰椎间盘突出症、椎管狭窄和损伤引起的疼痛、瘫痪、活动障碍，以及急慢性肾炎、肾盂肾炎、输尿管炎症、结石等引起的腰及腹痛、小便不利、血尿等
骶区	自脑户穴向上（强间穴方向）1寸，当足太阳膀胱经侧线内。脑户穴相当于人体的尾椎（长强穴）部位	疏通督脉与膀胱经经气，平肝明目、定眩止痛	腰骶部病症，如腰扭伤、骶髂关节疼痛、骶尾部外伤，盆腔内脏病症及小脑病变引起的眩晕、平衡障碍和目疾等
上腹区	以头临泣穴位中心，上、下、左、右各旁开0.5寸，当足少阳胆经线上，与足太阳膀胱经及阳维脉相交。头临泣穴相当于中脘穴	明目止痛，疏肝和胃，利胆清肠	脾、胃、肝、胆、肠、胰等中焦急性病症，如急性胃炎、胆囊炎、胆石症、胆绞痛、急性肠炎、痢疾、肠易激综合征、阑尾炎、胰腺炎、糖尿病初期等

（续表）

治疗区	定位	功能	主治
下腹区	自本神穴向上、下、左、右各旁开0.5寸，其中部分与上腹区相重叠，当足少阳胆经线上，与足太阳膀胱经、足阳明胃经、阴维脉相交	益肾利尿，调经固涩，定惊止痛，止泄，通便	肾、膀胱、生殖系统等下焦急性病症。如急性肾炎、泌尿道感染、痛经、功能性子宫出血、尿潴留、尿失禁、眩晕、胸胁病、腹痛、便秘、腹泻等
额颞区	以头维穴为中心、向前、后、左、右各旁开0.5寸的方形区	祛风泻火，明目止痛	偏头痛、三叉神经痛、目赤肿痛、视物不明、眼睑抽动、口眼㖞斜等病症
耳颞区	以率谷穴为中心，向上、下、左、右各旁开0.5寸	疏通少阳经气，定眩止晕，通利耳窍	偏头痛、耳鸣、耳聋、眩晕、平衡失调等
枕颞区	以枕骨粗隆顶端和乳突顶端的连线中点，向上、下、左、右各旁开0.5寸凹陷处	祛风通络，泄热止痛	头项强痛、眩晕、枕部胀痛、高血压、头目不清、口眼㖞斜
枕区	以枕骨粗隆顶端为中心，向上、下、左、右旁开各0.5寸	祛风通络，定痫止眩，开窍	枕项强痛、中风失语、癫痫目眩、平衡失调等
上肢区	自囟会穴向头维穴方向，从督脉对侧旁开0.5寸处作起点，向外前方延伸，约1寸长、0.5寸宽的斜状条带，左右各一，代表对侧上肢。与足太阳膀胱经及足少阳胆经相交。其中部分与上焦区相重叠	疏通上肢经络，强筋止痛	上肢乏力、痿软、麻木、疼痛、瘫痪、中风偏瘫、关节疼痛等
下肢区	自前顶穴向承光穴方向，从督脉同侧旁开0.5寸处作起点，透越督脉，向对侧外前方延伸，约1.5寸长、0.75寸宽的斜状条带，左右各一，代表对侧下肢。与督脉、足太阳膀胱经及足少阳胆经相交，其中部分与下焦区相重叠	疏通下肢经络，强筋止痛	下肢乏力、痿软、麻木、疼痛、瘫痪、中风偏瘫、关节疼痛等

（三）朱氏头皮针操作

1. 针具

应用朱氏头皮针专用针，针身柔细，柄短，便于进针、行针和留针。一般常用规格为 0.20 mm × 20 mm。

2. 体位

治疗时无须采用特殊体位，坐、卧、站皆可。针后更可以随意活动，故不受环境、时间或场所的限制。有条件患者一般多采用坐位，针刺时医者站在患者正前方，面向患者，以便于正确定位。在行针或者为患者做导引时，医者可以站在患者侧方。

3. 消毒

施术前，要求受术者的头皮清洗干净，以免感染。施术部位可先用75%乙醇棉球拭擦。医者的手指应在施术前用肥皂水洗擦干净，或用75%乙醇棉球拭擦后方可持针操作。

4. 进针

进针前，先令患者正坐，自然放松。医师以一手持针（称刺手），双肩自然下垂，面对患者站立，先深吸一口气，同时用意念将气贯注到刺手，以另一手（称押手）食指端按在穴位旁。刺手持针，紧靠押手的指甲将针刺入，此谓之"带气进针"，也就是集中精神、全神贯注运气至手指，微捻微插，迅速穿透头皮前三层。进针时应避免刺入头皮敏感点和血管，以减少疼痛。

5. 针刺的角度和深度

在头皮针操作过程中，正确掌握针刺的角度和深度至关重要。因为，成年人头皮的厚度仅为 2 mm 左右。头皮由皮肤、皮下组织（头皮浅筋膜）、帽状腱膜及颅顶肌、帽状腱膜下疏松结缔组织和颅骨外膜等5层组成。前三层紧密相连，不易分开，临床上视为一层。因此，若针刺角度过小，将针体刺入该三层中，不但患者感觉疼痛，而且由于这三层结构致密，针体进入后，指下感觉十分重滞紧涩，造成行针困难，会影响疗效。反之，若针刺角度过大，容易刺到骨膜，引起疼痛。所以，唯有针刺到第4层才是适宜的。第4层是帽状腱膜下层，是一层疏松的结缔组织，针体在这一层中，指下不紧不松，有吸针感，不仅可运针自如，增强针感，而且可减少痛觉，提高疗效。为了达到帽状腱膜下层，针刺角度必须与头皮呈 15°~30° 角。

6. 得气

得气，是针刺感应的一种现象，是针刺取效的重要因素。与体针不同的是，头皮针的得气不以患者感觉为准，而是以患者症状有无改善为指标。

7. 带气运针

带气运针，即医师集中注意力，以意念将身之气灌注到运针的手指上，用力进行小幅度提插动作，不可以把针压弯。每一针运针时间在 1~2 分钟内，每日须带气运针 2~4 次。一般在留针过程中，均需要带气运针 3~5 次。目的是为保持一定的刺激量，增强疗效。对急、危、重症、久病和疑难病者，需运针次数、时间久些。具体情况要根据病情确定。

8. 导引吐纳

在运针的同时，要配合导引吐纳、肢体活动及心理导引等，以放松患者心理、引导气至病所而改善症状。要求达到"针到、意到、气到、导引到、效果到"五到的效应。

9. 留针守气

当带气运针取得一定效果后，随即留针守气，是加强针刺持续效应和巩固疗效的一种方法。头皮针的留针与体针不同，时间可长达 2~48 小时。一般留针时间越长，针刺效果越好，但必须考虑安全及头皮的清洁。留针期间，要求患者没有任何不适感，不感觉酸麻胀痛。患者可以轻松做日常活动、工作和医师嘱咐的导引运动。暴露在头皮外的针柄不要受到外物的压迫和碰撞，以免弯针；不适宜做球类运动或游泳。

10. 出针

出针前，如医师在场的话，宜再行运针一次并配合导引。出针时，以押手用干棉球按住针孔下的皮肤，刺手持针慢提至皮下，然后将针拔出。再校奇一下有没有出血，若有出血，应继续用干棉球按压针孔，直至血止。最后核对一下针数，以防将针遗漏在头皮上，造成意外。

11. 间隔与疗程

头皮针的效力可持续 48~72 小时，因此需要重复针刺才可以累积和巩固效果，直到痊愈。针治的时间间隔和疗程尤为重要。

对急性病的治疗，要求在短时间内控制病情。每日针刺 1 次或以上，行针及导引时间要长，一边运针，一边密切观察病况。在病情好转后，可改为隔日治疗 1 次。疗程可根据病情灵活掌握，可连续 3~10 次不等。

对一般慢性病的治疗，可每周针刺 2~3 次，以 15 次为 1 个疗程。间隔休息 7~10 天后，继续进行第 2 个疗程的治疗。

（四）耳鼻喉科疾病导引方法

详见第七章第六节。

（五）禁忌证

1. 小儿囟门未合时，"上焦区"及未闭合处不宜针刺。

2. 头颅手术后未修补颅骨的缺损部位不宜针刺。

3. 头皮有瘢痕、肿瘤的局部不宜针刺。

4. 头皮有严重感染、溃疡和创伤的局部不宜针刺。

5. 有习惯性流产史的孕妇，或有严重高血压者应慎用，更不宜应用重刺激手法。

6. 有晕针病史者不宜针刺。

7. 有血液病、凝血机制缺陷障碍者不宜针刺。

（六）不良事件

1. 一些患者因体质虚弱，或过于饥饿、疲劳、精神过度紧张和害怕心理，或因剧烈的疼痛刺激，偶尔也可出现晕针现象，但症状一般很轻。处理方法：可让患者平卧，双腿垫高，把头皮针退出少许，多能立即消除症状。必要时，可针"巅顶会阴足踝区""头面区"，使用"进气法"，即可逐步恢复，通常不需要抗休克治疗。容易晕针者宜用卧位针刺。

2. 留针时，如患者感觉头皮板紧不适、疼痛，甚而牵连至面部、牙关等，应将针体做适当调整，一般只需将头皮针稍微提出一点，即能解除。

3. 有中风病史者，须在治疗前检查血压和全身情况，进行中风预测，认定近期内无再次发作可能后，才进行适当的针刺，在配合导引时亦须掌握运动量，针刺手法亦不宜过重。

四、罐灸三伏贴

罐灸三伏贴是在传统三伏贴的基础上将"火罐疗法""中药渗透""穴位刺激"融合在一起的一种新技术。罐灸三伏贴是对传统三伏贴的改良与升级，能够通过激发阳气、疏通经络、祛风除湿、散寒通窍、调理气血、平衡阴阳、促进血液循环，达到提高和调节人体免疫力的作用（图 6-5，见书后彩插）。

（一）基本原理

1. 拔火罐

实际上有罐和灸两种作用，故称之为罐灸。最早的文字记载见于晋代葛洪所著的《肘后备急方》。拔火罐是通过局部物理刺激和负压原理以温通经络，拔出体内寒湿之气，调动局部穴位气血流通，同时使穴位的毛孔腠理打开，以利于药物的吸收。

2. 拔火罐再贴敷

相当于采用破壁技术，发酵熬制的药膏在拔罐基础上吸收更快。

3. 清凉膏（杭州朱养心药业有限公司，国药准字 Z33020238）

该膏是作为我们罐灸三伏贴的打底膏，性状为黑膏药。其主要药物组成是地黄、白薇、白芷、马钱子、大黄、黄柏、蜂房、玄参、赤芍、当归、甘草，具有活血通络、清凉消肿的作用。清凉膏与自制中药粉结合具有温凉并举、活血通络的作用；除了有利于药物对皮肤的黏附和吸收，还有利于中和辛温类药物对皮肤的刺激，减轻皮肤过敏的发生。

4. 麝香壮骨膏

在用于贴敷膏药外固定同时，因其含有麝香等多种芳香走窜药物，既有胶布粘贴固定作用，又可借助其芳香走窜之性促进药物的透皮吸收，一举两得。

罐灸三伏贴将"火罐疗法""中药渗透""穴位刺激"融合在一起，多种手段、多重疗效，起到传统穴位贴敷达不到的疗效。

（二）适应证

根据不同处方制成的药粉适合治疗不同疾病。耳鼻喉科罐灸三伏贴主要用于以下几类。

1. 过敏性鼻炎、过敏性咳嗽。

2. 慢性鼻炎、鼻窦炎。

3. 慢性咽炎、儿童鼾症（扁桃体、腺样体肥大）。

4. 反复感冒、免疫力低下的人群。

5. 以往采用过传统穴位贴敷治疗效欠佳者。

（三）禁忌证

1. 年龄≤3岁者及孕妇。

2. 发热患者，体温超过37.5℃者。

3. 贴敷部位有皮肤创伤、皮肤溃疡、皮肤感染、严重荨麻疹者。

4. 疾病发作期（如发热、咳喘等）、血液病、恶性高血压、恶性消耗性疾病、严重心脑血管病、严重肝肾功能障碍等疾病患者。

5. 有传染病者不宜行三伏贴。

6. 肺肾阴虚或痰热壅盛者。

7. 对贴敷药物或敷料成分过敏者。

（四）贴敷药物与器材

1. 贴敷药物及适应证

（1）1号方：主要由温肺散寒、通阳化饮止咳类药物组成，适用于过敏性鼻炎、变应性咳嗽（喉源性咳嗽）及反复感冒、免疫力低下的人群。

（2）2号方：由清热排脓、宣肺通窍类药物组成，适用于慢性鼻炎、鼻窦炎的人群。

（3）3号方：由清热解毒、利咽消肿类药物组成，适用于急慢性咽炎、儿童鼾症（扁桃体、腺样体肥大）的人群。

2. 贴敷材料

竹火罐或药物罐、清凉膏药（杭州朱养心药业有限公司生产，国药准字Z33020238）、圆形牛皮纸（直径约4 cm）、防敏透气医用胶布（5 cm×5 cm）、卵圆钳、90%乙醇脱脂棉。

（五）贴敷方法

1. 火罐操作方法

确定相应的贴敷穴位，将竹火罐或药物罐拔于穴位之上，留罐2~3分钟后起罐。

2. 穴位贴敷方法

先熬煮清凉膏，待膏体完全化开后，取一小勺置于牛皮纸上摊平，将穴位贴敷药粉约3 g，均匀撒于清凉膏熬煮后制成的药饼上，挤压按揉使膏体与药粉完全融合，再将制好的药饼待温度合适时贴于选取好的穴位上，以麝香壮骨膏或防敏透气医用胶布固定。每次每穴贴敷6~8小时（成人）或2~4小时（儿童），治疗结束后患者可自行取下。

3.疗程

该疗法于每年入伏后每7日1次，4~5次为1个疗程。连续治疗3个年度。

（六）注意事项

1.贴敷后最好不要进空调房间，因为遇冷会使毛孔收缩，影响药物吸收。

2.避免运动，出汗会使固定的胶布容易脱落，最好在阴凉的地方或适当地用电风扇微风吹拂。

3.慎用辛燥食品，以防伤阴。夏季气候炎热，易伤阴液，而辛温香燥之品容易导致燥热内盛、暗耗津精。

4.忌服寒凉食物。寒凉食物易致中阳甚或一身阳气受损，轻则脾胃虚弱、腹泻腹痛，重则造成长期难治的阳虚。

5.慎食肥甘厚腻食物。夏季易生暑湿，服用高热量、高糖的食物易导致内外湿热之邪合击人体。

6.敷贴当天避免洗凉水澡、游泳。

（七）不良反应及对策

1.局部烫伤

在拔罐时或贴敷时因操作不当容易造成皮肤局部烫伤，出现局部皮肤红肿或水疱。局部皮肤因烫伤出现水疱或溃烂者应避免抓挠，保护创面或涂搽烫伤软膏、老鹳草膏等。

2.局部皮肤过敏反应

表现为局部皮肤潮红、瘙痒。皮肤过敏及时取下贴敷膏药，过敏处可外涂抗过敏药膏，若出现范围较大、程度较重的皮肤红斑、水疱、瘙痒现象，应立即停药，进行对症处理。

3.全身性皮肤过敏反应

出现全身过敏症状者，可口服抗过敏药物，并及时到医院就诊处理。

五、针刺蝶腭神经节技术

针刺蝶腭神经节技术是北京同仁医院李新吾教授在20世纪60年代根据中西医结合理论及方法提出的，是用于治疗鼻病一项中西医结合的新技术，现多将此穴位称为"蝶腭穴"或"新吾穴"，近年来此项技术在临床得到大力推广，其适应证也在不断扩大（图6-6，见书后彩插）。

（一）基本原理及解剖定位

蝶腭神经节由副交感根、交感根和感觉根组成。副交感根来自面神经的岩浅大神经，该神经起始于泪腺核，节前神经经中间神经、岩浅大神经和翼管神经到达蝶腭神经节，经蝶腭神经节发出节后神经，经上颌神经、颧神经及眼神经的分支——泪腺神经的交通支，分布于泪腺，主司泪腺的分泌。另有部分节后神经随神经节的鼻支、腭支和咽支分布于鼻腔、腭及咽部黏膜的小腺体，支配腺体分泌。交感根来自颈内动脉交感神经丛的岩深神经，其与岩浅大神经结合形成翼管神经，经翼管穿蝶腭神经节后与副交感神经一起分布于鼻腔、鼻窦、腭和咽黏膜的血管平滑肌。感觉根来自上颌神经的翼腭神经，经神经节后随副交感神经分布于鼻腔、腭及咽部黏膜，司黏膜的一般感觉。

蝶腭神经节又称翼腭神经节，位于翼腭窝的上部，翼腭窝位于颞下窝前内侧，上颌骨（或者说上颌窦后壁）与翼突之间，为一狭窄的骨性间隙。翼腭窝上部较宽，下部渐窄。翼腭窝的前界是上颌骨，后界是翼突及蝶骨大翼的前界，顶部为蝶骨体的下面，内侧壁是腭骨的垂直部。蝶腭神经节为一扁平的粉红或灰色的小结，直径约5 mm，呈三角形。其主要由三大分支组成：位于内上方的翼管神经，位于外下方的2~3个细支通往上颌神经，位于下方的腭神经。

（二）适应证

1. 各种类型的鼻炎。

2. 干眼症。

3. 耳鸣、突发性耳聋、分泌性中耳炎。

4. 周围性面瘫、面肌痉挛等。

（三）操作工具

针身长55~60 mm、直径为0.35 mm硬度较高的不锈钢针。

（四）针刺体位

患者取坐位，头侧面朝向医者；医者取站立位或坐位，直视患者头侧面，高度为医者眼睛、针具、蝶腭神经节在一条直线上。

（五）针刺定位

进针点位于颧弓最高点下缘稍下方凹陷内，张口时在咬肌附着点处。蝶腭神经节的位置多在进针点的内上方，且多偏前，少数在其内上方居中，深达 55 mm 处。

（六）针刺方法

进针时将医者视线、进针点、蝶腭神经节形成三点一线。自弓形凹陷中央下方进针，针尖略斜向前上方刺入（部分患者进针后直刺即可），依次经过皮肤—浅筋膜—咬肌—颧弓下缘与冠突后缘交界处（下颌切迹）—颞肌—翼外肌—蝶腭神经节，直至针身全部刺入皮内，连续向深部刺动，针尖毫无任何阻力，患者同侧面颊部产生剧烈电击感或鼻内有喷水样感觉，证明刺中蝶腭神经节。刺中后提插刺激数下即可出针，避免反复刺激。

（七）针刺疗程

针刺蝶腭神经节每周 1~2 次，一般每次针一侧即可，对于鼻炎、嗅觉障碍等疾病在患者能够耐受情况下可以每次两侧同时针。6~8 次为 1 个疗程。症状消失后再巩固 1~2 次。

（八）注意事项

若进针后无法顺利刺中蝶腭神经节，可能存在以下情况。

1. 如刺在颧骨下缘上，需将左手食指按压皮肤向下 2 mm 左右，即可避开颧骨弓。

2. 如刺入皮下 1 cm 左右即感阻力较大，可能是咬肌紧张所致，可让患者适当张口放松即可。

3. 如刺入皮下 2 cm 左右即碰到硬物，可能是下颌骨冠突过宽，宜将针向外拔出 1 cm 左右，再让患者稍许张口使冠突向后下移位，让出进针通道。

4. 如针身留在体外 1~2 cm 即碰到骨质，可能是刺到上颌骨侧后壁，针刺方向偏前，宜将针身稍微拔出后调整方向后再进针。

5. 如针身留在体外不足 1cm 时碰到骨质，可能是刺到翼突外侧板上，宜将针身稍微拔出后再向前刺即可，每次调整方向不宜超过 3 mm，因翼腭窝的前后径约为 3 mm。

6. 如针身全部刺入，患者仍毫无感觉，可将针身抽出 1 cm，向前或向后改变方向后再进针，注意调整方向不宜超过 3 mm 宽度，若患者仍无针感应迅即拔针，以不增加患者痛苦为原则，等待下次再针刺。

（九）不良事件及对策

1. 晕针

多由患者紧张、或以往有晕针史、或医者操作不熟练，反复调整进针方向所致。若患者既往有晕针病史，禁止针刺操作。若患者突发晕针，应立即出针并保持卧位，安慰患者，解除患者紧张情绪，有条件的可给予吸氧。

2. 断针

针刺使用针具为直径 0.35 mm 硬度较高的不锈钢针，一般不会出现断针，但是不宜大幅度提插捻转，避免损伤血管、肌肉。

3. 皮下血肿

操作时最好备有冰袋。若出现皮下血肿立即局部冷敷以止血，24 小时后热敷以帮助瘀血消散。

六、鼻内针技术

鼻内针法即针刺内迎香穴与鼻丘穴，是北京中医药大学国家级名老中医刘大新教授在20世纪80年代所独创，临床应用治疗各种鼻炎数十年，取得了良好的疗效。现将鼻内针技术相关知识介绍如下。

（一）基本原理

从中医角度看，内迎香穴和鼻丘穴两个鼻内穴位属经外奇穴，与手阳明大肠经相对应。通过针刺，可激发经气并补益肺气、疏泄病邪，调节脏腑经络，肺气合则鼻窍通利，诸症得解。刘大新教授结合现代医学理论，提出鼻内针法作为一种特殊针刺方法，可能通过直接刺激鼻黏膜神经末梢和局部血管，调控神经和免疫因子释放，从而减轻鼻黏膜免疫炎症反应。该针法的研究和发展为丰富中医针刺疗法抗炎抗过敏机制提供一定理论支撑，为临床防治慢性鼻病提供新策略。

（二）适应证

1. 急慢性鼻炎、鼻窦炎、过敏性鼻炎、萎缩性鼻炎、药物性鼻炎、嗅觉障碍等鼻病。

2. 耳鸣、分泌性中耳炎、结膜炎等相关疾病。

（三）操作工具

普通毫针 0.3 mm × 60 mm。

（四）针刺定位

鼻丘穴位于鼻腔外侧壁中鼻甲前端，外观呈丘状隆突，此处含有丰富的蝶腭神经和筛前神经的末梢，并且表面有很多血管分布，是鼻黏膜的敏感部位。内迎香穴位于鼻翼软骨与鼻甲交界的黏膜处，其与迎香穴相对应。内迎香穴位于下鼻甲前端距鼻阈 1 cm 处，与手阳明大肠经迎香穴相对应。

（五）操作步骤

在鼻内镜辅助下找到内迎香穴和鼻丘穴，将毫针刺入深度 0.5~1 cm，留针 20 分钟，隔天治疗 1 次，2 周为 1 个疗程。

（六）注意事项

1. 鼻黏膜十分敏感，在操作鼻内镜时一定要稳、准，避免过多接触鼻黏膜。
2. 针刺前一定告知患者勿动，避免引起鼻内镜或毫针损伤鼻黏膜。
3. 若针刺后出血，可使用丁卡因棉片局部收敛鼻黏膜。

七、鼻丘割治

割治疗法是在人体特定穴位或皮肤做切开、调割等操作，对局部产生一定刺激而调节脏腑气血功能、增强机体免疫力，从而达到治疗疾病目的的方法。割治疗法是在古代砭刺、刺络放血的基础上发展而来的。《黄帝内经》中"皮刺""毛刺"是中医传统割治法的早期记载，其功能在于疏通经络、宣导气血、协调阴阳。鼻丘割治是北京中医药大学刘大新教授最早提出并应用于临床治疗变应性鼻炎，临床发现其作用直接、起效快，为变应性鼻炎的治疗提供了新的治疗方法。

（一）基本原理

鼻丘所处部位具有丰富的筛前神经分布，而筛前神经与变应性鼻炎打喷嚏、清水样涕的产生密切相关。因此在鼻丘处割治治疗可以降低副交感神经兴奋性，减轻对鼻黏膜腺体、血管的刺激。割治鼻丘是直接针对靶器官鼻黏膜，作用直接且起效快。从临床的角度证明割治鼻丘对变应性鼻炎的症状及鼻黏膜的病理变化具有改善作用，因此推测割治鼻丘具有拮抗组胺、降低血清 IgE 及 IL-4 等作用，从而达到缓解或控制变应性鼻炎的目的。

（二）适应证

主要应用于变应性鼻炎的治疗。

（三）操作工具及药物准备

鼻内窥镜、15号手术刀、1%丁卡因。

（四）割治部位

鼻丘：位于中鼻甲前端外上方的鼻腔外侧壁上，呈一小丘状突起。

（五）操作方法

在鼻内镜下双侧鼻丘局部地卡因进行表面麻醉，用15号手术刀于双侧鼻丘行"井"字形割治治疗，手术刀刺入深度约黏膜下2~3 mm，每条割痕长6~8 mm。（现多以微波、射频、激光、双极电凝等代替手术刀，解决了局部出血问题。）

（六）注意事项

1. 表面麻醉充分后再进行割治治疗，避免引起患者剧烈疼痛。
2. 割治深度不宜过深，避免引起大出血。
3. 若割治后出血不止，应及时给予鼻腔填塞压迫止血。

八、针刀刺营技术

针刀刺营技术由江西省中医院谢强教授发明，主要应用于急慢性扁桃体炎的治疗，已被国家中医药管理局列为"十二五"期间中医耳鼻喉科实用推广技术。现将针刀刺营技术相关知识介绍如下。

（一）基本原理

刺营即针刺放血，包括了刺经脉和刺络脉。《灵枢·宝命全形论》指出"刺必中其营"，《灵枢·寿夭刚柔》指出"刺营者，出血"，营行脉中，变化为血，故称营血。由此可见，刺营出血必是刺中经脉或络脉，才会有血溢出的情况。

刺营微创疗法是在总结前人经验的基础上，结合现代医学观点创立新的刺营理论。该疗法丰富了针灸学和外科学的内容，具有微创、无痛、疗效佳、无毒副作用、简便易行、价廉等特点，易于在广大基层推广普及。

拇指为肺经井穴所在之处，咽喉为肺经所系，邪毒壅盛，咽喉肿闭，宜速凿井泄毒，少商一穴嫌其窄，开凿三商三穴，井口大敞，通经开窍，大泄其邪，使邪去咽核无壅闭之患。

耳轮取穴轮1、轮3、轮5三点，均为咽喉病的反应点和治疗点，并具有良好的抗炎、镇痛作用。刺其部出恶血以宣泄热毒，能迅速散结消肿，使经络通、气血畅、咽喉开，故而邪去正安。

通过强刺激点刺远部腧穴出血，以转移咽部兴奋灶。然后轻浅点刺上部咽核局部病灶，以放血排毒、消肿止痛，使得邪去正安、宽利咽窍。

（二）适应证

急慢性咽炎、扁桃体炎等咽喉部疾病。

（三）禁忌证

1. 重度贫血、血友病等血液系统疾病，有自发性出血倾向者。

2. 严重的心脑血管疾病、肝肾疾病、艾滋病或其他传染病等。

3. 神志不清，不能配合治疗者。

（四）针刺定位

1. 腭扁桃体

扁桃体表面及隐窝口。

2. 耳穴

轮1、轮3、轮5（自耳轮结节下缘至耳垂下缘中点划为五等份共六个点，由上而下依次为轮1至轮6等六穴，取第1点为轮1，第3点为轮3，第5点为轮5）。

3. 三商穴

经外奇穴，即少商、中商、老商之合称。少商位于拇指桡侧、中商位于拇指背侧正中、老商位于拇指尺侧，均距指甲根角0.1寸。

（五）操作工具

一次性使用塑柄扁桃体镰状刀、三棱针、六寸毫针。

（六）操作步骤

1. 点刺三商穴

先以双手从患者上臂往下捋至拇指下端，如此往返十余次，使拇指局部血液充盈。然后碘伏局部消毒，术者左手握紧患者拇指根部，右手持三棱针，点刺三商穴约0.1 cm，疾入疾出，再轻轻挤压针孔周围，使每穴出血约0.1 mL。再同法刺对侧三商穴。每日1次。

2. 点刺耳轮三穴

左手揉摩患者一侧耳轮致局部血液充盈，碘伏消毒耳轮三穴，术者左手拇指、食指、中指三指捏紧耳轮相应部位，右手持三棱针快速点刺轮1、轮3、轮5三穴，进针约 0.1 cm，疾入疾出，然后轻轻挤压针孔周围，使每穴出血约 0.1 mL 即可。再同法刺对侧耳轮三穴。每日 1 次。

3. 刺割扁桃体

患者取坐位，头稍向后倾，张口保持不动，用压舌板压下舌体前三分之一，充分暴露双侧扁桃体，用 6 寸毫针在扁桃体表面进行丛刺法浅刺（局部集中点刺），刺入深度约 0.2 cm，刺入后立即出针，微出血即可，先刺最肿胀处，再刺其周围，每侧刺约 5 下。扁桃体隐窝口使用镰状刀做点状刺割，每次选取约 5 个隐窝口，在其边缘各刺割 1 下，微出血即可。刺割后用锡类散喷于扁桃体表面，每日 1 次。

（七）注意事项

1. 针刺穴位要严格消毒，避免引起感染。
2. 妊娠或哺乳期妇女慎用。
3. 血液病有凝血障碍者慎用。

（八）不良事件

1. 晕针晕血

出现晕针晕血应立即暂停操作，使患者平卧多可恢复正常。如出现休克者则按照休克进行抢救。

2. 出血

出血过多时局部压迫止血即可。

九、谢氏喉针技术

谢氏喉针是江西省中医院谢强教授根据多年临床经验所创立。谢强教授家学渊源，为江西旴江临川谢氏五官科第六代传人，后又师从针灸大家国家级名中医魏稼教授，尽得其真传。谢氏喉针临床治疗咽喉嗓音病的新腧穴开音三穴、咽安四穴如图 6-7 所示（见书后彩插）。谢强教授还开创了五官无创痛针灸疗法。现将谢氏喉针相关知识介绍如下。

（一）基本原理

咽喉乃人体的要冲，经脉循行交会之处。临证治疗不仅要调脏腑，更需调经络。咽安穴、开音穴均属阳明经循行区域，阳明经多气多血，故通过经脉的调节达先天并养、脏腑经络并调的目的。从现代医学研究看，咽安穴位于下颌角下缘至颈前侧部区域，此区域有丰富的淋巴循环、神经分布，并且此区域在相当于舌骨大角高度有迷走神经的分支—喉上神经之内支分布。故通过针刺该区域，可以刺激该区丰富的淋巴循环，增加咽部的吞噬功能，可以调节咽喉部神经咽丛、喉上神经内支等对咽部异常感觉进行再调节，达到缓解不适，减经异物痰黏清嗓咳嗽的摩擦损伤，从而达到临床治愈的目的。

开音三穴均避开了颈动脉，对喉部的刺激更集中。喉声门上区淋巴丰富，并在杓会厌襞集合，通过刺激使喉部的淋巴循环加强；环甲关节处分布有丰富的机械感受器，当刺激感受器时，可调节声带的紧张度，喉肌的肌张力；甲状腺外下缘为喉返神经进入喉腔支配喉肌处，针刺该处可调整喉返神经的功能，协调喉内肌的平衡及收缩力，达到益气散瘀，通络开音之功。

（二）适应证

1. 咽安穴用于治疗急慢性咽炎、扁桃体炎、口腔炎等。

2. 开音穴用于治疗急慢性喉炎、声带炎、声带疲劳症、声带麻痹等。

（三）针刺定位

1. 咽安 1 号穴，位于颈侧下颌角正下方。

2. 咽安 2 号穴，位于颈侧下颌角前下方，距咽安 1 号向颈前正中线旁开 0.5 寸处。

3. 咽安 3 号穴，位于颈侧下颌角前下方，距咽安 2 号向颈前正中线旁开 0.5 寸处。

4. 咽安 4 号穴，位于颈侧下颌下方，距咽安 3 号向颈前正中线旁开 0.5 寸处。

5. 开音 1 号穴，位于颈正中线甲状软骨上缘向外旁开 1 寸处，距人迎穴 0.5 寸，即紧贴甲状软骨上缘外侧处。

6. 开音 2 号穴，位于颈正中线甲状软骨下缘向外旁开 1 寸处，距水突穴 0.5 寸，即紧贴甲状软骨下缘外侧处。

7. 开音 3 号穴，位于开音 2 号下 1 寸，颈正中线第二气管环下缘向外旁开 0.5 寸处。

（四）针刺工具

普通毫针 0.2 mm × 20 mm。

（五）操作方法

75% 乙醇局部消毒，右手持针快速刺入穴位（即"飞针"刺法），咽安穴针尖向口腔斜刺 0.5~0.7 寸，开音穴直刺 0.5 寸。留针 30 分钟（留针期间嘱患者避免做吞咽动作），每日 1 次，10 次为 1 个疗程。

（六）注意事项

1. 针刺深度不宜过深，避免损伤深部血管。

2. 留针期间嘱患者避免做吞咽动作以免针灸针移位。

3. 出针后若有出血，可用无菌棉球按压穴位止血。

十、浮针疗法

浮针疗法是符仲华博士于 1996 年首创的一种侵入性物理治疗方法，是使用一次性浮针针具在激痛点［肌筋膜触发点（MTrP）］周围的皮下浅筋膜进行扫散，并留针较长时间，以减除病痛。因其针刺时不像传统针刺一样深入肌层，而是只平行在皮下疏松结缔组织，像浮在皮肤表面一样，故而取名"浮针"。浮针疗法操作时的扫散动作，使整个针体宛如浮在肌肉上一样（图 6-8，见书后彩插）。现将浮针疗法在耳鼻喉科中的应用介绍如下。

（一）基本原理

浮针疗法其理论来源于《灵枢·官针》，九刺中的毛刺即类似浮针刺法，"毛刺者，刺浮痹皮肤也"；十二刺中直刺和浮刺皆属浅表进针，"直刺者，引皮乃刺之，以治寒气之浅者也""浮刺者，傍入而浮之，以治肌急而寒者也"。因此，浮针在针刺时只作用于皮下组织，不深入肌肉层。

疼痛是肌肉及其附属结构本身发生病理性紧张所引发的呼救信号，对疼痛的研究和治疗，应该更关注外周组织损伤而非神经系统。因此，浮针针刺部位在患肌的周围或四肢的健康部位进针，通常不在疼痛部位治疗，通过在皮下层扫散时，大幅度地牵拉疏松结缔组织来解除肌肉的痉挛和缺血状态以缓解病痛，这种扫散被称之为"远端轰炸"。故而浮针是用于治疗疼痛，而不是镇痛、止痛。

（二）适应证

1. 疼痛为主的疾病如关节疼痛、颈肩腰背部疼痛、头痛、痛经等。

2. 非疼痛性疾病如失眠、抑郁、呼吸系统疾病、打嗝、便秘、内痔、脱肛等。

3. 局限性疾病。如甲状腺结节、乳腺增生、糖尿病并发症（糖尿病足）；肿瘤放化疗后恶心、呕吐等副作用及放化疗后的局部僵硬。

4. 五官科疾病如耳鸣耳聋、眩晕、颈前不适综合征（咽干、咽部异物感）、干眼症、黄斑变性等。

注意：以下疾病不在浮针治疗范畴：包括感染性疾病、内分泌功能障碍（糖尿病、甲状腺功能障碍）、神经元细胞死亡病变（渐冻症、小儿麻痹、截瘫、帕金森）、占位性病变、真皮病变（如白癜风）。

（三）禁忌证

1. 精神紧张、晕针患者。

2. 严重的心脑血管疾病、肝肾疾病、艾滋病、或其他传染病等。

3. 严重皮肤病，不适宜留针或进行扫散治疗者。

4. 神志不清，不能配合治疗者。

5. 重度贫血、血友病等血液系统疾病，有自发性出血倾向者。

（四）操作工具

进针器、浮针、浮针贴。

（五）针刺部位

浮针治病关键点是要找到患肌，耳鼻喉科疾病主要患肌是胸锁乳突肌和斜角肌、舌骨上下肌群、头夹肌等相关肌群。因此，耳鼻喉科疾病浮针治疗时以胸锁乳突肌和斜角肌、舌骨下肌群、头夹肌为主。

（六）操作方法

操作方法包括：确定患肌、消毒、进针、运针、扫散、再灌注、出针、留管。

1. 确定患肌

通过触摸患肌来确定患肌，患肌触摸时手下感觉为紧、僵、硬、滑。

2. 消毒

碘伏常规消毒。

3. 进针

将浮针放入进针器，左手拇指、食指捏起患肌远端皮肤，右手持进针器对准进针点后，约与皮肤呈15°角，按下进针器按钮，针芯与软套管就快速地弹进皮下，速度极快，只产生轻微疼痛。

4. 运针

固定浮针同时取下进针器，将浮针全部刺入皮下组织，并将针芯回撤旋转以固定。

5. 扫散

运针结束后将针柄后退旋内，使针尖隐藏在软套管内再摆动软套管，扫散时用右手拇指及中指固定针体，食指与无名指在针体前后做横向跷跷板样动作，让其在皮下进行患肌局部扇形扫散治疗。扫散动作要领：稳、柔、匀。

6. 再灌注活动

通过对患肌主动或被动地收缩有利于处于缺血状态的患肌修复，血流增加。医者针对患肌进行扫散的同时，根据处理患肌的肌肉功能配合相应的再灌注活动（相当于导引）。医者可以在右手扫散的同时左手辅助患者进行远端再灌注。

7. 出针

经过扫散和再灌注，使患肌肌紧张消除，疼痛等不适症状消失，就可以出针结束治疗，但只拔出针芯，保留软套管。

8. 留管

治疗结束后，会将软套管留置在皮下疏松结缔组织一定时间，以达到疗效更持久的目的，并医用胶布固定。留管时间一般 4~6 小时。

（七）注意事项

1. 在浮针治疗前一定要仔细查找患肌，责任患肌处理干净是浮针起效的关键。
2. 浮针较普通针灸针粗，在刺入皮下时会产生疼痛，因此进针时一定要使用进针器，这样可以明显减轻疼痛。
3. 塑料软管留置皮下时避免剧烈活动，避免压迫体外部分。

参考文献

1. 朱明清，萧慕如. 朱氏头皮针医学实践丛书·基础学分册［M］. 北京：人民卫生出版社，2015.
2. 曲汝鹏，冷辉，孙海波. 中医烙法对慢性扁桃体炎扁桃体组织中细胞因子表达影响的实验研究［J］. 中国中西医结合耳鼻咽喉科杂志，2019，27（4）：250-255+249.
3. 冷辉，孙海波，吕洪，等. 中医烙法治疗慢性扁桃体炎临床研究［J］. 辽宁中医杂志，2008（9）：1346-1349.
4. 于兴娟. 啄治法治疗儿童鼾眠的临床疗效评价研究［D］. 济南：山东中医药大

学，2010.

5. 谢艳.割治鼻丘及下鼻甲治疗变应性鼻炎的临床观察及相关机制的初步研究［D］.成都：成都中医药大学，2015.

6. 边芳子.鼻内针刺对变应性鼻炎患者Eotaxin-CCR3的表达影响及中枢调控机制探究［D］.北京：北京中医药大学，2020.

7. 刘莉莉.鼻内针刺治疗变应性鼻炎临床疗效及基于"TRPV1/SP"炎性机制研究［D］.北京：北京中医药大学，2019.

8. 李文涛.鼻内针刺治疗变应性鼻炎的临床疗效及其作用机制［D］.哈尔滨：黑龙江中医药大学，2021.

9. 任伊梅，熊晓炜.旴江谢氏喉科针刀刺营微创疗法治疗痰凝血淤型慢性咽炎的疗效评价［J］.中外医疗，2021，40（26）：173-176.

10. 周蓝飞，宋济，洪静，等.谢强针刀刺营微创疗法治肥厚性咽炎经验详析［J］.江西中医药，2018，49（12）：24-26.

11. 杨淑荣，黄嘉莉，谢强.旴医谢氏"喉针"治疗咽喉嗓音疾病经验［J］.中国中西医结合耳鼻咽喉科杂志，2019，27（4）：310-313.

12. 胡启煜，谢强，黄冰林.旴江谢氏喉针喉药治疗梅核气顽症的临证经验［J］.江西中医药大学学报，2020，32（6）：14-16.

13. 杨江霞，符仲华.浅析浮针的理论与临床研究［J］.西部中医药，2015，28（6）：156-158.

14. 贾文，雒琳，何丽云，等.浮针疗法临床适宜病种的系统整理与分析［J］.中国针灸，2019，39（1）：111-114.

15. 符仲华.再灌注和再灌注活动——关于外治法中边治疗边活动的方法［J］.中国针灸，2015，35（S1）：68-71.

第七章　导引在耳鼻咽喉科的应用

第一节　导引的概念及其发展

中医导引术起源于先秦两汉时期,原为古代的一种养生术。对于导引的解释,古籍中记载不一,如唐代王冰注《素问》谓"导引,谓摇筋骨,动支节",又如唐代释慧琳《一切经音义》中记载"凡人自摩自捏,伸缩手足,除劳去烦,名为导引",认为导引是在肢体运动的同时,配合自我按摩的锻炼方法。而晋代李颐注《庄子·刻意》谓"导气令和,引体令柔",认为导引包括呼吸运动和肢体运动。《中医大辞典》给出"导引"的定义:"以主动的肢体运动为主,并配合呼吸运动或自我推拿而进行的一种锻炼身体、防治疾病的方法";《百度百科》认为"导"是导气,"引"为"引体",导引即是古人将呼吸运动和肢体运动相结合的一种健康养生法。导引的目的是通过呼吸俯仰、屈伸手足的动作使患者的"气"更平和,"体"更柔和,使血气流通,以促进患者早日康复。

导引术参与中医药的预防保健、治疗康复等医疗活动,在历史发展的不同阶段呈现出不同的特点。从现有资料看,导引术萌芽于原始社会,先秦时期已初步完善,秦汉至南北朝时期发展到成熟阶段,隋唐至宋元时期全面汇总和继承,并进一步系统化,明清时期进入了继承和发展阶段。

一、导引术的萌芽阶段—原始社会时期

导引法的雏形出现于原始社会,当时生产力发展低下,先民在长期的生活和生产实践活动中,通过取法自然,模仿生物,象形取义,逐渐形成了不同的强身健体的功法。《帝王统录》引《教坊记》记载"昔阴康氏,次葛天氏,天气肇分,灾沴未弭,民多重腿之疾,思所以通利关节,是始制舞"。《路史·前记》也曾

有过记载："阴康氏之时，水渎不疏，江不行其原，阴凝而易闷。人既郁于内，腠理滞着而多重，得所以利其关节者，乃制之舞，教人引舞以利道之，是谓'大舞'。"《吕氏春秋·古乐》曰："昔陶唐氏之始，阴多滞状而湛积，水道壅塞，不行其原，民气郁瘀而滞著，筋骨瑟缩不达，故作为舞以宣导之。"可以说，这是导引的最早形式。

二、导引术的雏形——先秦时期

先秦时期已经对导引具有了初步的认识。"导引"最早见于《庄子·刻意》："吹呴呼吸，吐故纳新，熊经鸟申，为寿而已矣；此道引之士，养形之人，彭祖寿考者之所好也。"道引，即"导引"。"熊经鸟申"是流行于春秋战国时期的二禽戏，其延续时间长，影响深远。

三、导引术的成形阶段——秦汉时期

秦汉时期是中医基础理论奠定的时期，导引术也在此时期发展成形。《素问·异法方宜论》记载："中央者，其地平以湿故其病多痿厥寒热，其治宜导引按跷。故导引按跷者，亦从中央出也"。《灵枢·病传》记载："余受九针于夫子，而私览于诸方，或有导引、行气、乔、摩、灸、熨、刺、焫、饮药之一者。"东汉名医华佗所创的五禽戏就是用导引防病治病的经典功法。东汉张仲景《伤寒杂病论》记载："四肢才觉重滞，即导引、吐纳、针灸、膏摩，勿令九窍闭塞。"在这一时期，"导引"发展成为一种独立的基本医疗方法。《汉书·艺文志》中记载"黄帝杂子步引十二卷，黄帝岐伯按摩十卷"。此书虽已亡佚，但由此仍可以窥见在两汉时代导引术已经作为一项独立的项目迅速发展。

1974年湖南长沙马王堆3号汉墓出土的帛画《导引图》，是了解汉代导引发展极其珍贵的资料。《导引图》彩绘有44幅做各类导引的人物形象图（图7-1，见书后彩插），每一图像均为一独立的导引术式，图侧有简单的文字注记标出名目，如"引聋"（图7-2，见书后彩插）。图中既包括有肢体运动的导引，也有呼吸运动的导引，亦有二者配合应用的导引；既可用于治疗疾病，也可用于养生保健，充分反映了当时导引术式和功能的多样性。

1984年湖北江陵张家山第二七四号汉墓出土的《引书》是一部专门记述古代道家导引与养生的导引学著作，比马王堆汉墓的《导引图》还早18年。《引书》是对秦汉以前导引的系统总结，在后世很多导引书籍中可以寻得其踪迹。书以《引书》为原题，意即导引之书。《引书》的内容可分为祛疾和养生两类，书中记载了"引聋"的术式"引聋，端坐，聋在左，伸左臂，挢母指端，信臂，力引颈与耳；右如左"。

故而，秦汉时期传承和发展了（上承与发展）春秋战国以来导引术的发展及应用成果，下启三国两晋南北朝的融合与构建，是导引术发展史中的重要时期。

四、导引术的完善阶段——三国两晋南北朝时期

三国两晋南北朝时期导引术已基本形成理论体系，并且被不同的学派发展和继承，在临床治疗中得到广泛应用。三国时期著名的道医华佗认为："人体欲得劳动，但不当使极尔。动摇则谷气得消，血脉流通，病不得生，譬犹户枢不朽是也"，并根据对"流水不腐，户枢不蠹"的认识，编制了一套模拟虎、鹿、熊、猿、鹤五种动物的动作套路，即五禽戏。五禽戏即是导引之术，有很好的养生保健效果，因简便实用而流传甚广。

晋代葛洪《抱朴子·内篇·别旨》认为导引不必拘泥于具体的形式，俯仰、行卧、倚立、踯躅、徐步、吟、息等皆是导引，曰："夫导引不在于立名，象物粉绘，表形著图，但无名状也，或伸屈，或俯仰，或行卧，或倚立，或踯躅，或徐步，或吟，或息，皆导引也"。

南北朝时期的《太清导引养生经》是继《引书》之后又一部重要的导引专著，其不同之处在于将多条独立的导引方法组合成套路，为习练提供了很好的形式。其中记载"赤松子导引法"可以治疗胀气、脚气、通畅筋骨、腰、腹中、面耳、肩部、肺肝等气血，并除皮肤中烦气等；"宁先生导引法"可以乌发、明目，治疗鼻息肉、耳聋目眩、虚劳，祛除胸以上至头颈耳目咽鼻邪热等。

五、导引术的汇总阶段——隋唐五代宋金元时期

隋唐五代宋金元时期是对原有导引理论和技术的继承和汇总的阶段。以隋代《诸病源候论》为代表。《诸病源候论》继承了从战国到秦汉时期的中医导引术，内容丰富，形式多样。该书的一大特色是未记载方药，而附以相应的导引方法。书中记载了200多条治疗疾病的导引法，主要集中在内科、骨伤科和五官科，对中医导引术的发展起到了承上启下的作用。唐代太医署专设按摩科，教授、学习按摩、正骨、导引之法。宋代出现了另一个著名的导引动功——八段锦，随即在民间广泛流行。

六、导引术的发展阶段——明清及现代

明代《普济方》记载有导引引气法数百条，涉及头痛、耳聋、虚劳等病种几十种，除此之外，还有诸多导引功法，如太极拳、八段锦、易筋经等。明清时期导引进入了新的发展阶段，这一阶段的导引更加注重实际应用，并涌现出诸多新的导引术式和导引套路，发展出各种成套的导引动作，同时配有大量的图解，更便于习练。

越来越多的医家正逐渐认识到导引在临床治疗中的重要作用。美籍华人朱明清老师首创"头皮针+导引"的朱氏头皮针技术，其技术核心内涵是强调导引在临床治疗中的重要作用，认为导引包括心理疏导、气息训练、身体功能的康复等，倡导临床治病要身心共调、内外兼修。朱老师认为导引不但包括患者的主动导引，也包括医者给患者实施的被动导引，扩大了古人导引的内涵与外延，更有利于患者的临床恢复，其治疗理念先进，对目前临床治疗模式改进具有深远指导意义。浮针发明人符仲华教授在浮针疗法中引入再灌注活动，医者右手持浮针扫散，左手给患者正在收缩的相关肌肉施加负荷，边扫散边负荷活动。浮针扫散的作用主要是使紧张的肌肉松解，而再灌注活动使患肌主动或被动地收缩，有利于使处于缺血状态的患肌修复；而董氏奇穴的"动气针法"，也叫"引气走经针法"，强调一边针灸一边活动局部，或者按摩、腹式呼吸，使针与患者之气相引，以疏导病邪。从朱氏头皮针核心技术"针刺+导引"到浮针的再灌注理念，再到董氏奇穴的"动气针法"，可以看出越来越多中医外治医家认识到中医导引在疾病治疗中的重要性，外治技术融入导引技术可以大大提高这些外治技术的临床疗效，也是今后临床治疗模式转变的一种趋势和发展方向。

第二节 导引的分类

导引实际涉及范围甚广，可以包罗古今中外各种医疗、康复手段。导引包括吐纳、气功、武术功法、桩功等动功和静功，常见有保健功、桩功、八段锦、易筋经、五禽戏、六字诀、太极拳等，现广泛应用于保健、医疗，取得了良好的疗效，成为中医"治未病"的重要组成部分。

一、神意导引和形体与内脏导引

导引的特点是神形兼修、身心共调，包含"养形"与"养神"两方面。精神上祥和乐观、充满信心，医生需要把这种温暖、积极的信息通过交谈、鼓励传递给患者（导引涵盖心理治疗）；身体俯仰不徐不疾（舒缓），肢体伸屈有节奏。导引就是最大限度调动人体精气神，这是目前临床上比较欠缺的。"人活精气神"，中医认为精、气、神是人体生命活动的根本。一个有精气神的人，无论身处逆境还是顺境，永远朝气蓬勃，乐观豁达，头脑清醒。晋代李颐注释"导引"为"导气令和，引体令柔"，导气令和，属静功，内练人体精气神；引体令柔，属动功，外练人体筋骨皮肉，以养身形。导引的具体方法有很多，原则和目的则本同未离，即通过导引使患者"气"更平和、"体"更柔和，内外和谐柔顺，身心得以安康，以达到预防疾病或治疗笃疾的效果。

（一）神意导引

"神意导引"又可称为"意念导引"或"脑导引"，以静养精气神为目的，帮助患者放松。

朱明清头皮针的针法就擅长应用"神意导引法"。在人脑完全入静的状态下配合头皮针治疗，可以达到经络气血自然通畅、阴阳五行自动调整平衡的效果。朱明清头皮针的"神意导引法"类似于近代的静气功。它要求患者全身放松（调身），缓缓呼吸（调息），摒弃杂念（调心）。此刻心理障碍会随之舒解，如悲伤、忧郁、怒恨等负面情绪会一扫而光。长期修炼神意导引，可以增强五神与脑的联系，达到脑的"空净"而进入天人合一的最高境界。

1. 静功法（内功）

包括腹式呼吸训练（吐纳）、存想（自我暗示）、踵息（一气到底）、禅定（净化心灵、祈祷）、静坐和胎息。静功导引的目的是通过上述各种训练，调畅气机、抛出杂念、集中精力在治疗上。

2. 心理疗法

治疗疾病，首先要调理五志、六欲、七情之过与不及（太过与不及都是失衡）。一位好的医师，同时也应是一位优秀的心理医师。通过与患者进行良好的沟通、精神上的鼓励、耐心的解释，取得患者对医生治疗上的最大信任，可以坚定患者在治疗上的信心和决心。

（二）形体与内脏导引

形体与内脏导引包括发病的靶器官、相关责任脏腑、经脉、肢体、语言障碍的导引。

1. 动功法

如少林拳、八段锦、易筋经、外丹功、太极拳、太极剑、五禽戏、瑜伽等。

2. 运动疗法

各种体育运动、踢毽、跳绳、拔河、自行车等。

3. 局部及全身的推拿按摩

推拿、按摩、指压、足底药疗、药浴、水疗、整脊疗法等。

4. 物理治疗

包括各种电疗、磁疗、药物穴位注射治疗、蜡疗、热疗、冷冻治疗、光疗（激光、紫外线、红外线、远红外线）、超声波等。

5. 生活自理训练

包括语言训练、吞咽训练、听力训练、智力训练、肢体功能训练及职业训练等。

二、主动导引与被动导引

一般认为导引以自主导引为主，如唐代释慧琳《一切经音义》记载"凡人自摩自捏，伸缩手足，除劳去烦，名为导引"；《中医大辞典》将导引定义为"以自主的肢体运动为主，并配合呼吸运动或自我推拿而进行的一种锻炼身体、防治疾病的方法"。以往都把导引看作一种主动性的自我调节、自我补益的锻炼方法，而朱氏头皮针技术发明人朱明清教授则认为导引分主动导引和被动导引两大类。扩大了导引的内涵，使得医生及家人也可以参与到患者的导引中，特别是对于有些因身体原因不能进行自我导引的情况下，可以有医生或者家人代替患者进行导引活动，更有利于疾病的早日康复。

（一）主动导引

主动导引是指患者有意识地靠自己的身体和意念来进行导引运动，如静坐、体操、太极拳、瑜伽等。

（二）被动导引

被动导引是指需要别人帮助下进行的导引，常用于昏迷、意识减弱或丧失的患者，或因身体的某些部位发生疼痛、僵硬、瘫痪、痉挛、萎缩无力而无法进行主动导引者。被动导引方法：如推拿、按摩、热疗、中草药内服或外敷、物理治疗、语言康复治疗、吞咽康复治疗、心理治疗等。

在临床应用过程中，常常根据患者的需要进行选择。如偏瘫患者肌力为0时，治疗初期患者不能自己进行主动导引，需要医生或者家属在医生指导下给患者做被动康复；一旦经治疗患者肌力提高，肢体能做轻微活动后就要患者做肢体主动导引，主动导引的疗效要远远好于被动导引。

无论是主动或被动，皆可进行神意、形体或脏腑导引，而以神意导引为先。在"松、静"的状态下，用意念去调动形体与脏腑。相信人的潜能是巨大的，医者就是通过意神导引让患者获得更大能动性和战胜疾病的信心。神意导引最难做到，需要有耐心、全神贯注、持之以恒的坚持。

第三节 导引的作用

导引是中国古代道家修炼的最早方法，也是最经典的方法之一。它简单易行，安全有效，身心双修。《云笈七签》继承晋代葛洪的思想，认为导引："一则以调营卫，二则以消谷水，三则排却风邪，四则以长进血气""导引动摇，而人之精神益盛也。导引于外，而病愈于内，亦如针艾攻其荥俞之源，而众患自除于流末也"。说明导引具有调和营卫、促进脾胃运化腐熟水谷、排出外侵风邪、补益气血、调养精气神的作用。

导引法作为中国古代医学的主要治疗方法之一，从医疗意义来说，它可以充分发挥、调动内在因素，积极地防病治病；从保健意义上看，它可以锻炼身体，增强体质，保持朝气，焕发精神。导引法是一种身心共调的疾病康复方法，有别于传统的药物和手术治疗方法。《云笈七签》记载："导引秘经，千有余条。或以逆却未生之众病，或以攻治已结之笃疾。行之有效，非空言也。"所以说导引既有治疗疾病的作用，也有预防保健的作用。

对导引治疗意义的认识，早在《黄帝内经》中就有记载。《黄帝内经》总结导引疗法的适应证有"痿、厥、寒、热"和"息积"，临床配合"按跷"（按摩）进行，还提到以汤药、导引配合治疗筋病。《太清导引养生经》强调了导引对驱除肢体邪气的针对性，"所以导引者，令人肢体骨节中诸邪气皆去，正气存处。

有能精诚勤习履行，动作言语之间，昼夜行之，则骨节坚强，以愈百病"。《中藏经》也指出："导引可逐客邪于关节""宜导引而不导引，则使人邪侵关节，固结难通"。东汉名医张仲景在《金匮要略》中强调以"导引、吐纳、针灸、膏摩"治疗四肢"重滞"症。隋唐在太医署赋予按摩博士的功能即"掌教按摩生以消息导引之法，以除人八疾，一曰风、一曰寒、一曰暑、一曰湿、一曰饥、一曰饱、一曰劳、一曰逸……凡人肢、节、府、藏，积而疾生，导而宣之，使内疾不留，外邪不入。若损伤折跌者，以法正之"。可见在当时的观念中，所有病邪致病都属于导引治疗范围。

导引作为一种重要的养生保健手段，既可以预防疾病又可以防止疾病的传变。《万寿仙书》提出"导引却病之未萌"；张仲景则在《金匮要略·脏腑经络先后病脉证第一》中谓："若人能养慎，不令邪风干忤经络，适中经络，未经流传脏腑，即医治之，四肢才觉重滞，即导引、吐纳、针灸、膏摩，勿令九窍闭塞……病则无由入其腠理。"

中医认为精、气、神是人体生命活动的根本，古代讲究养生的人，都把"精、气、神"称为人身的三宝，所以保养精、气、神是健身、抗衰老的主要原则，尤其是当人步入老年，精、气、神逐渐衰退变化的时候就更应该珍惜此"三宝"，古人对这点非常重视。"人活精气神"，精、气、神对一个人起决定性作用，精神垮了，人就垮了。导引就是最大限度地调动人体精气神，也是朱氏头皮针技术非常重视的一个环节——神意导引。通过心理干预使患者先达到《素问·上古天真论》所谓"志闲而少欲，心安而不惧"的良好心理状态。

总体来说，导引时要顺应自然，无为而治，遵循客观规律，不妄作为；坚持不懈怠，养成高度自觉性和主动性；保持内心的清净与和谐，从而使治疗达到事半功倍的效果。

第四节 导引与康复

中医导引绝不是狭义的康复训练。中医的导引是一个整体康复理念，包含言语心理上的鼓励、气息训练及脏腑、器官、肢体的功能训练，是一种身心共调的康复策略，通过心理干预使患者先达到所谓"志闲而少欲，心安而不惧"的良好心理状态，从而使接下来康复治疗达到事半功倍的效果。

一直以来，康复注重于保持或达到最大限度的功能水平、增强自理能力、重返社会、提高生存质量，偏重于机体功能康复，而在恢复患者心理、情感、气息方面的康复方面有所欠缺。随着现代大康复理念的提出，西医也逐渐认识到疾病的康复不能只局限于机体功能的康复，而应该是人体各方面的整体康复，因此，越来越多人开始倡导大康复理念。WHO 在 1993 年指出："康复是一个帮助病员或残疾人在其生理或解剖缺陷的限度内和环境条件许可的范围内，根据其愿望和生活计划，促进其在身体上、心理上社会生活上、职业上、业余消遣上和教育上的潜能得到最充分发展的过程。"中国现代康复第一人励建安教授认为，康复就是一种教育，所有的康复都要患者的积极参与，康复不仅针对疾病，而且着眼于整个人，从生理上、心理上、社会上及经济能力上进行全面康复。

第五节　导引的基本思路

在临证过程中，导引的实施应在调整好气息、做好神意导引的基础上，顺应发病脏腑或靶器官的生理功能（顺势而为），引导和促进机体组织生理功能的恢复。

临证导引中首重神意导引。调动人体内在力量，提升患者战胜疾病的这种精、气、神。选择病症最严重的部位为优先导引区，集中力量以促进发病的靶器官和责任脏腑的功能恢复。患者的主动导引永远重于医者的被动导引。主动导引来自患者的内在力量和潜能。导引须灵活，因人（性格、主动性、疾病严重程度）而异、因时（发病不同阶段、季节不同）而异、因地而异（因人而异、就地取材）。根据"经脉所过，主治所及"的原则在病变部位所涉及之经脉循行处，结合按摩、体针或其他方法为辅助导引（远端或发病靶器官的按摩、导引针）。综合导引可弥补单一导引方法的缺陷和不足。

医者临证时要善于琢磨，什么样的导引方法能最大限度调整好患者心态、神意；能够最大限度地恢复脏腑、器官、肢体的功能活动。如上焦心肺主呼吸、血脉、神志，重在（神意导引）通过各种静功、呼吸训练，调整好患者情绪和呼吸的神意导引。令患者做腹式呼吸训练的同时，进行上焦心肺的行针治疗。以耳鼻咽喉疾病为例，耳鼻咽喉均属清窍，以通为顺，导引贵在能使官窍气血流畅、功能趋于正常。眩晕患者围绕平衡障碍和眼球震颤进行头动、眼动、本体感觉的康复导引训练。嗅觉障碍患者的导引则一方面通过鼻腔局部按摩，疏通鼻部经络气血、开通鼻窍；另一方面通过嗅觉训练促进和刺激嗅细胞、嗅功能的恢复。急性脑血管病（脑梗死、脑出血）肢体偏瘫患者的导引以促进上下肢肌力、关节活动以及语言功能恢复为主要导引方法。通过导引协助针刺以更快地恢复机体正常的功能状态。导引没有固定套路，但使患者尽早全面康复的目标是清晰的，且必须针对不同疾病、不同患者的情况来为患者制订合理有效的导引方法。

第六节　导引在耳鼻喉科中应用

耳、鼻、咽、喉位于头面部，是人体整体不可分割的重要部分，是脏腑功能的延伸，是清阳流行交会之所。耳鼻咽喉皆为清窍，以通为用，各有所司，是内在脏腑与外界联系的窗口，易受外邪侵袭及脏腑功能失调所带来的病理变化的影响，从而发生清窍闭塞，功能失常。

耳鼻咽喉均属清空之窍，以通为用，最忌官窍阻塞。窍闭往往是官窍疾病的终极结局。窍闭可以因外邪侵袭、邪气蒙蔽清窍所致；也可以因脏腑功能失调而致气机痞塞、痰浊、瘀血闭阻清窍等病理产物所致。故官窍疾病的治疗除了传统药物、针灸、中医外治、手术等治疗方法外，为了解除清窍闭塞，恢复清窍正常功能，中医导引在官窍疾病治疗中也可以发挥重要作用。

古代文献中有很多关于耳鼻喉科导引法的记载。长沙马王堆出土的帛书《导引图》中就有"引聋"的记载。后世研究者在《导引图·马王堆汉墓帛书》一书中对此"引聋"图描述为："两手心按耳门数下，再突然把手松开，使耳鼓勃勃有声。"《大洞真经·精景按摩篇》记载："按摩迎香（鼻翼两旁）二穴，以畅肺气。"《景岳全书》中有"暴聋，或鸣不止者，即，以宜以手中指于耳窍中轻轻按捺"的记载；《厚生训纂》有具体的耳部按摩方法："又摩耳根，耳轮，不拘遍数，所谓修其城廓补肾气以防聋聩"（营治城廓）；《修真秘要》中都记载有鸣天鼓的耳部按摩法：用两手心掩耳，以第二指压第三指弹击脑后36下，早晚功课不可缺少。

一、耳鸣耳聋常用导引方法

包括腹式呼吸训练、捏鼻鼓气、营治城廓、耳鼻协同启闭导引、鸣天鼓、头部扭转放松法等,以促进耳部气血流畅,达到疏通耳窍的目的。《诸病源候论·耳病诸候》云:"脚着项上,不息十二通,必愈大寒不觉暖热,久顽冷患,耳聋目眩病。"《养生方·导引法》云:"坐地,交叉两脚,以两手从曲脚中入,低头,叉项上。治久寒不能自温,耳不闻声。"

(一)腹式呼吸练习

先用鼻吸气,同时腹部隆起、胸廓外展;然后用口呼气,同时腹部凹陷、胸廓内收。通过舒缓柔和有节奏的腹式呼吸运动,使患者全身放松,大脑的意念集中到医者的治疗中,减轻患者焦虑、紧张情绪。

(二)捏鼻鼓气

用拇指、食指捏紧鼻翼两侧,先用口吸气,然后闭口,再用力用鼻呼气,使气体经咽鼓管咽口进入中耳。此时感觉鼓膜突然向外膨出,并有轰然之声。此法可改善咽鼓管功能状态,减轻患者耳堵感。

(三)营治城廓

以两手按压耳轮,一上一下摩擦,每次15分钟,每天1~2次。此法可改善耳周气血运行。

(四)耳鼻协同启闭导引

拇食指捏鼻鼓住气,同时医者用两手掌心用力按住患者两侧外耳道外口,先做局部向后上按压外耳道外口3次后,然后与患者同时突然松开手,重复3次。

(五)鸣天鼓

患者调整好呼吸,将两手掌心紧贴于两外耳道口,使外耳道口暂时处于封闭状态,两手指放于枕部,食指叠于中指上,食指从中指上滑下,轻轻扣于脑后枕部。左右手各叩击24次,再两手同时叩击48次,每日3次。

(六)头部扭转放松练习

头部做上、下、左、右扭转,以缓解颈部肌肉僵直、酸胀感。

二、眩晕常用导引方法

眩晕患者要围绕平衡三联体(视觉、本体觉、前庭觉)进行——头动、眼动、本体觉的导引康复。

（一）腹式呼吸训练

同前。

（二）心理导引

在针刺前对患者进行必要心理导引，通过言语引导放松患者心情，最大限度地调动患者的主动性、能动性。

（三）眼部放松转动练习（自我导引）

1. 用手掌搓热轻轻按压、旋转眼球（甲状腺功能亢进患者也要按摩眼球）。

2. 双眼移动盯靶点训练：患者双眼分别盯住正前方上、下、左、右、中五个靶点进行眼球转动训练。

（四）头动训练

1. 医者在行完针后给患者做头部、颈部转动放松导引。

2. 患者自我将头部向上仰头、向下低头、向左转45°回正，右转45°回正。

3. 头向左上扭转头然后回正、再向右上扭转头回正。要求：眼球要跟随头动。

（五）本体觉平衡训练

患者带针，双手左右平举，在平路上或海绵垫上做往返间的一字步行走。

三、嗅觉障碍常见导引方法

嗅觉障碍是指在气味感受、传导及信息分析整合过程中，嗅觉通路各环节发生器质性和（或）功能性病变，导致的气味感知异常。国外65岁以上老年人群嗅觉障碍自报患病率可高达40%；国内60岁及以上居民自报嗅觉障碍患病率为8.49%，且随年龄增加而升高。《养生方·导引法》云："东向坐，不息三通，手捻鼻两孔，治鼻中患。交脚坐，治鼻中患，通脚痛疮，去其涕唾，令鼻道通，得闻香臭。久行不已，彻闻十方。"

嗅觉障碍的导引方法主要包括以下几方面。

（一）腹式呼吸练习

同前。

（二）患者的主动导引与医者的被动导引

医者行针时令患者做捏鼻鼓气和鼻部局部按摩，也可以医者一手行针一手给患者局部做按摩（鼻梁两侧、上迎香到迎香穴）。目的是促进局部气血疏通、流畅，开通鼻窍。

(三）嗅觉训练

通过气味刺激引导、呼唤、激发患者嗅觉记忆的重塑，促进嗅觉功能的逐渐恢复。目前认为嗅觉训练可诱导脑部神经重塑、增加嗅球体积，但其改善嗅觉功能的具体机制有待深入研究。嗅觉训练主要使用玫瑰油、桉树油、薄荷油、柠檬油、丁香油、肉桂精油等4~6种相对愉悦气味。每种气味嗅10秒左右，两种嗅剂间隔10秒，每次训练时长5分钟，每天在行针时、早餐前及晚睡前再各训练1次。嗅觉训练可明显改善嗅觉识别、辨别能力。目前嗅觉训练的嗅剂主要选择各类常见的愉悦的气味。

四、嗓音病常见导引方法

当嗓音的音量、音调、音质、发音声音持续时间以及发音的轻松程度共鸣等出现异常，无法满足日常生活和工作需要时，即称成为嗓音疾病。嗓音病常见症状有声音嘶哑、发音费力、音量减小、音域发声改变、咽部干燥、异物感等。嗓音病的导引方法包括腹式呼吸、喉部肌肉局部放松按摩、专门的气息训练和发声训练。

（一）腹式呼吸

同前。通过腹式呼吸练习使患者全身放松，大脑的意念集中到医生的治疗中，减轻患者焦虑、紧张情绪。

（二）心理导引

人格特点是嗓音障碍病理发展过程中持续性的危险因素，肌紧张性嗓音障碍是心理障碍的躯体反应；而功能性发声障碍患者往往存在焦虑、喉功能抑制、紧张状态、神经质、外向型降低等人格特点；青春期假声常常因为经历青春发育期的男性自我认知及人格建立困难所致。在针刺前对患者进行必要心理导引，通过言语引导放松患者心情，最大限度地调动患者的主动性、能动性。

（三）喉部局部自我导引按摩放松

包括患者自我颈部、喉结周围按摩放松，颈部左右上下转动放松。

（四）叩齿吞津润喉

咽喉司吞咽、主言语。咽需液养，喉赖津濡。唾属肾，吞津补肾、促进心肾相交、水火既济、沟通任督二脉。长时间讲话或过度发声超过了声带的负荷能力（即极声），耗伤精气、影响发声。叩齿或以舌顶上腭，觉口内之上下左右，使水津自生，鼓漱于口中，待津液满口，分3次吞咽。

（五）气息训练

嗓音病的康复非常重要，发声训练实际上是嗓音病最重要的康复手段，而气息的训练又是嗓音训练最重要内容。因此对于嗓音病患者来讲气息导引是非常重要的。

1. 凸腹凹腹练习

吸气时凸腹，呼气时凹腹。

2. 凸腹控制横膈膜练习

吸气时凸腹，呼气时保持凹腹，同时发"嘶"音均匀吐气。

3. 快速呼吸练习

吸气时凸腹，呼气时凹腹，逐渐加快频率。

（六）简单常用的发声训练

在气息训练的基础上，进行实际发声运用练习，根据气息长短可选择从两字词语或五言绝句、七言律诗开始练习，熟练后可增加至一长句话，甚或一篇文章的诵读。

（七）根据嗓音病不同类型把现代嗓音病发声训练方法融入嗓音病导引中，让患者每天多次重复训练，会起到更好的效果

1. 喉部及声带急性炎症性病变

此类嗓音病应矫正不良的发声及饮食习惯，以休声和适当发声训练为主。

2. 声门闭合不全、声带麻痹、喉肌弱症

加强喉内肌功能和平衡能力为主。

3. 声带增生性病变

肥厚性声带炎、声带小结、声带息肉、囊肿、肉芽肿、白斑等病：以放松喉内肌，放松发音，增加胸腔共鸣为主。

每个发声动作连续做5次，5次为一组，每组做完后可间歇3~5秒，继续做下一个发声动作，循环训练至针灸等治疗结束。

气息和发声训练不一定在行针时做，可在平时针灸等治疗后自行训练或针灸等治疗前进行，类似于热身放松运动。

嗓音病科学的导引方法今后应在嗓音病专家的指导下在临床实践中不断优

化、规范、推广和普及。

第七节　导引注意事项

一、导引时患者大脑注意力要集中，要保持松静自然的状态。

二、腹式呼吸是一个很好的气息放松练习，是神意导引的重要内容。进行呼吸训练时，呼吸的频率以自然呼吸为宜，其后渐渐放慢呼吸，越轻、越慢越好，这样方能达到调息的效果。

三、导引时患者要尽可能地做到守神，清心寡欲，减少杂念。即使有杂念，也要尽量避免回忆不愉快、不好的事情，放松心情。

四、导引时患者不必硬记导引动作的姿势及数量，应顺其自然，循序渐进，切不可强求，这样可避免因情绪紧张而心烦意乱，造成偏差，用意念带动身体各部位的放松，放松哪里意念一定要到达哪里。

五、导引动作要求缓慢、柔和。导引的目的是为了配合其他治疗，以促进身体尽快康复，而不是为了强壮肌肉。

六、导引可以与针灸、药物等其他疗法配合使用更能取得疗效最大化，避免因目前临床分科过细、治疗手段单一而忽视了导引在临床中的重要作用。

七、每次导引时间应根据患者的具体情况而定，可以微微出汗，不可汗出过多。避免一次性做大量的动作。

八、医师不但要掌握众多的康复技巧，还要做好心理辅导，帮助患者树立信心，精神上鼓励是必须的。

九、时间是决定康复的关键，导引要在最佳时机进行，大多数疾病需要尽早进行导引干预才能取得理想效果。

在耳鼻喉科疾病的导引过程中，要树立中医整体思维理念，把握官窍局部生理特征，重视治疗手段的相互融合，倡导身心同治、内外共调。临床上对于官窍疾病的治疗一定要顺应官窍生理特点，注重治疗方法的优化，对于好的治疗方法要相互融合，尤其是中医导引非常适合官窍疾病的康复，一定要融入临床官窍疾病的治疗与康复中，同时导引也要与时俱进，开放包容，要不断将现代先进技术融入我们中医导引中。

第八节 导引与外治技术

当代中医耳鼻喉科非常重视发展中医外治技术,特别是近十年来中医耳鼻喉科外治技术得到迅猛发展和普及,涌现出一大批外治实用技术,在临床中发挥了简便灵验的作用,极大丰富和提高了中医耳鼻喉科临床治疗手段和临床疗效。但很多外治技术重点关注局部病变组织,对人的身心变化的康复关注的较少,更缺乏患者的主动参与治疗意识。《灵枢·本神》曰:"凡刺之法,先必本于神。"其实,古人在针灸类治疗中非常注意守神,而导引恰恰注重患者身心与机体的整体康复,通过心理干预使患者达到《素问·上古天真论》所谓"志闲而少欲,心安而不惧"的良好心理状态,好的心态更有利于疾病的转归与康复。所以我们认为有必要把古人倡导的身神(心)共调、内外兼修的导引理念应用到临床中。若外治技术干预的同时有目的的融入导引,将会大大提高临床治疗效果。内治、外治与导引的充分融合应该成为今后临床治疗的一个发展方向。中医外治与导引技术的结合可以更好开创一种以患者为中心、具有先进理念的临床治疗模式。

强化中医外治与导引的相互融合是提高中医临床疗效的有效手段和保障,最大限度地发挥中医宏观整体医学的优势。要建立从生理、心理到药物、外治、康复及预防一体化整体治疗理念。

美籍华人朱明清教授首创"针刺+导引"的朱氏头皮针技术,其技术核心内涵是强调导引在针灸治疗中的作用,并认为导引包括心理疏导、气息训练、身体功能的康复等,倡导临床治病要身心共调、内外兼修。符仲华发明的浮针的再灌注理论,将扫散与局部肌肉组织的功能锻炼有机结合在一起;董氏奇穴的"动气针法",也叫"引气走经针法",强调一边针灸一边活动局部,或者按摩、深呼吸,使针与患者之气相引,疏导病邪。从朱氏头皮针的"针刺+导引"到浮针的再灌注理念,再到董氏奇穴的"动气针法",这些理论进一步强调中医导引术在临床治疗中的重要作用,其导引有规范操作流程,理念先进,对目前临床治疗模式改进与创新具有深远指导意义,可以大大提高这些外治技术的临床疗效。

中医外治与导引具有操作简单,疗效直接,简便廉验的特点。推广外治与导引技术的融合有利于优化学科专业结构,实现耳鼻喉科治疗手段的多元化发展,构建新的临床诊治模式，更好地诠释和体现中医以患者为中心、注重形神兼修、内外共调的整体治疗理念与模式。

参考文献

1. 王冰撰.黄帝内经·素问［M］.北京：人民卫生出版社，1963：82.

2. 王先谦.庄子集解［M］.成都：成都古籍书店，1988.

3. 《中医大辞典》编辑委员会.中医大辞典·针灸、推拿、气功、养生分册［M］.北京：人民卫生出版社，1986.

4. 赵丹，段逸山，王兴伊.中医导引历史发展概要［J］.中华中医药杂志，2020，35（8）：3811-3814.

5. 胡孚琛，吕锡琛.道学通论：道家·道教·仙学［M］.北京：社会科学文献出版社，1999.

6. 王先谦.庄子集解［M］.成都：成都古籍书店，1988.08：87.

7. 彭浩.张家山汉简《引书》初探［J］.文物，1990（10）：87-91，106.

8. 夏秀荣.探析两汉时期导引术的中医学应用［J］.云南中医学院学报，2014，37（2）：90-91.

9. 晋·葛洪.抱朴子［M］.上海：上海古籍出版社，1990.

10. 符仲华.浮针医学纲要［M］.北京：人民卫生出版社，2016.

11. 李经纬，林昭庚.中国医学通史古代卷［M］.北京：人民卫生出版社，2000.

12. 马王堆汉墓帛书整理小组.导引图马王堆汉墓帛书［M］.北京：文物出版社，1979.

13. 张介宾.景岳全书［M］.北京：中国中医药出版社，1994.

14. 巢元方.诸病源候论［M］.北京：人民卫生出版社，1955.

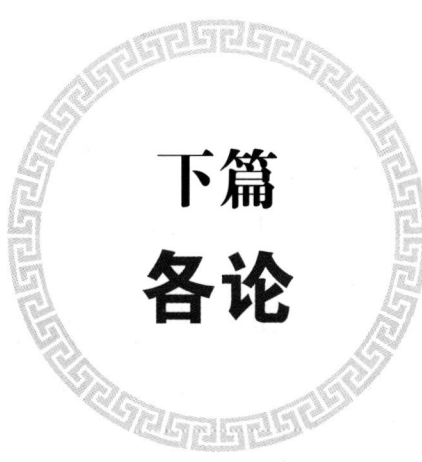
下篇 各论

第八章 耳部疾病

第一节 耳胀

【概述】

耳胀是以耳内胀闷堵塞感及听力下降为主要特征的中耳疾病,冬秋季节多见,是引起听力下降的常见疾病之一。儿童发病率较高,是导致低龄儿童听力障碍的常见原因。病初起,耳内胀而兼痛,称为"耳胀、风聋";病之久者,耳内如物阻隔,清窍闭塞,称为"耳闭、气闭耳聋"。西医学的急慢性分泌性中耳炎、卡他性中耳炎、分泌性中耳炎、气压损伤性中耳炎、粘连性中耳炎等疾病及各种原因不明的耳堵塞感均属于本病范畴。

【古文献回顾】

古代文献中"耳胀"多作为症状记载。宋代《疮疡经验全书》中首次出现"耳胀痛",古代医籍中关于"耳胀"与"耳胀痛"的记载,只是名称上存在差异,但描述表现相同。《诸病源候论》曰:"足少阴,肾之经,宗脉之所聚,其气通于耳,其经脉虚,风邪乘之。风入于耳之脉,使经气痞塞不宣,故为风聋。"《大众万病顾问》中始立"耳胀"病名,曰:"何谓耳胀,耳中作胀之病,是谓耳胀",并列举了其病源、症状及治法。《医林绳墨》首次将"耳闭"作为疾病记载,曰:"耳闭者,乃属少阳三焦之经气之闭也。或有年老气血衰弱不能全听,谓之耳闭"。《景岳全书》通过记载耳部的5种闭证间接阐述了"耳闭"的病因:"耳聋证,诸家所论虽悉,然以余之见,大都其证有五:曰火闭,曰气闭,曰邪闭,曰窍闭,曰虚闭"。

【现代医学知识简介】

1. 儿童分泌性中耳炎

对于儿童患者，其主要处于腺样体增殖期，且因生长发育系统的不成熟，易出现上呼吸道感染的疾病。其主要机制为咽鼓管受阻，腺样体内有细菌存在，可导致局部免疫异常。儿童患者因其咽鼓管短比成人短直，管腔及水平面之间的角度较小，因此炎性细胞易通过此进入鼓室内，产生逆行感染。腺样体上因存在大量的细菌，因此可造成中耳感染，引发分泌性中耳炎。

2. 成人分泌性中耳炎

成人分泌性中耳炎的病因较复杂，与上呼吸道感染、咽鼓管功能不良或堵塞、鼻息肉、变应性鼻炎、鼻窦炎、气压性损伤及鼻咽部肿瘤等病因有关。目前认为，中耳黏膜的防御功能减弱，中耳浆液性分泌物生成过多、吸收及排出障碍，最终形成中耳积液，其中咽鼓管功能不良或阻塞是最基本的原因，尤其是慢性分泌性中耳炎。另外，不少学者认为感染和变态反应亦可能是主要原因，包括反复上呼吸道感染、过敏因素及先前发生的急性中耳炎等。

【病因病机】

耳胀发病初期诱因多为生活起居失慎，寒暖不调，而致风邪侵袭，经气痞塞；若耳胀反复发作，病情迁延日久不愈，耳窍闭塞，成为"耳闭"，邪毒滞留于耳窍，阻于脉络，并与脏腑虚损有关，多为虚实夹杂之证。

1. 风邪外袭

起居失慎，寒暖不调，风邪乘虚而袭，首先犯肺，耳窍经气痞塞为病。

2. 肝胆湿热

外感邪热，内传肝胆，或七情所伤，肝气郁结，气机不调，内生湿热，上蒸耳窍而为病。

3. 脾虚湿困

饮食不节，损伤脾胃，脾失健运，湿浊不化，困结耳窍而为病。

4. 气血瘀阻

邪毒滞留，日久不去，阻于脉络，气血瘀阻，耳窍经气闭塞而为病。

【诊断】

1. 诊断要点

（1）病史：多有外感病史。

（2）临床症状：耳胀、耳闷或耳内闭塞感；不同程度的听力下降或自听增强；急性者可有隐隐耳痛，可为持续性，亦可为阵痛；耳鸣多为低调间歇性，当头部运动或打呵欠、捏鼻鼓气时，耳内可出现气过水声。

（3）专科检查：外耳道正常，鼓膜正常，或见：鼓膜呈微红或橘红色、内陷，透过鼓膜可见液平面或液气泡；病程久者，可见鼓膜极度内陷、粘连或见灰白色钙化斑。

（4）辅助检查：

1）纯音听阈测试：示传导性听力损伤。

2）声导抗图对诊断有重要价值：平坦型（B型）是分泌性中耳炎的典型曲线；负压型（C型）示鼓室负压，咽鼓管功能不良，其中部分有积液。

3）颞骨CT：鼓室内有低密度影，乳突部分或全部气房内积液，有些气房内可见液气面。

2. 鉴别诊断

本病应与外耳道阻塞及鼻咽肿物所致的耳堵塞感相鉴别：

（1）外耳道阻塞所致而阻塞感，检查外耳道可见耵聍或异物；而耳胀患者外耳道多无明显异常，但可见鼓膜充血、内陷等。

（2）鼻咽肿物所致耳堵塞感，鼻咽镜或影像学检查鼻咽部可见新生物可鉴别。

【治疗方法】

1. 辨证论治

（1）风邪外袭：

［主证］局部症状：耳中胀闷，耳鸣如闻风声，多伴听力下降或自听增强。全身症状：可伴鼻塞流涕，或有咳嗽咯痰、头痛发热恶寒等症，舌质淡红，苔薄白，脉浮。专科检查：鼓膜微红、内陷或有液平面，鼓膜穿刺可抽出清晰积液，鼻黏膜肿胀。

［治法］疏风散邪，宣肺通窍。

[方药]风寒郁肺型治以三拗汤加减。方药组成：麻黄、杏仁、甘草。肺经风热型以银翘散加减，方药组成：连翘、金银花、苦桔梗、薄荷、竹叶、生甘草、芥穗、淡豆豉、牛蒡子。

（2）肝胆湿热：

[主证]局部症状：耳内胀闷堵塞感，耳内微痛，或耳鸣如机器声，或伴听力下降、自听增强。全身症状：多见烦躁易怒、口苦口干、胸胁苦满，舌红，苔黄腻，脉弦数。专科检查：鼓膜色红或橘红、内陷或见液平面，鼓膜穿刺可抽出黄色黏稠状积液。

[治法]清泻肝胆，利湿通窍。

[方药]龙胆泻肝汤加减。方药组成：龙胆草、栀子、黄芩、木通、泽泻、车前子、柴胡、当归、生地黄、甘草。气滞肝郁者加川芎、香附、柴胡；夜寐不安者可加五味子、酸枣仁；鼻内堵塞且有黄黏涕难擤者可加苍耳子、辛夷、白芷；大便秘结难下者加生大黄。

（3）脾虚湿困：

[主证]局部症状：耳闭时轻时重，日久不愈，耳鸣声嘈杂。全身症状：可伴面色无华，食少腹胀，或有便溏，舌淡红，苔白，或舌体胖，边有齿痕，脉细滑或细缓。专科检查：鼓膜正常，或见内陷、混浊、液平。

[治法]健脾利湿，化浊通窍。

[方药]参苓白术散加减。方药组成：人参、茯苓、白术、白扁豆、莲子、桔梗、砂仁、山药、薏苡仁、甘草。平素肺脾两虚，并见头困肢重，疲乏少言，或涕清、鼻痒、喷嚏、舌淡胖苔白等加徐长卿、桂枝、白术、黄芪、防风。

（4）气滞血瘀：

[主证]局部症状：耳胀、耳中闭气，或有刺痛感，甚如物阻隔，耳鸣不聪。全身症状：舌质紫黯或有瘀点，脉涩。专科检查：见鼓膜混浊、内陷，或增厚、粘连，或有鼓室积液、灰白钙化斑。

[治法]行气活血，通窍开闭。

[方药]通窍活血汤加减。方药组成：赤芍、川芎、桃仁、红花、生姜、麝香、老葱、大枣。鼻塞严重加白芷、苍耳子；痰热互结，闭阻鼻窍，鼻甲灼热红肿，或见咳痰色黄质黏，舌质红，苔黄腻加鱼腥草、黄芩、胆南星。

2. 经验方

（1）升清流气饮（干祖望）：升麻3 g、柴胡3 g、黄芪10 g、青皮6 g、木香3 g、乌药6 g、川芎3 g、蔓荆子6 g、菖蒲3 g。本方适用于咽鼓管阻塞、气压变化而致航空性中耳炎。

（2）自拟分泌性中耳炎方（王仁忠）：柴胡12 g、香附12 g、川芎12 g、辛夷9 g、苍耳子9 g、白芷12 g、薄荷9 g、生地黄18 g、牡丹皮12 g、赤芍15 g、薏苡仁24 g、豆蔻12 g、泽兰12 g、石菖蒲12 g、路路通15 g、广藿香12 g、细辛3 g、地龙12 g、菊花12 g、车前子12 g、醋山甲6 g、甘草3 g。主治耳胀证属气滞血瘀型。

（3）清肺通窍汤（李淑良）：桑白皮10 g、葶苈子10 g、白芷10 g、辛夷10 g、车前草30 g、路路通12 g、茯苓15 g、柴胡12 g、甘草3 g。全方具有疏风通窍、泻肺利水的作用。主治耳胀证属风邪犯肺型。

3. 中医外治技术

（1）传统外治技术：

1）滴鼻法：本病伴有鼻塞者，可用具有疏风通窍作用的药液滴鼻，使鼻窍及耳窍通畅，减轻耳堵闷感，并有助于耳窍积液的排出。

2）咽鼓管吹张法：波氏球法或咽鼓管导管吹张法进行咽鼓管吹张，以改善耳内通气。

（2）现代外治技术：

1）针刺蝶腭神经节技术：蝶腭神经节是三叉神经的感觉支、翼管神经的交感和副交感支的汇聚处。交感神经具有收缩血管的功能，从而使腺体分泌减少，副交感神经具有扩张血管的作用，使腺体分泌减少。通过针刺蝶腭神经节改善咽鼓管功能，促进中耳内积液分泌恢复平衡，改善耳堵闷感。

①进针部位：体表进针部位在颧弓最高点下沿略下方凹陷处，张口时为咬肌附着点处。

②操作方法：选择0.35 mm×60 mm或0.35 mm×55 mm规格的针灸针，患侧进针，不留针，每周行针1~2次，6次为1个疗程。

2）朱氏头皮针技术：

①选区定位：头面区、上焦区、下焦区、颠顶会阴足踝区。

②行针手法：抽气法，实证者予强刺激，虚证者予弱刺激。

③导引方法：腹式呼吸、鼓膜按摩法、捏鼻鼓气法、鸣天鼓法（详见第七章第六节）。

④疗程：每日行针1~2次，留针6~72小时，每周治疗2次，6次为1个疗程。

4.针灸疗法

（1）体针：

1）主穴：取上关、听宫、中渚、翳风、百会、侠溪作为施行针刺的主穴；亦可选取合谷、阳溪、听会、外关、耳门、阳陵泉。

2）配穴：火炽肝胆选取辅穴丘墟、太冲、曲池；脾胃削弱选取辅穴脾俞、足三里；肝肾两虚选取辅穴肾俞、肝俞。

（2）耳针：

1）取穴：取内耳、神门、肺、肝、胆、脾等穴位针刺，也可用王不留行籽或磁珠贴压耳穴。

2）操作方法：常用手指轻按贴穴，以维持刺激。

（3）穴位注射：

1）取穴：选取耳门、听会、听宫、翳风等进行穴位注射。

2）操作方法：药物可选用丹参注射液、当归注射液等，每次选2穴，每穴注射0.5~1 mL药液。

（4）耳穴压豆：

1）主穴：选取耳、肾、外耳、内耳。

2）配穴：选取神门。并配合临床辨证，外感风邪者加肺，脾虚湿滞者加脾，肝胆湿热者加肝。

（5）艾灸。调和阴阳、调理气血、行气活血、温经通络、散寒除湿、宣痹止痛、消瘀散结等功效的艾灸疗法。

1）取穴：选取曲池、合谷、足三里等穴位。

2）疗程：30分钟/次，1次/天，14天为1个疗程。

5.导引方法

（1）鼓膜按摩法：用中指插入外耳道口，然后轻摇数次后，再突然拔出。或以两手掌心，稍加用力按压在外耳道口后，然后突然向外侧移开。

（2）捏鼻鼓气法：深吸一口气，闭住口腔，同时捏紧鼻翼，屏住呼吸，然后用力向鼻腔里擤气。

（3）鸣天鼓法：两手掩耳，即以第二指压中指上，用第二指弹脑后两骨做响声，谓之鸣天鼓。

6. 西医治疗

（1）药物治疗：

1）糖皮质激素：减少鼓室积液、减轻鼓室负压，包括口服、鼻用、滴耳、静脉给药、经咽鼓管或鼓室等多种给药方式。

2）抗生素：常用的有青霉素类、头孢类、大环内酯类抗生素。

3）黏液溶解促排剂：如标准桃金娘油肠溶胶囊、欧龙马滴剂及桉柠蒎肠溶软胶囊等。

4）白三烯受体拮抗剂。

5）抗组胺药。

（2）物理治疗：

1）咀嚼以锻炼咽鼓管旁肌肉，改善咽鼓管功能。

2）鼻腔冲洗。

3）咽鼓管吹张法开放咽鼓管咽口。

（3）手术治疗：鼓膜穿刺、鼓膜切开、鼓膜置管等手术疗法。腺样体肥大（或慢性炎症）可行腺样体切除。通气管脱出或取管后复发可再次置管，儿童患者可同时切除腺样体（腭裂除外）。

【预防与调护】

1. 加强锻炼，预防感冒。

2. 定期随访。每隔3~6个月重新评估慢性分泌性中耳炎儿童的听力，直到中耳积液消失、发现明显的听力下降或发现鼓膜或中耳的结构异常。

3. 鼻病涕多时，应注意保持鼻腔与咽鼓管通畅。

4. 正确的擤鼻方法。先压迫一侧鼻翼，使鼻腔不进气，深吸气，稍用力擤出对侧鼻涕，同样方法擤另一侧。

5. 加强宣传教育，有条件的地区对10岁以下儿童进行定期声导抗检查。

【病案分析】

患者王某，女，37岁。2021年12月5日就诊。

主诉：双耳堵闷感1个月余。

现病史：患者1个月余前无明显诱因出现双耳堵闷感，偶有耳鸣，未予系统治疗，就诊于我院门诊，症见：双耳堵闷感，左耳更重，伴间歇性双耳"嗡嗡样"耳鸣，自觉无明显听力下降，无其他明显不适，纳眠可，二便调。

专科检查：双耳外耳道及鼓膜（−）。

辅助检查：电测听示双耳听力正常；声导抗示双侧鼓室图呈A型。

中医诊断：耳胀（气滞血瘀证）。西医诊断：咽鼓管功能障碍。

治疗：针刺蝶腭神经节（双侧），每周1次，嘱每日行鼓膜按摩、捏鼻鼓气等耳部导引。

患者治疗1周后，自觉双耳堵闷感稍减轻，耳鸣消失；治疗2周后，右耳堵闷感基本缓解，左耳稍有耳堵闷感，耳鸣未再出现；治疗4周后，双耳堵闷感缓解，但左耳偶有堵闷感，自行鼓膜按摩、捏鼻鼓气可消失。

参考文献

1. 古豫蕾，申琪．"耳胀""耳闭"病名考证［J］．中国中医基础医学杂志，2021，27（1）：22-23.
2. 狄景霞．儿童与成人分泌性中耳炎的临床分析［J］．中国继续医学教育，2016，8（27）：72-73.
3. 赵文明．李淑良从肺论治急性分泌性中耳炎经验浅识［J］．北京中医药，2011，30（3）：188.
4. 王文茜．超声雾化治疗慢性分泌性中耳炎的临床观察［J］．湖北中医杂志，2016，38（1）：39-40.
5. 中华耳鼻咽喉头颈外科杂志编辑委员会，中华医学会耳鼻咽喉头颈外科学分会小儿学组．儿童分泌性中耳炎诊断和治疗指南（2021）［J］．中华耳鼻咽喉头颈外科杂志，2021，56（6）：556-567.

第二节 耳鸣

【概述】

耳鸣是以自觉耳内或头颅鸣响而无相应的声源为主要特征的病症,常伴有心烦、失眠、焦虑抑郁等症状。耳鸣的发病率在10%~15%,且与年龄增长及疾病状态有一定的相关性。耳鸣在古代被称为"聊啾",在古代文献中亦有"苦鸣""蝉鸣""耳中鸣""耳数鸣""暴鸣""渐鸣""耳虚鸣"等记载。西医学的原发性耳鸣属于本病范畴。

【古文献回顾】

早在《黄帝内经》中就有关于耳鸣的详细记载,并阐述了耳鸣的病机,即"所谓耳鸣者,阳气万物盛上而跃,故耳鸣也"。《外科证治全书》记载:"耳鸣者,耳中有声,或若蝉鸣,或者钟鸣,或若火熇熇然,或若流水声,或若簸米声,或睡着如打战鼓,如风入耳。"《备急千金要方》中记载了多种治疗耳鸣的外治方法,如灌耳法、内耳法、灸法等。

【现代医学知识简介】

关于耳鸣的发病机制目前说法较多,目前多认为耳鸣是由多种机制共同作用的结果。可能涉及的机制有以下几种。

1. 耳蜗机制

不少学者提出与听觉系统外周部分的耳蜗病变关系密切。主要通过自发性耳声发射,内、外毛细胞的非同步性损伤,生物化学模式等。

2. 蜗后机制

包括Jastreboff神经生理模型、增强的神经活动、自主性神经活动的同步性、中央传出系统的关联性、身体调节等。

3. 中枢化机制

当外周听觉系统或非听觉系统(自体感觉)损伤后导致异常的神经活动长期刺激中枢,中枢可塑性促使中枢对异常输入信号产生了适应性变化,而激发了中枢神经系统结构和功能的可塑性重组,中枢的过度活动就导致了耳鸣的产生。可以认为耳鸣是一个逐渐中枢化的过程,发生于耳蜗但存在于中枢。

【病因病机】

耳鸣病因主要为饮食不节、睡眠不足、压力过大等导致脏腑功能失调,十二经脉、五脏六腑之气血失衡。实者多因风邪侵袭、痰湿困结或肝气郁结,虚者多因脾胃虚弱、肾元亏损或心血不足所致。

1. 风邪侵袭

风邪侵袭,肺失宣降,风邪循经上犯清窍,与气搏击,故骤起耳鸣。

2. 痰湿困结

恣食肥甘厚味,痰湿内生,困结中焦,湿浊之气上蒙清窍,故引起耳鸣。

3. 肝气郁结

肝喜条达而恶抑郁,情志抑郁,致肝气郁结,气机阻滞,升降失调,浊气上干清窍,故耳鸣。

4. 脾胃虚弱

劳倦、思虑或饮食不节,损伤脾胃,脾胃虚弱,清阳不升、浊阴不降,宗脉空虚,故耳鸣。

5. 心血不足

劳心过度,思虑伤心,心血暗耗;或久病大病之后,心血耗伤;或气虚心血化源不足,皆导致心血不足,不能濡养清窍,故耳鸣。

6. 肾元亏损

平素肾精不足,或年老,或久病伤肾,或房劳过度,均可致肾精亏损,精不化气,肾气不足,无力鼓动阳气上腾温煦清窍,故耳鸣;或外感热邪伤阴津及肾阴虚,心火不得肾水抑制而偏亢,则亢盛之心火上扰于耳,故耳鸣。

【诊断】

1. 诊断要点

(1)病史:可有劳累、情绪激动等病史。

(2)临床症状:患者自觉一侧或两侧耳内或头颅内外有鸣响声,如蝉鸣声、吹风声、电流声、嗡嗡声等,可同时出现一种或数种,呈持续性或间歇性,鸣响部位甚至可出现在身体周围。患者常因耳鸣引起烦躁、焦虑、失眠等,影响学习、工作。

（3）专科检查：外耳道及鼓膜无明显异常。

（4）辅助检查：纯音听阈测定示听力正常；声导抗测听示双耳鼓室 A 型图；耳鸣检查主要包括耳鸣的音调和响度检查；前庭功能检查无明显异常等。必要时可做颞骨 CT、内耳 MR 等检查，以排除中耳、内耳及听神经病变。

2. 鉴别诊断

（1）本病应与耳胀相鉴别。耳胀亦可有耳鸣，伴听力下降、耳闷，但以耳胀闷为主，多因外感引起，检查可见鼓膜充血，或见液平面，电测听为传导性聋，声导抗呈 B 或 C 型图；耳鸣检查鼓膜正常，或有混浊，电测听多正常，声导抗呈 A 型图，可资鉴别。

（2）本病应与体声相鉴别。体声存在客观的声源，如耳周围的血管搏动声、肌肉颤动声、呼吸气流声、头部关节活动声等，一般表现为有节奏的响声；耳鸣则为无声源的响声，一般表现为无节奏的持续鸣响。

【治疗方法】

1. 辨证论治

（1）风邪侵袭：

［主证］局部症状：耳鸣骤起，鸣声轰轰高亢，病程较短，可伴耳内堵塞感或听力下降而自声增强。全身症状：鼻塞、流涕、头痛、咳嗽等，舌淡红，苔薄白，脉浮。专科检查：外耳道及鼓膜无明显异常。

［治法］疏风散邪，宣肺通窍。

［方药］芎芷散加减。方药组成：川芎、白芷、细辛、紫苏叶、肉桂、陈皮、半夏、苍术、厚朴、木通、石菖蒲、炙甘草、生姜、葱白。本方适用于风邪夹寒湿侵袭所致的耳鸣，若湿邪不明显，可去半夏、苍术、厚朴、木通。

（2）痰湿困结：

［主证］局部症状：耳鸣，耳中胀闷。全身症状：头重如裹，胸脘满闷，咳嗽痰多，口淡无味，大便不爽，舌淡红，苔腻，脉弦滑。专科检查：外耳道及鼓膜无明显异常。

［治法］祛湿化痰，升清降浊。

［方药］涤痰汤加减。方药组成：半夏、胆南星、竹茹、人参、茯苓、甘草、陈皮、枳实、石菖蒲、生姜。若口淡、纳呆明显，可加砂仁；若失眠，可加远志、

合欢皮；若痰湿郁而化热、苔黄腻，可加黄芩。

（3）肝气郁结：

［主证］局部症状：耳鸣，起病或加重与情志抑郁或恼怒有关。全身症状：胸胁胀痛，夜寐不宁，头痛或眩晕，口苦咽干，舌红，苔白或黄，脉弦。专科检查：外耳道及鼓膜无明显异常。

［治法］疏肝解郁，行气通窍。

［方药］逍遥散加减。方药组成：当归、白芍、柴胡、茯苓、白术、甘草、煨生姜、薄荷。若肝郁化火，可加牡丹皮、栀子；失眠严重者，可加酸枣仁、远志；大便秘结者，可加大黄。

（4）脾胃虚弱：

［主证］局部症状：耳鸣，如蝉声或蚊噪，持续不息，起病或加重与劳累或思虑过度有关，或在下蹲站起时加重。全身症状：倦怠乏力，少气懒言，面色无华，纳呆、腹胀、便溏，舌淡红、苔薄白，脉弱。专科检查：外耳道及鼓膜无明显异常。

［治法］健脾益气，升阳通窍。

［方药］益气聪明汤加减。方药组成：人参、黄芪、升麻、葛根、蔓荆子、白芍、黄柏、炙甘草。若兼湿浊而苔腻者，可加茯苓、白术、砂仁；若手足不温者，可加干姜、桂枝；若夜不能寐者，可加酸枣仁。

（5）心血不足：

［主证］局部症状：耳鸣如蝉，时轻时重，起病或加重与精神紧张或压力过大有关。全身症状：心烦失眠，惊悸不安，注意力不能集中，面色无华，舌淡，苔薄白，脉细弱。专科检查：外耳道及鼓膜无明显异常。

［治法］益气养血，宁心通窍。

［方药］归脾汤加减。方药组成：黄芪、党参、白术、炙甘草、当归、龙眼肉、茯神、远志、酸枣仁、木香、生姜、大枣。若心烦失眠、惊悸不安较重者，可加龙齿；若阴血不足，虚阳上扰，心肾不交者，可配合交泰丸。

（6）肾元亏损：

［主证］局部症状：耳鸣，声如蝉鸣，鸣声细微，病程较长，多为中老年发病。全身症状：腰膝酸软，头晕眼花，发脱或齿摇，夜尿频多，性功能减退，畏

寒肢冷，舌淡胖，苔白，脉沉细弱。专科检查：外耳道及鼓膜无明显异常。

［治法］补肾填精，温阳化气。

［方药］肾气丸加减。方药组成：熟地黄、山药、山茱萸、桂枝、附子、泽泻、茯苓、牡丹皮。夜尿频多者，可加益智仁、桑螵蛸；虚阳上浮而致口苦、咽干者，可加磁石、五味子。

2. 经验方

（1）痰火耳鸣方（王仁忠）：首乌藤18 g、栀子9 g、清半夏9 g、陈皮9 g、茯苓15 g、石菖蒲12 g、浙贝母片12 g、炒枳壳9 g、瓜蒌15 g、制远志15 g、泽泻30 g、黄芩9 g、白芍12 g、甘草6 g。主治耳鸣证属痰火郁结型。

（2）自拟方（耿鉴庭）：珍珠母12 g、磁石10 g、苦丁茶6 g、杭菊花10 g、女贞子6 g、干地黄10 g、骨碎补10 g、紫草6 g、牛膝10 g、荷叶10 g、合欢皮10 g、鲜金针菜叶4茎。若血压高者，加夏枯草10 g、双钩藤10 g；若大便干燥者，女贞子改为10 g，再加火麻仁、全瓜蒌各10 g。主治耳鸣偏于阴虚型。

（3）聪耳止晕汤（谢强）：磁石20 g、五味子6 g、益智仁6 g、骨碎补12 g、炙黄芪12 g、葛根12 g、黄精12 g、三七粉3 g、钩藤6 g、竹茹6 g、石菖蒲3 g。主治耳鸣、耳聋证属肾精不足型。

（4）清心息鸣汤（陈小宁）：黄连3 g、生地黄10 g、淡竹叶10 g、茅根10 g、酸枣仁10 g、夜交藤15 g、煅牡蛎30 g、山楂10 g、夏枯草10 g、甘草3 g。主治耳鸣证属心火上炎型。

3. 中医外治技术

（1）传统外治技术：推拿按摩。

①按揉听宫（双）、听会（双）、翳风（双），每穴按揉200次。

②刮角孙（双），以角孙穴为中心，约2寸长（即两横指）的水平线，用拇指指间关节由前向后刮20次。

A. 虚证加：轻擦腰肾，第1~5腰椎棘突间旁开1.5~3寸，取双侧，以擦热为度；热敷腰部，以肾俞（双）、大肠俞（双）为中心；按揉足三里（双）各200次。

B. 实证加：拇指掐中渚（双）、少泽（双）、太冲（双），每穴掐20次；擦两胁，第5肋骨以下两肋部，患者取坐位，术者站在患者背后，两手五指自然分开，掌指均贴在胁肋部，由上斜向前下方擦（双侧同时进行或分别进行）至热为度。

（2）现代外治技术：

1）针刺蝶腭神经节：

①进针部位：体表进针部位在颧弓最高点下沿略下方凹陷处，张口时为咬肌附着点处。

②操作方法：选择 0.35 mm × 60 mm 或 0.35 mm × 55 mm 规格的针灸针，患侧进针，不留针，每周针 1~2 次，6 次为 1 个疗程。

2）深刺听会穴。听会是足少阳胆经经穴，为耳部脉气之聚会，针刺此穴可以使声音得以会聚，为司听之会，故称听会。听会穴入耳中，深刺可开窍聪耳，疏导脉气上行于耳，使虚者得补，实邪得泄。

①进针部位：患侧听会穴。

②操作方法：选择 0.35 mm × 60 mm 或 0.35 mm × 55 mm 规格的针灸针从患侧听会穴进针，留针 15~20 分钟，每周针 1~2 次，6 次为 1 个疗程。

3）朱氏头皮针：

①选区定位：选取治疗区的头面区、上焦区、下焦区、巅顶足踝会阴区进针，导引后加钊耳颞区 3 针，患侧听宫、听会、耳门、翳风穴各 1 针。

②行针手法：抽气法、弱刺激；耳聋，特别是突聋患者，以窍闭为主，行针时应用重手法；突聋早期伴有明显眩晕者，行针时应用轻手法，待眩晕好转可以逐渐加大手法力度。

③导引方法：每针行针 1~2 分钟，每日行针 1~2 次，留针 72 小时。

A. 腹式呼吸：通过腹式呼吸练习使患者全身放松，大脑的意念集中到医生的治疗中，减轻患者焦虑、紧张情绪。

B. 捏鼻鼓气：用拇、食二指捏紧鼻翼两侧，先用口吸气，然后闭唇，再用力用鼻呼气，使气体经咽鼓管咽口进入中耳，此时感觉鼓膜突然向外膨出，并有轰然之声。此动作可改善咽鼓管功能状态，减轻患者耳堵感。

C. 营治城郭：以两手按耳轮，一上一下摩擦。此动作可改善耳周气血运行。

D. 鼓膜按摩：将两手掌心紧贴于两外耳道口，使外耳道口暂时处于封闭状态，用力挤压后突然松手，此时感觉鼓膜突然向外膨出，并有轰然之声。

E.鸣天鼓：将两手掌心紧贴于两外耳道口，使外耳道口暂时处于封闭状态，两手指放于枕部，食指叠于中指上，食指从中指上滑下，轻轻叩于脑后枕部，左右手各叩击24次，再两手同时叩击48次。

F.被动导引：患者捏鼻鼓住气同时，医生用双侧掌心向后上方按压患者外耳道外口三次，在按压第三次后突然和患者一起松开手，连续做三次，放松耳部气血、开放咽鼓管。

G.头部左右扭转放松练习。

4.针灸疗法

（1）体针：

1）主穴：局部取耳门、听宫、听会翳风，每次取2穴。配穴：印堂、外关、合谷、足三里、太溪等。

2）操作方法：实证取泻法，虚证取补法，或一律用平补平泻法。每日1次。

（2）皮内针（揿针）：

1）机理：《针灸大成》云"病滞则久留针"，揿针疗法通过对穴位的持续刺激，以时效积累量效，可促进经络气血运行、激发正气。

2）取穴：听宫、听会、翳风、大椎。每次治疗持续1日，间隔1日后再次治疗。每日按压刺激4~6次。

（3）穴位注射：

1）取穴：选用患侧听宫、翳风、完骨、耳门等穴。

2）药物：可选用当归注射液、丹参注射液、维生素B_{12}注射液、利多卡因注射液等。

3）操作方法：针刺得气后注射，每次0.5~1 mL，隔日1次。

（4）耳穴压豆：

1）取穴：取内耳、脾、肾、肝、神门、皮质下、肾上腺、内分泌等耳穴。

2）操作方法：局部消毒后用王不留行子耳穴贴贴压，每日每穴按压3~5次以保持穴位刺激，每隔1~3天更换1次，左右耳交替贴压。

（5）穴位贴敷：

1）取穴：涌泉穴。

2）用药：吴茱萸、乌头尖、大黄三味为末。

3）操作方法：温水调和，敷贴于涌泉穴，或单用吴茱萸末，用醋调和。

5. 导引方法

同"朱氏头皮针——导引方法"。

6. 西医治疗

（1）药物治疗：血管扩张剂、抗凝药物、营养神经药物等。

（2）神经刺激疗法、佩戴助听器、耳鸣习服疗法、认知行为疗法等。

（3）手术治疗：乙状窦缩窄术。

【预防与调护】

1. 节制饮食，尤其是忌食辛辣烟酒，再如痰火上扰型忌牛羊肉等生痰生火食物，嘱患者饮食宜清淡、易消化又富营养。

2. 保持良好的睡眠，有利于防治耳鸣。

3. 避免处于过度安静的环境下，适度的环境声有助于减轻耳鸣的困扰。

4. 嘱患者常到安静空旷富含氧气的公园做深呼吸，劳逸结合，以保持心情愉悦，并可改善脑部供氧。

5. 心理疏导，解除对耳鸣不必要的不安和误解，可以有效防止耳鸣发生或加重。

【病案分析】

病案一

患者李某，男，30岁。2020年10月15日初诊。

主诉：左耳耳鸣3天。

现病史：患者3天前劳累、情绪激动后出现左耳持续性"嗡嗡样"耳鸣，自觉无明显听力下降，左耳堵闷感，未经治疗。现症见：左耳持续性"嗡嗡样"耳鸣，安静时可以"蝉鸣样"耳鸣，自觉无听力下降，伴左耳堵闷感，稍头晕，无视物旋转，无耳痒、耳痛，无耳道流脓，右耳无异常，自发病以来自觉心烦，情绪急躁，纳可，眠差，入睡难，二便调。

专科检查：双耳外耳道及鼓膜未见异常。

辅助检查：2020年10月15日电测听示左耳30-15-10-10-10-10 dB，右耳15-10-10-15-15-10 dB；声导抗示双耳鼓室A型图；耳鸣检查示500 Hz，50 dB。

中医诊断：耳鸣（肝气郁结证）。西医诊断：原发性耳鸣（左）

处方：朱氏头皮针治疗。

（1）选区定位：取头面区中线1针、上焦2针、下焦3针、百会1针。

（2）行针手法：抽气法，轻刺激。

（3）导引方法：嘱患者在行针同时配合相应导引（舒缓腹式呼吸、捏鼻鼓气、鸣天鼓、营治城郭、鼓膜按摩法）及医生被动导引。导引后加针耳颞区3针，左侧听宫、听会、耳门、翳风穴各1针，留针15分钟后，起针耳颞区及左侧听宫、听会、耳门、翳风穴处针灸针，其余留针72小时，每日行针1~2次，每72小时为1次治疗。

患者当天行针结束后即自觉耳鸣减轻，治疗1次后耳鸣减轻，未再出现"蝉鸣样"耳鸣，无耳堵闷感，心烦症状减轻，耳鸣检查：500 Hz，40 dB；治疗2次后耳鸣声音明显减轻，无耳堵闷感，自觉情绪可，耳鸣检查：500 Hz，20 dB；治疗3次后自觉无耳鸣，诸症消失。

按语：患者发病前有情绪激动的病史，且自发病以来有心烦、情绪激动的症状，朱氏头皮针注重心理干预，擅调情志，它在治疗中充分地把头皮针技术、呼吸运动、心理疏导、导引康复结合起来，在诊疗中最大限度地调动医患双方的积极性。选取头面区、耳颞区均为耳鸣耳聋必选区，上焦区为心肺所在区，可调心神，下焦区为肝肾所在区域。配合其独特的行针手法与导引方法，做到针到、意到、气到、导引到、效果到，达到治疗目的。

病案二

患者于某，男，52岁。2021年10月11日初诊。

主诉：右耳耳鸣50余天。

现病史：患者50余天前无明显诱因出现右耳听力下降，伴持续性"蝉鸣样"耳鸣，右耳堵闷感，就诊于当地医院，检查示"突发性耳聋（右）"，住院治疗（具体用药不详），听力提高，仍耳鸣。现症见：右耳持续性"蝉鸣样"耳鸣，右耳堵闷感，自觉听力正常，无耳流水，左耳无异常，纳眠可，二便调。

专科检查：双耳外耳道及鼓膜未见异常。

辅助检查：复查电测听、声导抗无异常；耳鸣检查示4 kHz，60 dB。

中医诊断：耳鸣（气滞血瘀证）。西医诊断：神经性耳鸣（右）

处方：针刺右侧蝶腭神经节。

治疗 1 次后耳鸣减轻，针刺后 4 天内无耳堵闷感，4 天后无明显诱因堵闷感再发，耳鸣检查：4 kHz，50 dB；治疗 2 次后耳鸣声音明显减轻，间歇性耳鸣声音加重，轻微右耳堵闷感，耳鸣检查：4 kHz，30 dB；治疗 3 次后耳堵闷感消失，右耳耳鸣减轻，可耐受，耳鸣检查：2 kHz，30 dB；治疗 4 次后，患者未再复诊，电话随访症状未加重。

按语：耳鸣属于自主神经的平衡被打破的一种表现。刺激蝶腭神经节，使突发的剧烈刺激沿三叉神经传至大脑皮层，在唤醒紊乱的中枢神经系统的同时，使大脑皮层对传入信号做出迅速反应，对失控的自主神经做出相应调整，降低大脑皮层对外界不良信号的记忆，使大脑皮层听觉中枢的兴奋性提高，对声音的感受与分析力及对异常声音的适应能力也增强，使耳鸣减轻。

参考文献

1. 白治丽，杨花荣．耳鸣的相关机制与诊疗进展的研究［J］．医学理论与实践，2017，30（16）：2375-2377．
2. 石青霞，陈小宁．陈小宁教授从心脾论治耳鸣的经验浅探［J］．内蒙古中医药，2021，40（3）：82-84．
3. 梅犁．推拿治疗耳鸣［J］．辽宁中医杂志，1986（5）：36．
4. 周籽全．揿针治疗神经性耳鸣的研究进展［J］．实用妇科内分泌电子杂志，2020，7（33）：162+165．

第三节　耳聋

【概述】

耳聋是以听力减退为主要特征的病证。它既是多种耳科疾病的常见症状之一，也是一种独立的疾病。《世界听力报告》表明，听力损失是全球发病最广的感觉器官致残性疾病，据世界卫生组织估计，全球人口的 6.1%（4.66 亿）患有听力残疾，如果继续发展，到 2050 年将翻倍增加。古文献中也有厥聋、暴聋、猝聋、久聋、渐聋、劳聋等记载。西医学的突发性聋、爆震性聋、感染性聋、噪声性聋、药物性聋、老年性聋及原因不明的感音神经性聋、混合性聋等疾病属于本病的范畴。

【古文献回顾】

中医对耳聋的认识最早可以追溯到战国时期的《吕氏春秋·尽数》，记载耳鸣耳聋病的病机为"气郁……处耳则为聋""郁闭不通"。《沈氏尊生书》中将听力下降按程度分为"耳聋""重听"两类："耳聋者，声音闭隔，竟一无所闻也；也有不至无闻，但闻之不真者，名为重听。"《备急千金要方》中记载了耳聋的外治方法，如灌耳法。

【现代医学知识简介】

1. 感音神经性聋

表现在听力图上，无气-骨导听阈差（<10 dB）。可分为耳蜗性聋和蜗后性聋，其中以耳蜗性聋多见。

（1）耳蜗性聋：包括遗传性聋、药物性聋、感染性聋、突发性耳聋、梅尼埃病、自身免疫性内耳病、噪声性声损伤等。

（2）蜗后性聋：主要病因有颅内肿瘤、多发性硬化等脑干脱髓鞘病损、炎症、听神经病及其他如脑血管疾患等。

2. 混合性聋

表现在听力图上主要为气导、骨导听阈均不正常，且二者之间存在差值。如慢性化脓性中耳炎合并迷路炎、晚期耳硬化症、感音神经性聋合并分泌性中耳炎等。

【病因病机】

实者多因外邪、肝火、痰饮、瘀血等实邪蒙蔽清窍；虚者多为脾、肾等脏腑虚损、清窍失养所致。

1. 外邪侵袭

外邪侵袭，肺经受病，宣降失常，外邪循经上犯，蒙蔽清窍，故耳聋。

2. 肝火上炎

肝失疏泄，气机逆乱，郁而化火；肝胆互为表里，足少阳胆经入耳中，肝火循经上扰耳窍，则耳聋。

3. 痰火郁结

过食肥甘厚味、饮食不节，致脾胃受损，运化失司，水液精微输布失常，聚而成痰；加之当今工作生活压力致情志不畅、气机瘀滞，进而心火炽盛；痰邪聚集，郁而化火，痰与火结，痰火邪浊壅闭耳窍，致耳聋。

4.气滞血瘀

耳为清空之窍，若因情志郁结、气机阻滞，或爆震之后瘀血内停，或他病迁延入络，均可致耳窍经脉痞塞，经络循行受限，则耳聋。

5.肾精亏损

肾开窍于耳，肾精亏损，不能上奉于耳，故听力减退。

6.气血亏虚

饮食不节、七情不制导致脾失健运，气血生化之源不足，耳窍失养，则听力减退。

【诊断】

1.诊断要点

（1）病史：可有耳外伤史、爆震史、噪声接触史、耳毒性药物使用史等。

（2）临床症状：轻者听音不清，重者完全失听。暴聋者突然发病，单侧为主，可伴眩晕或耳鸣；渐聋者听力逐渐减退，可单侧或双侧发病。部分患者波动性听力减退。

（3）专科检查：外耳道及鼓膜检查一般正常。

（4）辅助检查：纯音听阈测定、声导抗检查可明确听力减退程度及耳聋种类；以及耳声发射、脑干诱发电位、前庭功能检查等；必要时可做颞骨CT、内耳MR检查，以排除中耳、内耳及听神经病变。

2.鉴别诊断

（1）本病应与耳胀相鉴别。耳胀亦可有听力下降、耳鸣、耳闷，但以耳胀闷为主，多因外感引起，检查可见鼓膜充血，或见液平面，电测听为传导性聋；耳聋检查鼓膜正常，或有混浊，电测听为感音神经性聋或混合性聋，可资鉴别。

（2）本病应与脓耳相鉴别。脓耳亦可有听力下降，但可伴有耳痛，检查示初期可见鼓膜充血，随病情进展可见穿孔，穿孔处有脓液流出，纯音听阈测定为传导性聋或混合性聋；耳聋检查鼓膜无异常，或有混浊，电测听为感音神经性聋或混合性聋。

（3）本病应与听神经瘤相鉴别。尤其是耳聋中的突发性耳聋应注意与听神经瘤的鉴别。听神经瘤亦可有听力下降、耳鸣、眩晕，可伴面部麻木，并进行性加重，严重者可伴有剧烈头痛、恶心、呕吐，脑干诱发电位中听神经瘤可见患侧 v 波潜伏期延长，突发性耳聋 v 波的潜伏期一般在正常范围；尤其是听神经瘤患者中耳或者内听道的 CT 或者磁共振检查可见内听道及桥小脑角占位，可资鉴别。

（4）本病应与梅尼埃病相鉴别。尤其是伴有眩晕的突发性耳聋，要注意与梅尼埃病的鉴别。梅尼埃病的听力下降多呈波动性，初期常以低频听力损伤为主，常伴恶心、呕吐，情绪与发病有关，且反复发作；突发性耳聋少有反复发作病史发病，听力损伤以高频为主。应注意，眼震电图不能作为鉴别二者的方法。

【治疗方法】

1. 辨证论治

（1）外邪侵袭：

［主证］局部症状：听力骤然下降，或伴有耳胀闷感及耳鸣。全身症状：鼻塞、流涕、咳嗽、头痛、发热恶寒等，舌淡红、苔薄黄，脉浮数。专科检查：外耳道及鼓膜无明显异常。

［治法］疏风散邪，宣肺通窍。

［方药］风热侵袭者用银翘散加减。方药组成：金银花、连翘、竹叶、荆芥、牛蒡子、淡豆豉、芦根、桔梗、薄荷、甘草。可加蝉蜕、石菖蒲疏风通窍；若无咽痛、口渴，可去牛蒡子、淡竹叶、芦根；伴鼻塞、流涕，可加辛夷、白芷；头痛者，可加蔓荆子。风寒侵袭者用荆防败毒散。方药组成：荆芥、防风、茯苓、枳壳、桔梗、柴胡、前胡、羌活、独活、川芎、甘草。

（2）肝火上扰：

［主证］局部症状：耳聋时轻时重，或伴耳鸣，多在情志抑郁或恼怒之后加重。全身症状：口苦，咽干，面红或目赤，尿黄，便秘，夜寐不宁，胸胁胀痛，头痛或眩晕，舌红苔黄，脉弦数有力。专科检查：外耳道及鼓膜无明显异常。

［治法］清肝泄热，开郁通窍。

［方药］龙胆泻肝汤。方药组成：龙胆草、栀子、黄芩、木通、泽泻、车前子、柴胡、甘草、当归、生地黄。可加石菖蒲以通窍。本方用药多苦寒，宜中病即止，若肝气郁结症状较著而火热症状较轻者，可选用丹栀逍遥散加减。

（3）痰火郁结：

[主证]局部症状：听力减退，耳中胀闷，或伴耳鸣。全身症状：头重头昏，或见头晕目眩，胸脘满闷，咳嗽痰多，口苦或口淡而无味，二便不畅，舌红，苔黄腻，脉滑数。专科检查：外耳道及鼓膜无明显异常。

[治法]化痰清热，散结通窍。

[方药]清气化痰丸加减。方药组成：胆南星、瓜蒌、半夏、陈皮、杏仁、黄芩、枳实、茯苓、姜汁。可加石菖蒲以开郁通窍。

（4）气滞血瘀：

[主证]局部症状：听力减退，病程可长可短。全身症状：可不明显，或有爆震史，舌暗红或有瘀点，脉细涩。专科检查：外耳道及鼓膜无明显异常。

[治法]活血化瘀，行气通窍。

[方药]通窍活血汤。方药组成：桃仁、红花、赤芍、川芎、麝香、老葱、生姜、大枣、黄酒。可加丹参、香附等以加强行气活血之功。

（5）肾精亏损：

[主证]局部症状：听力逐渐下降。全身症状：腰膝酸软，头晕眼花，虚烦失眠，发脱或齿摇，夜尿频多，舌红少苔，脉细弱或细数。专科检查：外耳道及鼓膜无明显异常。

[治法]补肾填精，滋阴潜阳。

[方药]耳聋左慈丸。方药组成：熟地黄、山药、山萸肉、茯苓、牡丹皮、泽泻、磁石、五味子、石菖蒲。亦可用杞菊地黄丸或左归丸等加减。若偏于肾阳虚，治宜温补肾阳，可选用右归丸或肾气丸加减。

（6）气血亏虚：

[主证]局部症状：听力减退，每每疲劳后加重。全身症状：或见倦怠乏力，声低气怯，面色无华，食欲不振，脘腹胀满，大便溏薄，心悸失眠，舌淡红、苔薄白，脉细弱。专科检查：外耳道及鼓膜无明显异常。

[治法]健脾益气，养血通窍。

[方药]归脾汤加减。方药组成：黄芪、党参、白术、炙甘草、当归、酸枣仁、眼肉、茯神、远志、木香、生姜、大枣。若手足不温，可加干姜、桂枝。

2. 经验方

（1）活血返聪汤（王仁忠）：醋穿山甲 9 g、烫骨碎补 12 g、红花 9 g、路路通 15 g、磁石 24 g、石菖蒲 12 g、酒黄精 30 g、熟地黄 24 g、酒女贞子 15 g、百合 30 g、菊花 12 g、荷叶 12 g。方中骨碎补、女贞子补肾填精，穿山甲活血通经，熟地黄、黄精滋阴，菊花、磁石平肝潜阳，红花活血化瘀，石菖蒲、路路通通气开窍，荷叶、百合轻清升阳、引药上行，主治耳聋证属肾虚血瘀型。血压高者加夏枯草 10 g、双钩藤 10 g；大便干燥者女贞子改为 10 g，加火麻仁 10 g、全瓜蒌 10 g。本方亦可加入山萸肉 10 g，主治耳聋证属肾虚血瘀偏于阳亢型。

（2）启聋汤（熊大经）：柴胡、葛根、红花、黄芪、丹参、水蛭、法半夏、明天麻、石菖蒲。该方是在小柴胡汤合玉真散的基础上加减化裁而成，其中小柴胡汤疏利少阳经气，玉真散取其祛风痰之意。重用黄芪补益脾气、助脾升清阳，柴胡和解少阳，天麻功善息风解痉，半夏燥湿化痰，石菖蒲芳香开窍，丹参、红花活血化瘀，水蛭活血通经，葛根益气生津升阳、通利经气。纵观全方，药物配伍得当，首重理肝和脾，兼以祛风、涤痰、化瘀，体现了标本兼治、首重肝脾的治疗原则。适用于耳聋证属肝脾不调型。

3. 中医外治技术

同耳鸣部分。

4. 针灸疗法

同耳鸣部分。

5. 导引方法

同耳鸣部分。

6. 西医治疗

（1）感音神经性聋：

①药物治疗：在排除或治疗疾病原因的同时，尽早使用改善内耳循环及营养神经药物；若为突发性耳聋，应加以糖皮质激素。

②高压氧治疗：适用于早期耳聋。

③助听干预：佩戴助听器。

④手术治疗：人工耳蜗植入术、听觉脑干植入术等。

（2）混合性聋：因慢性中耳炎、耳硬化症等引起的混合性耳聋需针对病因治疗。

【预防与调护】

1. 避免使用耳毒性药物，如氨基糖苷类抗生素、袢利尿剂等，如因病情需要使用，则应监测听力变化。

2. 减少耳机使用，在不得不用的情况下，最好选用头戴式耳机，音量不超过最大声音量 60%，连续听时间不超过 60 分钟。

3. 避免噪声刺激。

4. 食饮有节，起居有常：少食过甜、过咸食物，避免熬夜，积极治疗失眠，有利于防治耳聋。

5. 远离烟酒：吸烟、喝酒等不良生活习惯也会导致耳朵疾病。

【病案分析】

患者李某，女，24 岁。2021 年 1 月 24 日初诊。

主诉：左耳突发听力下降 5 天。

现病史：患者 5 天前熬夜后，晨起突然出现左耳听力下降，伴"滋滋样"耳鸣、耳胀，无眩晕，自觉右耳正常。2 天前就诊于当地医院，查听力示：左耳听力下降，左耳平均听阈 55 dB，因其妊娠故拒绝用药。又先后就诊于两家省级三甲医院，均因其妊娠拒绝予药物治疗，遂至我院寻求中医治疗。

专科检查：双耳外耳道及鼓膜均正常。

辅助检查：2021 年 1 月 22 日电测听示左耳感音神经性聋（平均听阈 55 dB），右耳听力正常；声导抗示双耳鼓室 A 型图。（外院）

中医诊断：暴聋（肝郁脾虚证）。西医诊断：突发性耳聋（左）。

处方：给予朱氏头皮针治疗。

①选区定位：取头面区、上焦区、下焦区、巅顶会阴足踝区。

②行针手法：抽气法，中等刺激强度。

③导引方法：嘱患者在行针同时配合相应导引（舒缓腹式呼吸、捏鼻鼓气、鸣天鼓、营治城郭、鼓室按摩法）及医生被动导引。导引后加针耳颞区 3 针、左侧听宫、听会、耳门、翳风穴各 1 针，留针 15 分钟后，起针耳颞区、左侧听宫、听会、耳门、翳风穴处针灸针，其余留针 48 小时。

患者第一次治疗后自觉听力较前提高，耳鸣明显减轻，耳胀消失，同时于外院和本院查电测听示 1 kHz 听阈听力较治疗前提高 20 dB，但仍未恢复正常，余频率已恢复正常，左耳平均听阈 25 dB；第二次治疗后，自诉听力恢复正常、耳胀消失，耳鸣明显减轻，但夜间能听到耳鸣；第三次治疗起针后复查电测听，示双耳听力正常，平均听阈 15 dB。

按语：患者妊娠，考虑到妊娠期的特殊生理特性及用药安全，多家医院拒绝给予药物治疗。但从中医角度来说，孕妇是可以针灸的，只是有些具有活血化瘀、刺激子宫收缩、催产作用的穴位不适合针灸，且朱氏头皮针所用针具为极细极软的毫针，刺激量小，更为安全。朱氏头皮针是以头部发际内的特定治疗区进行皮下透刺，同时运用独特的行针手法，并配以积极的导引康复来治疗疾病。头面区：耳（靶器官）在朱氏头皮针技术中属于头面区，前发际上 1 寸区域。是耳鸣耳聋必选区域；上焦区：为心肺所在区域，心主血脉、主神明，一方面耳鸣耳聋患者容易出现焦虑、紧张、失眠等心理障碍，通过调心来调神；另一方面，宗气乃心肺之气，宗气通过激发心功能，运营气血濡养耳窍，保证耳的正常生理功能，故上焦区是耳鸣耳聋必选区域；下焦区：肝肾经所在区域；耳颞区（晕听区）：位于耳尖直上两寸，主治：眩晕、耳鸣耳聋。故选取头面区、上焦、下焦、百会及导引针，配合行针和导引方法，做到针到、意到、气到、导引到、效果到，达到治疗目的。

参考文献

1. 王文一. 活血返聪汤干预老年性耳聋的临床研究 [D]. 济南：山东中医药大学，2016.

2. 曲汝鹏. 张桂林教授治疗耳聋耳鸣的经验总结 [D]. 沈阳：辽宁中医药大学，2008.

3. 吴国清. 通窍回聪汤加减治疗气滞血瘀型突发性耳聋的临床研究 [D]. 福州：福建中医药大学，2016.

4. 谢慧，熊大经. 熊大经治疗突发性耳聋经验 [J]. 上海中医药杂志，2010，44（2）：18-19.

第四节　耳眩晕

【概述】

耳眩晕是指因耳窍功能失调所引起的以头晕目眩、天旋地转、如坐舟船为主要症状的病证。轻者视物昏花、如坐舟车，重者睁眼即感天旋地转、站立不稳、甚至扑到，常伴有耳鸣耳聋、恶心呕吐等症。本病多发于青壮年，男女发病率无明显差别，一般单耳发病，后可累及他耳，两侧同时患病者很少。中医古籍中类似于"头眩""目眩""真眩晕"等病名。西医学中因内耳疾病引起的眩晕均属于本病范畴。

【古文献回顾】

耳眩晕在中医学中属"眩晕"范畴，历代医家关于眩晕症状的描述，多包含耳眩晕。其临床特点及病因病机最早见于《黄帝内经》。如《素问》载："厥阴之胜，耳鸣头眩，愦愦欲吐，胃鬲如寒。"《灵枢·口问》曰："上气不足，脑为之不满，耳为之苦鸣，头为止苦顷，目为之眩。"简单明了地概括了其发病特点：耳鸣、眩晕、恶心欲吐等并见。"耳眩晕"发作时症状类似于"真眩晕"，如《医林绳墨》中载"其症发于仓卒之间……眼目昏花，如立舟船之上，起则欲倒，恶心冲心，呃逆奔上，得吐少苏，此真眩晕也"，具有起病急促、症状严重的特点。"耳眩晕"这一病名最早于全国高等医药院校第4版教材（1985年）《中医耳鼻喉科学》提出，之后经第6版教材修订，重新定义耳眩晕是由耳窍病变所引起的头昏目眩、如坐舟车、天旋地转为主要特征的疾病，该定义一直沿用至今。

【现代医学知识简介】

眩晕疾病主要分为前庭性和非前庭性眩晕两类。其中，前庭性眩晕又包括前庭中枢性和周围性两种。前庭周围性眩晕是指前庭器官发生病变引起的眩晕，发病率占所有眩晕疾病的80%以上。其临床表现多伴有听力改变和前庭功能异常而无中枢神经系统的损害。耳眩晕是指由内耳疾病引起的眩晕，主要包括梅尼埃病、良性阵发性位置性眩晕、前庭神经炎、药物中毒性眩晕、迷路炎等。

1. 梅尼埃病

梅尼埃病是以膜迷路积水为主要病理表现的一种常见耳源性眩晕疾病。其发病机制主要与内淋巴功能障碍、遗传因素、免疫反应、内耳微循环障碍、情绪或劳累等相关。临床上分发作期与间歇期，其中发作期症状明显，主要以反复发作性眩晕（20 min~12 h）、波动性感音神经性听力下降、耳鸣和（或）耳闷胀感为主要临床表现；间歇期症状较轻，主要表现为听力下降或伴有耳鸣、耳闷胀感等。检查：（1）耳镜检查，鼓膜未见明显异常；（2）听力检查，发作期呈低到中频的感音神经性听力下降；（3）前庭功能检查，发作期可见自发性水平性或旋转性眼震，早期快相向患侧，之后转向健侧，间歇期多正常；冷热实验提示半规管轻瘫及优势偏向；（4）甘油试验或重振试验阳性。本病尚无特效药，发作期以控制症状为主，多采用前庭抑制剂、糖皮质激素、利尿剂、倍他司汀、鼓室内注射等治疗方法；反复发作且经保守治疗无效者，可采取手术治疗，包括内淋巴囊手术、半规管阻塞术以及前庭神经切断术等；其他治疗方法：前庭和听力康复训练。

2. 良性阵发性位置性眩晕

良性阵发性位置性眩晕是指当头部运动到某一特定位置时诱发的短暂眩晕，是一种自限性外周前庭疾病。其公认的发病机制与嵴顶结石病学说、半规管结石病学说等相关，通常是因耳石异常脱落并黏附于半规管中或黏附于嵴帽，引起内淋巴异常流动导致。其临床表现：（1）起病突然，常因头位变化引起强烈旋转性眩晕，持续时间大多不超过1分钟；（2）伴眼球震颤及恶心、呕吐，一般无耳鸣、听力下降。发病症状可呈周期性加剧或自发缓解，间歇期长短不一，部分患者可一年甚至数年不发病。检查：（1）Dix-Hallpike试验阳性是诊断后半规管BPPV（PC-BPPV）和前半规管BPPV（AC-BPPV）的金标准。眼震特点：①向地旋转性眼震；②潜伏期为2~10秒；③持续时间短，管石症<1分钟，嵴顶结石症≥1分钟；④易疲劳性；⑤眼震迅速增强而后减弱。（2）滚轮试验（Roll test）是诊断外半规管（LC-BPPV）的重要方法。眼震特点：①背地性水平眼震；②持续时间短，管石症<1分钟，嵴顶结石症≥1分钟。手法复位是BPPV的首选治疗方法，基本原理是让位于半规管或嵴帽上的耳石重新进入椭圆囊被吸收。除此之外，还可采用药物治疗如抗眩晕药或前庭康复训练等。部分患者有一定的

自愈倾向，而对于反复发作、难治性 BPPV 可采用半规管阻塞术、后壶腹神经切断术等手术治疗。

3. 前庭神经炎

也称前庭神经元炎，或称流行性眩晕，是由周围前庭器官炎症引起单侧前庭神经功能障碍所致的一种常见的周围性眩晕疾病。其发病机制与前庭神经病毒感染或血供障碍等相关。临床发病多有上呼吸道感染病史，临床症状主要表现为：（1）突发性眩晕、恶心呕吐、自发性眼球震颤、姿势不平衡等，一般不伴有耳鸣、听力下降；（2）病程持续时间不等（不超过 1~3 周），征象完全消失于 6 个月后，且痊愈后极少复发。检查：（1）冷热试验，患侧前庭功能明显减退或丧失；（2）头脉冲试验（甩头试验）阳性；（3）平衡障碍；（4）血清疱疹病毒抗体滴度增加。目前临床上，主要以糖皮质激素、抗眩晕药及前庭康复训练等治疗为主，同时避免声、光刺激。

4. 药物中毒性眩晕

常见于应用氨基苷类抗生素（如庆大霉素、链霉素等）所致的前庭和耳蜗损害而引起的眩晕，常伴耳鸣、听力下降。中毒分急性和慢性两种，急性者在用药当日或数日后即出现症状。临床上大多数为慢性中毒，常在用药后 2~4 周内发生。停药后，眩晕症状因代偿而逐渐消失，但听力难以恢复正常。检查：（1）两侧前庭功能明显减退或丧失；（2）平衡障碍；（3）纯音听力检查：感音神经性听力下降；（4）步态及位置试验阳性，冷热试验示双侧前庭功能低下。一经确诊应立即停药并采取营养神经、前庭神经抑制剂、血管扩张剂等方法治疗。

5. 迷路炎

即内耳炎，常因耳部感染侵入内耳迷路或膜迷路所致，是化脓性中耳炎常见的并发症。主要临床表现：阵发性或继发性眩晕，自发性眼震，听力减退，恶心，呕吐。按病变范围及病程变化可分为局限性、浆液性和化脓性迷路炎三类。检查：（1）瘘管试验或见阳性；（2）前庭功能检查正常或反应减退。治疗多采用糖皮质激素、镇静剂，疑有颅内并发症时，应急行乳突手术，并切开迷路，以利引流。

【病因病机】

本病大多属本虚标实之证。虚者多为肾、脾之虚；实者，多见于外邪、痰浊、肝阳、寒水等上扰清窍为患。

1. 风邪外袭

风性主动，若因气候突变或起居失常，风邪外袭，引动内风，上扰清窍，则可致平衡失司，发为本病。

2. 痰浊中阻

饮食不节，或劳倦、思虑过度、损伤脾胃，脾失健运，不能运化水湿，进而聚湿生痰。痰浊阻遏中焦，则气机升降不利，清阳不升，浊阴不降，清窍为之蒙蔽，发为本病。

3. 肝阳上扰

情志不遂，致肝气郁结，气郁化火生风，风火上扰清窍，则生眩晕；若素体阴虚，水不涵木，则肝阳上亢，扰乱清窍，发为本病。

4. 寒水上泛

素体阳虚，或久病及肾，肾阳衰微，阳虚则生内寒，不能温化水湿，寒水内停，上泛清窍，发为本病。

5. 髓海不足

先天禀赋不足，或后天失养，年老体弱，房劳过度，耗伤身精，则肾精亏损，髓海空虚，不能濡养清窍，发为本病。

6. 上气不足

脾脏虚弱，运化失常，则气血生化之源不足，且升降失常，清阳不升，导致上部气血不足，清窍失养，发为本病。

【诊断】

1. 诊断要点

（1）病史：本病大多有反复发作史，部分患者有应用耳毒性药物史或感冒史。

（2）临床症状：发病时以眩晕为主要表现，常突然发作，自觉天旋地转、身体向一侧倾倒感，站立不稳，眩晕症状持续时间长短不一，体位改变或睁眼会导致症状加重。常伴有恶心呕吐、出冷汗、耳鸣耳聋等症，但发作期间患者神志清楚。

（3）局部检查：外耳道及鼓膜检查未见明显异常。

（4）眼震检查：眩晕发作时可见自发性水平性或水平旋转性眼震，快相向病侧或健侧，发作过后眼震逐渐消失。必要时可行体位诱发试验。

（5）听力检查：部分患者可见波动性感音性听力下降，以及眩晕发作期听力减退，间歇期听力好转，但听力检查正常并不能排除本病。必要时行耳声发射等检查。

（6）前庭功能检查：初次发作者，可见病侧前庭功能亢进，或有向病侧的优势偏向；多次发作者，则病侧前庭功能减退甚至消失，或有向健侧的优势偏向。部分患者虽然反复发作，但前庭功能正常。

2. 鉴别诊断

本病应与中枢性眩晕相鉴别。见表8-1。

表8-1 外周性眩晕与中枢性眩晕鉴别要点

鉴别要点	外周性眩晕	中枢性眩晕
眩晕类型	突发性、旋转性	旋转或非旋转性
眩晕程度	较为剧烈	程度不定
伴发耳部症状	伴有耳部胀满感、耳鸣、耳聋	多无耳部症状
伴发前庭神经症状	前庭反应协调	常见前庭反应分离
体位及头位影响	头位或体位变动时眩晕症状加重	与体位或头位变动无关
发作持续时间	持续数小时到数天，可自然缓解或恢复	持续时间长，数天至数月
意识状态	无意识障碍	可伴有意识丧失
中枢神经系统症状	无	常伴有中枢神经系统症状
自发性眼震	水平旋转或旋转性，与眩晕方向一致	粗大，垂直或斜行，方向多变
冷热实验	可出现前庭重振现象	可出现前庭减振或反应分离

【治疗方法】

耳眩晕分为急性发作期与间歇期，发作期"急则治其标"以控制症状为主，间歇期则"缓则治其本"以辨证论治调理脏腑功能为主。

1. 辨证论治

（1）风邪外袭：

［主证］局部症状：突发眩晕，如坐舟车，恶心呕吐，伴有鼻塞，流涕，咳嗽，咽痛。全身症状：发热，恶风，舌质红、苔薄黄，脉浮数。专科检查：外耳

道及鼓膜检查未见明显异常。

[治法] 疏风散邪，清利头目。

[方药] 桑菊饮加减。方药组成：桑叶、菊花、桔梗、炒苦杏仁、枳壳、芦根、甘草、薄荷。可加入蔓荆子清利头目。眩晕较甚者，可加天麻、钩藤、白蒺藜以息风；恶心呕吐较甚者，可加半夏、竹茹降逆止呕；咽痛较甚者，可加射干、牛蒡子、蒲公英以清利咽喉。

（2）痰浊中阻：

[主证] 局部症状：眩晕，头重如蒙，胸中闷闷不舒，呕恶较甚，痰涎多。全身症状：或见耳鸣、耳聋、心悸，纳呆倦怠，舌苔白腻，脉濡滑。专科检查：外耳道及鼓膜检查未见明显异常。

[治法] 燥湿健脾，涤痰息风。

[方药] 半夏白术天麻汤加减。方药组成：半夏、白术、天麻、茯苓、陈皮、甘草、生姜、大枣。湿重者，倍用半夏，加泽泻；痰火互结者，加黄芩、胆南星、黄连；呕恶较甚者，加竹茹；亦可选用泽泻汤。眩晕缓解后，应注重健脾益气、调理脾胃杜绝生痰之源，防止反复发作，可选用六君子汤加减。

（3）肝阳上扰：

[主证] 局部症状：眩晕每因情绪波动、心情不舒、烦恼时发作或加重。全身症状：耳鸣、耳聋，口苦咽干，面红耳赤，胸胁苦满，急躁易怒，少寐多梦，舌质红，苔黄，脉弦数。专科检查：外耳道及鼓膜检查未见明显异常。

[治法] 平肝息风，滋阴潜阳。

[方药] 天麻钩藤饮加减。方药组成：天麻、川牛膝、钩藤、石决明、山栀、杜仲、黄芩、益母草、桑寄生、夜交藤、朱茯神。若眩晕较甚，偏于风盛者，可加龙骨、牡蛎以镇肝息风；阴虚较甚者，可加生地黄、麦冬、玄参、何首乌等；少寐多梦较甚者，可重用茯神、夜交藤，加远志、酸枣仁以清心安神；偏于火盛者，可加龙胆草、牡丹皮以清肝泄热，或用龙胆泻肝汤以清泻肝胆之火。因阳亢火盛，每致伤阴，故眩晕缓解后，应注意滋阴养液，以潜降肝阳，可用杞菊地黄丸调理善后。

（4）寒水上泛：

[主证] 局部症状：眩晕，心下悸动，咳嗽痰稀白，恶心欲呕，或频频呕吐

清涎。全身症状：耳聋、耳鸣，腰痛膝冷，夜尿频而清长，四肢不温，精神萎靡，舌质淡胖，苔白滑，脉沉细弱。专科检查：外耳道及鼓膜检查未见明显异常。

［治法］温肾壮阳，散寒利水。

［方药］真武汤加减。方药组成：茯苓、芍药、生姜、附子、白术。寒甚者，加桂枝、巴戟天等药，以加强温阳散寒作用。

（5）髓海不足：

［主证］局部症状：眩晕经常发作。全身症状：耳鸣、耳聋较重，腰膝酸软，男子遗精，手足心热，精神萎靡，失眠多梦，记忆力差，舌质红，少苔，脉细数。专科检查：外耳道及鼓膜检查未见明显异常。

［治法］滋阴补肾，填精益髓。

［方药］杞菊地黄丸加减。方药组成：枸杞子、菊花、熟地黄、酒山萸肉、牡丹皮、山药、茯苓、泽泻。可加白芍、首乌以养肝柔肝。眩晕发作时可加石决明、牡蛎以镇肝潜阳；精髓空虚较甚者，加鹿角胶、龟板胶以填补精髓；心肾不交，心烦失眠，多梦者，可加夜交藤、阿胶、酸枣仁等交通心肾，亦可用左归丸加减。

（6）上气不足：

［主证］局部症状：眩晕时常发作，每遇劳累时发作或加重。全身症状：耳鸣，耳聋，心悸，面色苍白，唇甲不华，倦怠乏力，少气懒言，动则喘促，食少便溏，舌质淡，脉细弱。专科检查：外耳道及鼓膜检查未见明显异常。

［治法］补益气血，健运脾胃。

［方药］归脾汤加减。方药组成：白术、人参、黄芪、当归、甘草、茯苓、远志、酸枣仁、木香、龙眼肉、生姜、大枣。若血虚明显，可加枸杞子、熟地黄、何首乌、白芍等增强养血之功；气虚为主，清阳不升、中气下陷者，可用补中益气汤以益气升阳。

2. 经验方

（1）五味子合剂（干祖望）：五味子30 g、山药30 g、当归30 g、酸枣仁30 g、龙眼肉30 g。本方不必严格辨证，药量可随症状稍作加减，除舌苔厚腻者不宜服之外，几乎各种证型的梅尼埃病都可使用。

（2）三调汤（张怀亮）：柴胡10 g、当归15 g、生白芍15 g、黄芩9 g、炒白术15g、茯苓15g、枸杞子15g、炒酸枣仁15g、龙眼肉15g、炙甘草6g。三调汤是由逍遥散、小柴胡汤、归脾汤加减而成。逍遥散是治疗肝郁脾虚的经典方，归脾汤是治疗心脾两虚的代表方。小柴胡汤中柴胡苦辛微寒，入少阳经，具升发之力，可透达内外；黄芩"又善入肝胆清热，治少阳寒热往来，兼能调气"。二药相伍，既可清胆腑之热，又能疏泄肝胆气郁，从而收到宣通三焦、畅达少阳之效。诸药合用，具有疏肝解郁、健脾养心、气血双补之功。主治耳眩晕证属肝郁脾虚、心血不足型。

3.中医外治技术

（1）传统外治技术：

1）吹药法：《世医得效方·眩冒》中记载有仓公散（瓜蒂、藜芦、煅矾石、雄黄各等分，共为末）吹鼻取嚏以开宣清窍等。

2）外搽法：《医心方·治头风方第七》有"吴茱萸三升，以水五升，煮取三升，以绵染汁，以拭发根，数用"的记载。

（2）现代外治技术：朱氏头皮针（具体操作流程详见第六章第二节）。

①选区定位：头面区、上焦区、下焦区、耳颞区、枕颞区、额颞区。

②行针手法：抽气法、强刺激。

③导引方法详见第七章第六节。

4.针灸疗法

（1）体针：

1）主穴：百会、头维、风池、内关、翳风、风府、神庭。配穴：风邪外袭者，配合谷、内关；痰浊中阻者，配丰隆、中脘、解溪；肝阳上扰者，配行间、肝俞、侠溪；寒水上泛者，配肾俞、命门；髓海不足者，配三阴交、关元、肾俞；上气不足者，配足三里、脾俞、气海。

2）行针手法：并根据病情虚实而采用不同的手法，实证用泻法，虚证用补法，虚寒可配合灸法。

（2）耳针：

1）主穴：内耳、神门、肾上腺、皮质下、交感、枕、额。配穴：肝阳上亢：加肝、胆穴；气血两虚：加脾、胃穴；肾精亏虚：加肾、脑穴；痰湿中阻：加脾穴。

2）行针手法：每次取2~3穴，中强度刺激，留针20~30分钟，间歇捻针，每天1次；或用王不留行籽以胶布贴压在以上穴位上，不时地按压以加强刺激。

（3）艾灸：眩晕发作时，百会穴悬灸至局部发热知痛为止。

（4）穴位注射：

1）选穴：可选用内关、三阴交、合谷、太冲、风池、翳风等。

2）操作方法：每次取2~3穴，选用5%葡萄糖液或者用维生素B_{12}注射液，用1 mL皮试一次性注射器，按针灸手法入针，得气后回抽无血注入药液，每次注入0.2~0.5 mL，隔日1次，7~10天为1个疗程。

（5）穴位贴敷：用吴茱萸或肉桂、附子细末适量，白醋调和，敷贴于涌泉穴，有引火下行的作用。或者采用（刘建青经验方）独头蒜、土豆去皮各20 g捣泥贴于涌泉穴，以及吴茱萸（胆汁拌制）100 g、龙胆草50 g、土硫黄20 g、朱砂15 g、明矾30 g捣碎、过筛，加入小蓟根汁调和成糊，敷于神阙及双侧涌泉穴等经验。

5. 导引方法

按摩导引方法。机理是促进局部气血疏通、运行，改善内耳功能。

（1）选穴：取足底涌泉穴、平衡器官反射穴位（即内耳迷路反射穴，位于双脚脚背第四、五趾蹼至第四、五跖趾关节之间）按摩。

（2）操作方法：大拇指在穴位上向心性按摩，逐渐用力按揉穴位。每次3~5分钟，每天1~2次。

6. 西医治疗

（1）药物治疗：

1）激素：糖皮质激素是治疗耳眩晕最常用的药物。常用泼尼松0.5~1.0 mg/（kg·d），应用时间一般小于1个月。如为代谢障碍、维生素缺乏导致，可联合维生素治疗，常用维生素B_1及B_{12}、维生素C等。

2）前庭神经抑制剂：多用于急性发作期，可减弱前庭神经核的活动，控制眩晕。常用者有地西泮、苯海拉明、地芬尼多等。

3）抗胆碱能药：如山莨菪碱和东莨菪碱等，可缓解恶心、呕吐等症状。

4）血管扩张药：可改变缺血细胞的代谢、选择性舒张缺血区血管，缓解局部缺血。常用者有氟桂利嗪、倍他司汀、银杏叶片等。

5）利尿药：可改变内耳液体平衡，使内淋巴减少，控制眩晕。常用者有氢氯噻嗪等。

6）局部用药：鼓室内注药利用圆窗膜的半渗透原理，鼓室注射的药物可通过渗透作用进入内耳，发挥抗炎作用，稳定血管内皮和改善耳蜗血流量，影响耳蜗离子和液体稳态，达到治疗目的。目前常用地塞米松等鼓室内注射，临床取得了较好的效果。

7）中成药：如强力定眩片、天舒胶囊、天麻眩晕宁合剂等。

（2）手术治疗：经保守治疗未能奏效者，宜对症行手术治疗。如内淋巴囊手术（内淋巴囊减压术、内淋巴囊分流术）迷路切除术、前庭神经切断术等。

（3）康复治疗：前庭康复训练能够强化视觉系统和全身触觉与四肢肌力协调系统，弥补已经损伤的前庭平衡系统。同时根据双耳听力损失的程度，可选择不同种类助听器或人工耳蜗植入进行听力康复。

【预防与调护】

1. 本病发作时，虽症状严重但不危及生命，治疗时应注意缓解患者恐惧心理。
2. 发作期间，嘱患者卧床休息，注意防止起立时突然眩晕而跌倒。
3. 嘱患者积极防治上感等疾病，减少耳毒性药物用药。
4. 宜低盐饮食，少饮水，禁烟、酒、咖啡以及浓茶等。
5. 避免过度劳累，保持情志舒畅，减少疾病复发。

【病案分析】

患者赵某，女，47岁。2021年12月7日初诊。

主诉：发作性眩晕半年余，加重1周。

现病史：患者半年前无明显诱因出现发作性眩晕，持续时间约半小时，伴恶心呕吐，左耳耳鸣，听力下降，反复发作。就诊于外院，给予"长春胺缓释胶囊、七叶皂苷钠"治疗，效不佳。后就诊于我院门诊，症见：发作性眩晕，头昏沉感，持续20~30分钟，严重时天旋地转，左耳听力下降，无头痛、耳痛，偶耳痒。自发病以来，精神状态可，纳眠可，二便调。

专科检查：双侧外耳道干燥，后上壁无塌陷，乳突区无压痛，双侧鼓膜完整、无充血。

中医诊断：耳眩晕（痰火上扰证）。西医诊断：梅尼埃病。

治疗：给予朱氏头皮针治疗。

（1）选区定位：头面区、上焦区、下焦区、耳颞区、枕颞区、额颞区。

（2）行针手法：抽气法、强刺激。

（3）导引方法：

①嘱患者行腹式呼吸。

②视觉训练——眼动：医者行针时嘱患者眼球向上、下、左、右运动各20次，由远及近注视视靶20次，先慢后快做眼动训练。

③前庭觉训练——头动：行针结束后嘱患者睁眼，头前屈后伸、左右转头各20次，先慢后快；闭眼做同样动作。逆时针、顺时针转头各20次。

④本体觉训练——行走：前庭觉训练结束后，嘱患者睁眼双脚走直线，脚尖保持朝前，缓慢行走10次。闭眼同上。

患者接受治疗1次后眩晕症状稍有减轻，头昏沉感，发作时仍见视物旋转、恶心呕吐，听力未见明显改善；治疗2次后眩晕症状减轻，头昏沉感稍减轻，发作时无视物旋转，偶有恶心呕吐，听力未见明显改善；治疗3次后眩晕症状明显减轻，无视物旋转、头昏沉感、恶心呕吐，听力稍有改善；遂坚持治疗。治疗6次结束后，眩晕症状消失，无头昏沉感、恶心呕吐，听力较前明显恢复。

参考文献

1. 《中国医学百科全书》编辑委员会．中国医学百科全书中医耳鼻咽喉口腔科学［M］．上海：上海科学技术出版社，1985：25.

2. 金昕，孔维佳，冷杨名，等．梅尼埃病诊断和治疗指南（2017）［J］．中华耳鼻咽喉头颈外科杂志，2017，52（3）：167-172.

3. 耳眩晕的诊断依据、证候分类、疗效评定—中华人民共和国中医药行业标准《中医内科病证诊断疗效标准》（ZY/T001.1-94）［J］．辽宁中医药大学学报，2019，21（11）：85.

4. 孔维佳，周梁．耳鼻咽喉头颈外科学［M］．北京：人民卫生出版社，2015：198-201.

5. 李晓雯．不同复位方式对良性阵发性位置性眩晕治疗效果的对比分析［D］．张家口：河北北方学院，2020.

6. 吴沛霞，王璟，李文妍，等．2017版AAO-HNSF《BPPV临床实践指南》解读：

诊断与检查［J］．临床耳鼻咽喉头颈外科杂志，2018，32（10）：723-727.

7. 黄芳芳．眩晕膏穴位贴敷治疗前庭神经炎的临床效果观察［D］．武汉：湖北中医药大学，2021.

8. 杨江东．前庭神经炎的诊治研究进展［D］．石家庄：河北医科大学，2018.

9. 李斐，鞠奕，张甦琳，等．前庭神经炎诊治多学科专家共识［J］．中华老年医学杂志，2020，39（9）：985-994.

10. 熊大经，刘蓬．中医耳鼻咽喉科学［M］．北京：中国中医药出版社，2012：103.

11. 崔力元，王立书，董立均．应用干祖望验方验案2则［J］．光明中医，2008（10）：1583-1584.

12. 刘贯华，闫东艳，张怀亮．张怀亮应用三调汤、四调汤经验［J］．中国民间疗法，2018，26（12）：50-51.

13. 蒋丽元．针灸治疗梅尼埃病研究进展［J］．中华中医药学刊，2018，36（12）：2925-2928.

14. 刘建青．外敷中药治百病［M］．北京：华夏出版社，2006.

15. 谢慧．眩晕的中医认识［J］．山东大学耳鼻喉眼学报，2019，33（5）：11-17.

16. 覃芬莲．覃复佳．足底穴位按摩治疗内耳眩晕25例［J］．新中医，1991（7）：34-35.

17. 陈非，陈晓华，罗显元．天舒胶囊治疗梅尼埃病疗效观察［J］．现代中西医结合杂志，2012，21（30）：3391-3392.

第五节　脓耳

【概述】

脓耳是以耳部疼痛、鼓膜穿孔、耳内流脓、听力下降等为主要临床表现的疾病，为耳鼻喉常见疾病之一，好发于儿童，亦是小儿听力损失的常见病因。急性化脓性中耳炎为儿童期常见的感染性疾病，发病率高，易复发，并发症和后遗症多。本病严重者可引起脓耳变证，甚者危及生命。西医学的急慢性化脓性中耳炎、乳突炎属于本病范畴。

【古文献回顾】

《诸病源候论·卷二十九》记载"耳者宗脉之所聚……劳伤血气,热乘虚入于其经,邪随血气至耳,热气聚,则生脓汁,故谓之聍耳",指出热邪侵袭而致耳内生脓。《仁斋直指方论·卷二十一》指出"热气乘虚,随脉入耳,聚热不散,脓汁出焉,谓之脓耳",第一次提出脓耳病名。《杂病源流犀烛·卷二十三》谓:"耳脓者……小儿则有胎热胎风之别……胎热若何?或洗沐水误入耳,作痛生脓。初起月内不必治,项后生肿后,毒尽自愈。月外不瘥,治之,宜红棉散敷之。胎风若何?初生风吹入耳,以致生肿出脓,宜鱼牙散吹之。"《外科大成·卷三》谓:"耳疳者,为耳内流出脓水臭秽也。书有云:出黄脓为聍耳,红脓为风耳,白脓为缠耳,清脓为震耳,名虽有五,其源则一。"

【现代医学知识简介】

1. 急性化脓性中耳炎

急性化脓性中耳炎是细菌感染引起的中耳黏膜的急性化脓性炎症。本病多见于儿童。临床上以耳痛、耳内流脓、鼓膜充血、穿孔为特点。若治疗及时、适当,分泌物引流通畅,炎症消退后鼓膜穿孔多可自行愈合,听力大多能恢复正常。治疗不当或病情严重者,可遗留鼓膜穿孔、中耳粘连症、鼓室硬化或转变为慢性化脓性中耳炎,甚至引起各种并发症。

2. 慢性化脓性中耳炎

慢性化脓性中耳炎是指中耳黏膜、骨膜或深达骨质的慢性化脓性炎症。本病在临床上较为常见,常以耳内间断或持续性流脓、鼓膜穿孔、听力下降为主要临床表现,严重时可引起颅内、颅外的并发症。

【病因病机】

外因多为风热湿邪侵袭,内因多属肝、胆、脾、肾脏腑功能失调所致。

1. 风热外袭

风热外袭或风寒化热循经上犯,风热邪毒结聚耳窍而为病。

2. 肝胆湿热

风热湿邪引动肝胆之火,或嗜食肥甘,内酿湿热,壅滞肝胆,上犯耳窍而为病。

3. 脾虚湿困

脾虚失运,湿浊内生,困聚耳窍,以致脓耳缠绵难愈。

4. 肾元亏损

肾元虚损，耳窍失养，邪毒乘虚侵袭，腐蚀骨质而生脓浊，甚至邪毒内陷，导致脓耳变证。

【诊断】

1. 诊断要点

（1）病史：多有上呼吸道感染病史，或秽物入耳，或急性炎症迁延不愈等。

（2）临床症状：

1）急性化脓性中耳炎：全身可有畏寒、发热等症状，局部表现为耳痛、耳漏、耳鸣及听力减退等。

2）慢性化脓性中耳炎：表现为间歇性或持续性耳内流脓，听力下降，部分伴有耳鸣。

（3）检查：

1）耳镜检查：检查鼓膜状况，见鼓膜出现充血、肿胀、穿孔等情况。

2）实验室检查：血常规检查中示白细胞总数、中性粒细胞等升高等。

3）影像学检查：颞骨 CT 主要适用于慢性化脓性中耳炎患者，目的是判断患者病情严重程度。

2. 鉴别诊断

本病与耳疖、耳疮均可出现耳痛及耳内流脓，应加以鉴别。

（1）耳痛的特点：耳疖、耳疮在牵拉耳郭或按压耳屏时耳痛加重，脓耳耳痛则无此现象。

（2）耳内溢液的特点：耳疖、耳疮的耳内分泌物较少且无黏性。

（3）外耳道及鼓膜情况：耳疖、耳疮外耳道肿胀而鼓膜正常；脓耳则见鼓膜色红或穿孔，而外耳道皮肤无肿胀。

【治疗方法】

1. 辨证论治

（1）风热外袭：

[主证] 局部症状：突发耳痛，流脓。全身症状：起病急，伴发热、恶寒或鼻塞流涕，舌质偏红，苔薄白或薄黄，脉浮数。专科检查：鼓膜充血、穿孔，外耳道见脓性分泌物。

［治法］疏风清热，解毒消肿。

［方药］蔓荆子散加减。方药组成：蔓荆子、生地黄、赤芍、菊花、桑白皮、通草、麦冬、升麻、前胡、赤茯苓、甘草。风热外犯初起时，可去生地黄、麦冬等滋阴之品，以免滋腻留邪；发热者，可加柴胡以助退热；鼻塞者，可加白芷、辛夷以通鼻窍；咳嗽者，可加桔梗以宣肺止咳。

（2）肝胆湿热：

［主证］局部症状：耳痛剧烈，耳脓黄稠，耳鸣耳聋；全身症状：可见发热，口苦咽干，小便黄赤，大便干结。小儿症状较成人为重，可有高热、烦躁、惊厥等症。舌质红、苔黄腻，脉弦数有力。专科检查：鼓膜充血、穿孔，流黄绿色脓性分泌物。

［治法］清肝泻火，利湿排脓。

［方药］龙胆泻肝汤加减。方药组成：龙胆草、黄芩、栀子、柴胡、当归、生地黄、车前子、通草、泽泻。若火热炽盛、流脓不畅者，重在清热解毒，消肿排脓，可选用仙方活命饮加减。小儿脓耳，热毒内陷，高热烦躁者，可酌加钩藤、蝉蜕之属。小儿脏腑娇嫩，用中药切忌过于苦寒以防损伤正气。

（3）脾虚湿困：

［主证］局部症状：耳内流脓日久，量多而清稀，听力下降或有耳鸣。全身症状：可有头晕、面色少华、纳差、大便溏薄等，舌质淡，苔白腻，脉缓弱。专科检查：鼓膜穿孔，分泌物量多而清稀。

［治法］健脾渗湿，补托排脓。

［方药］托里消毒散加减。方药组成：黄芪、皂角刺、金银花、甘草、桔梗、白芷、川芎、当归、白芍、白术、茯苓、人参。若周身倦怠乏力，头晕而沉重，为清阳之气不能上达清窍，可选用补中益气汤加减；若脓液清稀量多、纳差、便溏，为脾虚失于健运，可选用参苓白术散加减；若脓液多，可加车前子、泽泻、薏苡仁等渗利水湿之品；若脓稠或黄白相兼，鼓膜红赤，为湿郁化热，可酌加野菊花、蒲公英、鱼腥草等清热解毒排脓之药。

（4）肾元亏损：

［主证］局部症状：耳内流脓日久不愈，反复发作，量不多，脓液秽浊或呈豆腐渣样，并有臭味，听力减退明显。全身症状：可见头晕，神疲，腰膝酸软，

舌淡红，苔薄白或少苔，脉细弱。专科检查：鼓膜穿孔，脓液秽浊或呈豆腐渣样，并有臭味。

［治法］补肾培元，化湿祛腐。

［方药］肾阴虚者，用知柏地黄丸加减。方药组成：知母、熟地黄、黄柏、山茱萸（制）、山药、牡丹皮、茯苓、泽泻。常配伍祛湿化浊之药，如鱼腥草、金银花、木通、夏枯草、桔梗等。若肾阳虚者，用肾气丸加减。方药组成：干地黄、山药、山茱萸、泽泻、茯苓、牡丹皮、桂枝、附子。若湿热久困，腐蚀骨质，脓液秽浊，有臭味者，宜配合活血祛腐之法，可在前方基础上选用桃仁、红花、乳香、没药、泽兰、穿山甲、皂角刺、马勃、鱼腥草、板蓝根、金银花等。

2. 经验方

（1）自拟经验方（李云英）：薏苡仁15 g、茯苓15 g、柴胡10 g、白芷10 g、皂角刺10 g、广藿香10 g、石菖蒲10 g、蒲公英15 g、甘草粒5 g、牡丹皮10 g、甘草泡地龙10 g、炒苍耳子10 g。适用于脓耳证属脾虚湿困、清阳不升型。

（2）核桃油（干祖望）：核桃仁捣烂，榨油去渣，每100 mL加冰片4 g，储存时间不能超过3周。使用时先清洁外耳道，然后滴入1~2滴，每天2~3次。

3. 中医外治技术

（1）滴耳法：选用具有清热解毒、消肿止痛、敛湿去脓作用的药液滴耳，如黄连滴耳液，或新鲜的虎耳草捣汁，每日滴耳5~6次。

（2）吹药法：此法可用于鼓膜穿孔较大者，一般用可溶性药粉吹布患处。吹药时用喷粉器将药粉轻轻吹入，均匀散布于患处，每日1~2次。鼓膜穿孔较小或者引流不畅时，不宜用药粉吹耳。

（3）滴鼻法：兼有鼻塞者，可用芳香通窍的滴鼻液滴鼻。

4. 针灸治疗

（1）体针治疗：实热证以取手足少阳经及足厥阴肝经穴为主，一般用泻法；如为虚证，则以足太阴、足阳明、足少阴、足太阳经穴为主，多用补法。主穴选耳门、听会、翳风，配穴选风池、外关、曲池、合谷、足三里、阳陵泉、脾俞、肾俞等，每日1次，每次留针20~30分钟。

（2）灸法：反复发作性化脓性中耳炎属虚寒者选用翳风穴悬灸，亦可配合足三里艾灸，每日1次，每次约1分钟。

5. 导引方法

用两手分别按摩左右耳郭，反复按压摩擦 1~2 分钟。或以两手掌将耳翼向前压伏，贴于耳孔，以中指和食指敲击风府、哑门两穴，耳内有"咚咚"响声；并配以两手食指入耳孔中，中指按在悬颅、悬厘穴之间，拇指按在大迎穴上，吸气时食指用力上撑，耳内嗡嗡作响，呼气时食指用力下扒，感到耳内热气外出；再以食指揉按于耳屏的耳门、听宫、听会之穴，吸气时由听会经听宫到耳门，并向耳孔方向推按，呼气时由耳门经听宫听会向下压。

6. 西医治疗

控制感染，通畅引流，去除病因为其治疗原则。

（1）药物治疗：及早应用足量抗菌药物控制感染。取脓液做细菌培养及药敏试验，参照其结果改用敏感的抗生素，抗生素需使用 10 天左右。轻者耳道局部用药，可用 3% 过氧化氢溶液或硼酸水清洗，然后用棉签拭净或用吸引器洗净脓液后，方可滴药。如合并全身症状，需全身应用抗生素。

（2）手术治疗：长期流脓不愈保守治疗无效，并发胆脂瘤、肉芽等，可考虑手术治疗，清除病灶。

【预防与调护】

1. 防治上呼吸道感染。感冒时不用力擤鼻，防止邪毒窜入耳窍引发脓耳。
2. 防止鼓膜损伤后污物入耳引发感染造成脓耳。
3. 患病后保持脓液的引流通畅，合理使用滴耳药、吹耳药。
4. 密切观察病情变化，若见剧烈耳痛、头痛、发热和神志异常，提示有变证的可能，要及时处理。
5. 对于某些诱发或加重本病的食物，要适当加以避忌，如豆类、鱼虾及其他可能引发邪毒的食物。

参考文献

1. 刘蓬. 中医耳鼻咽喉科学［M］. 北京：中国中医药出版社，2016：162.74-77.
2. 干千. 茧斋索隐：干祖望医学文集［M］. 济南：山东科学技术出版社，2020：162.
3. 王永钦. 中医耳鼻咽喉口腔科学［M］. 北京：人民卫生出版社，2011：174.

4. 孔喆，李松键，李云英. 李云英健脾益气补土法治疗脓耳经验［J］. 中医眼耳鼻喉杂志，2021，11（04）：224-225.

第六节　耳面瘫

【概述】

耳面瘫是因耳部脉络痹阻所致的以口眼㖞斜为主要特征的疾病。本病好发于成年人，单侧面瘫多见。西医学的周围性面瘫属于本病范畴。

【古文献回顾】

《灵枢·经筋》记载："卒口僻，急者目不合，热则筋纵，目不开。颊筋有寒，则急引颊移口，有热则筋弛纵缓，不胜收故僻。"《金匮要略·中风历节病脉证并治》称"㖞僻不遂"，谓"贼邪不泻，或左或右，邪气反缓，正气即急，正气引邪，㖞僻不遂"。《外台秘要·卷十四》记载："《养生方》云：夜卧当耳勿得有孔，风入耳中，喜令口㖞。"

【现代医学简介】

本病常由于疱疹病毒感染，中耳的急、慢性炎症，或胆脂瘤等引起面神经水肿、受压和损伤导致神经纤维传到阻滞。病变部位主要在面神经的颞骨段。常见周围性面瘫分为以下三类。

1. 贝尔面瘫

贝尔面瘫是以面部表情肌群麻痹为主要特征的一种疾病，表现为不伴有其他体征或症状的单纯性周围性面瘫。贝尔面瘫的病理改变为各种致病因素导致的面神经水肿，由于面神经管腔容积有一定的局限性，管内压力增高导致面神经兴奋性传导障碍，出现面瘫；长时间的水肿压迫面神经，可以导致神经缺血、变性，严重者出现神经坏死。另外，病毒性脱髓鞘病变，也将出现长久的或永久性面瘫。

2. Hunt 综合征

Ramsay Hunt 于 1907 年首先描述了此病，因此称之为 Hunt 综合征，表现为耳痛、耳部疱疹及周围性面瘫。病理机制主要为带状疱疹病毒感染导致面神经水肿、变性，病毒性脱髓鞘病变导致面神经兴奋性传导障碍，如果面神经变性坏死则出现永久性面神经功能障碍。

3. 医源性面瘫

医源性面瘫指由医疗过程导致的面瘫。桥小脑角区及侧颅底手术发生面瘫的概率相对较高，中耳乳突手术发生面瘫的概率相对较低，常规中耳手术一旦发生医源性面瘫属于严重并发症。

【病因病机】

本病多因正气不足，脉络空虚，风邪乘虚入中脉络，气血痹阻，筋脉弛缓而发病。

1. 风邪阻络

风邪外袭（可夹寒、热、痰等），痹阻耳部脉络，筋脉失养，弛缓失用，发为面瘫。

2. 气虚血瘀

禀赋不足，素体虚弱，或久病迁延，气血亏损，气虚血瘀，耳部经脉失养，脉络空虚，风邪乘虚入中脉络，气血痹阻，筋脉弛缓而发病。

【诊断】

1. 诊断要点

（1）病史：可有头面部受风病史。

（2）临床症状：突然出现口眼㖞斜，口涎外溢，额弛睛露，或有耳后乳突部疼痛，可见闭目不合，鼓腮漏气，口角下垂，额纹消失，鼻唇沟变浅，口角歪向健侧。

（3）检查：可通过味觉试验、泪液分泌试验、镫骨肌反射测定等检查以定位；通过肌电图、神经兴奋性试验、神经电图、神经潜伏期试验等以定性。

2. 鉴别诊断

耳面瘫应与中枢性面瘫相鉴别。鉴别要点在于眼裂以上部位是否瘫痪，中枢性面瘫主要是眼裂以下部分瘫痪，因此闭眼、提额、皱眉等动作不受影响。耳面瘫则累及眼裂以上，因此还出现一侧闭眼障碍、额纹变浅或消失等表现。

【治疗方法】

1. 辨证论治

（1）外邪侵袭：

[主证]局部症状：突然发生单侧口眼㖞斜，面部麻木，头痛拘紧。全身症

状：畏风怕冷，头疼身痛，鼻塞流涕，有汗或无汗，舌质淡红，苔薄白，脉浮。专科检查：静态时患侧额纹消失，鼻唇沟浅或者消失，睑裂变大。动态时患侧眉毛不能上抬；患侧眼睑不能闭合，当患者闭眼时，眼球不自主向外上方运动，巩膜外露，笑、露齿时，口角向健侧移动。

［治法］祛风化痰，通络止痉。

［方药］牵正散加减。方药组成：白附子、僵蚕、全蝎。若偏于风热者，可加桑叶、菊花、金银花、连翘，也可与银翘散合用；若偏于风寒者，可用荆防败毒散加减；若有肝经风热，加天麻、钩藤、菊花、牛膝、地龙；若风寒夹痰者，可用正容汤加减。

（2）气虚血瘀：

［主证］局部症状：口眼㖞斜日久，表情呆滞，下睑外翻流泪，眼干涩。全身症状：倦怠乏力，面色不华，少气懒言，舌质淡暗，或有瘀点，脉细涩。专科检查：静态时患侧额纹消失，鼻唇沟变浅或消失，睑裂变大。动态时患侧眉毛不能上抬；患侧眼睑不能闭合，当患者闭眼时，眼球不自主向外上方运动，巩膜外露，笑、露齿时，口角向健侧移动。

［治法］益气活血，化瘀通络。

［方药］补阳还五汤加减。方药组成：生黄芪、桃仁、红花、当归尾、川芎、赤芍、地龙。可加用白附子、僵蚕、全蝎加强祛风化痰通络之力。

2. 经验方

自拟经验方（谢强）：黄芪、党参、升麻、葛根、当归、三七、地龙、川芎、鸡血藤、豨莶草。适用于气虚血瘀证耳面瘫。

3. 中医外治技术

（1）传统外治技术。按摩：颜面局部按摩，以行气活血、疏通经络。

（2）现代外治技术：

1）针刺蝶腭神经节技术，详见第六章第二节。机理：针刺蝶腭神经节的强刺激会促使面部肌肉、血管节律收缩，从而加快血液循环，改善局部组织代谢，促进炎症的消退。

①进针点："颧颞结节"稍后方颧弓凸向前上方的最高点（即"弓形切迹"），弓下1~2 mm露出的缝隙即是。

②操作方法：1周2次，10次为1个疗程。

2）朱氏头皮针技术，详见第六章第二节。

①选区定位：头面区、额颞区、上焦区（心肺）、下焦区、巅顶会阴足踝区。

②行针手法：抽气法、强刺激。

③针刺时间：可每周针刺2~3次，以15次为1个疗程，针刺后可带针生活2~3天，每天定期行针。间隔休息7~10天后，继续进行第2个疗程的治疗，症状消失后再巩固1~2次。

④导引方法：

A. 腹式呼吸。

B. 局部按摩：按摩颜面，以患者手掌或被动以医师掌面从颊车穴开始向前至口角，向上至耳前，再向前至目内眦做往返"S"形按摩1~2分钟，每天3~4次，以此达到行气活血、通经活络的目的。

C. 局部针刺：针刺患侧地仓、颊车、翳风、太阳等穴位。

4. 针灸疗法

（1）体针：取太冲、风池、翳风、翳明、阳白、迎香、地仓、合谷、攒竹、太阳、四白、人中、听会、颊车等穴位，采用局部近取与循经远取相结合的方法，面部诸穴酌予针刺或透穴，初期用泻法，后期用补法。操作方法：患者取仰卧位或坐位，常规消毒面部后采用透刺法进行治疗。翳风采用直刺法，进针0.5寸左右，针刺得气后，留针30分钟。每天1次，每周连续治疗6天，2周为1个疗程。

（2）灸法：灸患侧面部穴位，如四白、迎香、地仓、颊车、太阳等穴。操作方法：患者首先取坐位，将适宜长度的艾条一端点燃后放入灸盒内（灸盒长20 cm、宽10 cm、高8 cm，中间在高约4 cm的位置用石棉网隔开），待灸盒有温热感时灸患侧翳风穴及周围，嘱患者若感觉发烫则将灸盒稍远离局部皮肤或垫一毛巾，灸至局部潮红而无灼痛为宜，时间约20分钟。然后，患者取仰卧位，头稍偏向健侧，切取直径约1 cm、厚度约0.3 cm的老生姜3片，在中心处用针穿刺数孔，上置直径0.5~0.8 cm大小艾炷，点燃艾炷后将姜片置于颜面穴位上，注意询问患者受热情况，若患者感灼热不可耐受时将姜片向上提起，稍待片刻重新放下再灸，以施灸局部皮肤潮红为度。每个穴位灸3壮。

（3）穴位注射：取颊车、下关、地仓、曲池、翳风等穴，针刺得气后注入药液。药物可选用丹参注射液、黄芪注射液或维生素 B_1、维生素 B_{12} 注射液等，每次选用 1~2 穴，隔日 1 次。

（4）梅花针：用梅花针叩刺阳白、太阳、四白、地仓、颊车、合谷等穴，以局部皮肤略有潮红为度。

（5）耳穴贴压。主穴：面颊、肝、口、眼、皮质下。配穴：肾上腺、脾、枕、额。主配穴各选 2~3 穴，用王不留行籽贴压。

（6）理疗：可配合局部超短波理疗等。

5. 导引方法

面部按摩：按摩颜面，以患者手掌或被动以医师掌面从颊车穴开始向前至口角，向上至耳前，再向前至目内眦做往返"S"形按摩 1~2 分钟，每天 3~4 次，以此达到行气活血、通经活络的目的。

6. 西医治疗

（1）首先做好眼部保护，眼睑不能闭合、瞬目无力会导致泪液分泌减少，而且夜间角膜暴露容易角膜溃疡，建议选用滴眼液或涂用眼药膏，可合理使用眼罩保护。

（2）糖皮质激素应用：口服泼尼松 1 mg/（kg·d）连续 5 天，然后递减。

（3）抗病毒药物：在使用糖皮质激素的同时，可以联合使用抗病毒药物。如阿昔洛韦口服每次 200~400 mg，每天 3~5 次，疗程 7~10 天。不主张单独使用抗病毒药物。

（4）营养神经及扩血管药物：可适当使用神经营养药物或改善微循环的药物促进水肿吸收。

（5）早期适当使用 20% 甘露醇等对减轻面神经水肿可能有一定的帮助。

【预防与调护】

1. 调畅情志，注意饮食起居，提高机体抵抗力。

2. 因眼睑不能闭合，要对患眼进行防护，可戴眼罩或以纱布短期覆盖。

3. 每日自行按摩患侧，以免日久面部肌肉萎缩。

【病案】

患者李某，女，38 岁。2021 年 5 月 4 日初诊。

主诉：口眼㖞斜 2 个月余。

现病史：患者2个月前因受凉后出现口眼㖞斜，就诊于外院，查头颅MR未见明显异常，给予口服激素治疗、营养神经等治疗半个月，效不佳。现患者为求进一步治疗就诊于我院门诊，症见：口眼歪斜，右侧额纹消失，鼓腮漏气，闭目漏睛，无明显听力下降，偶有耳鸣，无头晕头痛。舌暗红，苔白，脉沉涩。

专科检查：双侧外耳道及鼓膜未见明显异常。

中医诊断：耳面瘫（气虚血瘀证）。西医诊断：贝尔面瘫。

治疗：给予朱氏头皮针＋中药内服治疗。

1. 朱氏头皮针技术

（1）选区定位：头面区、上焦区（心肺）、下焦区、巅顶会阴足踝区。

（2）行针手法：抽气法、强刺激。

（3）导引方法：

①嘱患者行腹式呼吸。

②局部按摩：按摩颜面，以患者手掌或被动以医师掌面从右侧面部颊车穴开始向前至口角，向上至耳前，再向前至目内眦做往返"S"形按摩1~2分钟，每天3~4次。

③局部针刺：针刺患侧地仓、颊车、翳风、太阳等穴位。

2. 中药

方选补阳还五汤合牵正散加减，黄芪、当归尾、赤芍、川芎、桃仁、红花、葛根、地龙、全蝎、僵蚕、白附子等药物。

患者在治疗2周后，患者患侧眼睑可以闭合，鼓腮漏气减轻，面部㖞斜减轻。患者对治疗效果满意，继续治疗2周后基本恢复正常。

参考文献

1. 谢强，杨淑荣，黄冰林. 盱医谢强五官针灸传珍［M］. 北京：中国医药科技出版社，2016：119-120.
2. 王宏宇，朱彩虹，王岩，等. 针灸联合中药及康复技术治疗周围性面瘫的临床效果［J］. 齐齐哈尔医学院学报，2021（3）：207-209.
3. 刘莉，江瑜. 艾灸治疗孕妇周围性面瘫10例［J］. 按摩与康复医学，2021（8）：13-14.

第七节　耳带疮

【概述】

耳带疮是以外耳或外耳道有成串或成簇疱疹、灼热刺痛为特点的一种疾病，严重者可并发口眼㖞斜、耳鸣、耳聋、眩晕等，又名"耳蛇串疮""甑带疮""蜘蛛疮""舌窠疮"等。本病多单侧发病，青年及老年患者居多。西医学的耳带状疱疹属于本病范畴。

【古文献回顾】

历代对有关蛇串疮的论述虽多，但生于耳部者却未见专论。蛇串疮见于《外科大成》，其载有"缠腰火丹，一名火带疮，俗名蛇串疮。初生于腰，紫赤如疹，或起水泡，痛如火燎"。本病可参考蛇串疮加以治疗。

【现代医学简介】

耳带状疱疹综合征是由水痘—带状疱疹病毒引起，以侵犯面神经为主的疾病。此病常单侧发病，沿膝状神经节的神经分布区域出现特殊的疱疹、面神经瘫痪及内耳功能障碍等症状。起病初期有全身不适、低热、头痛和食欲不振等前驱症状，继之耳内和（或）耳周疼痛，甚者剧烈，耳甲腔和（或）外耳道出现疱疹。面瘫开始多为不完全性，数日或2~3周内可迅速发展为完全性面瘫，一般10~14天为高峰期。此外，患者常伴耳鸣、耳聋、眩晕及平衡失调等。

【病因病机】

1. 邪毒侵袭

风热时邪外袭，循经上犯耳窍，结与耳窍而发为疱疹。

2. 肝胆湿热

情志不畅，肝郁化火；或因饮食不节，脾失健运，湿浊内生，郁而化热，湿热内蕴；或因时邪外感，湿热邪毒壅盛传里，犯及肝胆，肝胆湿热循经上犯，困结耳窍而为病。

【诊断】

1. 诊断要点

（1）病史：可有疲劳、受凉或上呼吸道感染史。

（2）临床症状：耳郭、外耳道、耳部周围刺痛或灼痛，疼痛程度剧烈，且持续时间长。全身症状可有发热，头痛等全身不适。病情严重者，可并发耳鸣耳聋、眩晕、口眼歪斜等。

（3）检查：初期耳郭发红，继则可见成串水泡，小如粟米，大如绿豆，密集成簇，破裂后成糜烂创面或结痂。

（4）实验室检查：病原体检查为水痘—带状疱疹病毒。血常规中可出现淋巴细胞百分比、淋巴细胞绝对值相应增高。

2.鉴别诊断

本病须与旋耳疮相鉴别。耳带疮与旋耳疮都具有皮肤水疱、红肿、渗出、结痂等症状。旋耳疮症状以痒为主，疼痛不明显，且多发于小儿。病原体检测为阴性。而耳带疮耳部灼热，疼痛剧烈，且持续时间长。耳部皮肤可见成簇的疱疹，水疱之间皮肤正常。

【治疗方法】

1.辨证论治

（1）邪毒侵袭：

［主证］局部症状：耳部皮肤灼热刺痛。全身症状：可伴有发热、恶寒，舌质红，苔薄黄，脉浮数。专科检查：耳部皮肤见针头大小疱疹，密集成簇，疱疹周围皮肤潮红。

［治法］疏风散邪，清热解毒。

［方药］银翘散加减。方药组成：金银花、连翘、淡竹叶、荆芥、淡豆豉、牛蒡子、薄荷、龙胆草、黄芩、板蓝根等。应用时可加龙胆草、黄芩、板蓝根、栀子以清热解毒；出现口眼㖞斜者，选加僵蚕、全蝎、蜈蚣、蝉蜕、桃仁、红花、地龙等，以祛风活血通络。

（2）肝胆湿热：

［主证］局部症状：耳部皮肤灼热刺痛。全身症状：可伴有口苦咽干，甚则口眼㖞斜，耳鸣，耳聋，舌质红，苔黄腻，脉弦数。专科检查：耳部皮肤疱疹增大、破溃、黄水浸淫、结痂。

［治法］清肝利胆，解毒利湿。

［方药］龙胆泻肝汤加减。方药组成：龙胆草、栀子、黄芩、木通、泽泻、

车前子、甘草、当归、生地黄、柴胡等。若并发口眼㖞斜者，可加僵蚕、全蝎、白附子、桃仁、红花、地龙等，以增强祛风活血通络之力。

2. 经验方（干祖望）

（1）疏风清热法：适用于单纯性疱疹及风热型带状疱疹，常用方有疏风清热汤。

（2）若皮损已经好转，转而出现面瘫者，可用牵正散，但患者出现气血两亏或肝风过盛者，宜慎重使用。必须使用时，则须佐以大量养血药如当归、白芍、熟地黄、何首乌等。

3. 中医外治技术

（1）初起可用大黄、黄柏、黄芩、苦参制成洗剂外洗，以清热解毒，兼清洁局部。

（2）疱疹破溃者，可用青黛散调敷以清热祛湿。

4. 针灸疗法

（1）体针。主穴：翳风、风池、合谷。配穴：风寒者取风门、列缺；风热者取大椎、曲池、外关；痰盛者取肺俞、太白、丰隆；火盛者取内庭、太冲；气血不足者取百会、气海、三阴交、足三里；对症取穴：露睛加攒竹、鱼腰，或阳白向下透鱼腰；鼻唇沟平坦加迎香，或颊车透地仓；流泪加迎香透四白；人中沟斜加水沟；颏唇沟斜加承浆；味觉消失舌麻加廉泉；耳鸣加患侧听会；头痛加患侧太阳穴。

（2）悬空灸：根据疱疹部位，患者取相应舒适体位，暴露皮损部位。常规消毒后，在疱疹簇集处及其周围作广泛性回旋灸，以患者感觉灼烫但能耐受为度，灸治时间据皮损面积大小酌情掌握。一般每次30分钟，每日1次，7次为1个疗程。治疗期间注意保持皮损周围的清洁干燥。

（3）麦粒灸：用优质纯艾绒制作出一高约0.6 cm、底直径约0.3 cm、状如麦粒大小的圆锥形艾炷，置于"蛇头"上（即最早发生的疱疹或丘疹上），再在"蛇眼"上（即"蛇头"附近寻找丘疹较为密集的两处）放置麦粒大小的艾炷，用线香点燃，艾炷燃至患者觉灼痛时，用止血钳快速移去艾炷。接着把艾炷放在"蛇尾"上（即丘疱疹延伸的最末端一、二处），用同样的方法施灸，每处连灸三壮。如灸后痛痒不减或有新的疱疹发生，可在原"蛇头""蛇眼"及新发疱疹上按上法再灸一次，如此反复，至没有新的疱疹发生为止。

（4）完骨穴刺络放血疗法：刺络放血可透邪外出，一则推陈出新，促进局部血液循环；二则使瘀血得化，经脉疏通，麻痛感自消。面肌功能得以恢复。操作时完骨穴皮肤常规消毒，用三棱针点刺放血，加拔火罐，留罐 5 分钟左右，出血量 2~3 mL 为宜，起罐，用消毒干棉球擦干血迹，1 次 / 天。

5. 西医治疗

（1）糖皮质激素：成人按照泼尼松初始量 30~40 mg/d，口服，逐渐减量。疗程 1~2 个周。

（2）抗病毒药：阿昔洛韦、更昔洛韦、泛昔洛韦等。

（3）神经营养药：甲钴胺、维生素 B_1、维生素 B_{12} 等。

（4）镇痛药：轻中度疼痛选用对乙酰氨基酚、非甾体消炎药曲马朵等。中重度疼痛选用加巴喷丁、普瑞巴林等。

【预防与调护】

1. 养成良好的生活习惯和运动习惯，积极锻炼身体，增强抗邪能力。
2. 发病后忌食辛辣燥火及肥甘厚味之品。
3. 保持患耳干燥、清洁。
4. 保持心情舒畅，疼痛剧烈时，可适量应用镇痛类药物。

参考文献

1. 耿文中. 针灸为主治疗亨特综合征 32 例［J］. 上海针灸杂志，2007（7）：19-20.
2. 张滢，张波，杨传东. 针药结合、辨证论治 Hunt 综合征临床研究［J］. 中国实用医药，2012（11）：157-158.
3. 杨翙，周光涛，张德清. 辨证针刺配合颊黏膜放血治疗 Hunt 面瘫 56 例［J］. 中国针灸，2012，32（2）：111-112.
4. 高睿琦，孙凌蓉. 围刺法治疗带状疱疹临床研究进展［J］. 实用中医药杂志，2021，37（7）：1257-1259.
5. 李瑾. 艾灸治疗带状疱疹 24 例［J］. 长春中医药大学学报，2011，27（3）：465.

6. 王见良,求晓恩.艾炷灸治疗带状疱疹临床疗效观察[J].浙江中医药大学学报,2010,34(3):402+404.

7. 方美善,刘岩松,薛均来,等.完骨穴刺络放血疗法治疗Ramsay Hunt综合征[J].长春中医药大学学报,2017,33(4):596-598.

8. 干祖望.茧斋索隐:干祖望医学文集[M].济南:山东科学技术出版社,2020:121.

第九章 鼻部疾病

第一节 伤风鼻塞

【概述】

伤风鼻塞是指以鼻塞、流涕、喷嚏为主要特征的鼻病。四季均可发病，但以冬季为多见，如无并发症，一般7~10天可痊愈。古代医家对本病的论述多散载于"伤风""嚏""流涕""鼻塞"等病证范畴内。西医学的急性鼻炎属本病范畴。

【古文献回顾】

伤风鼻塞在古代文献中有诸多记载，《世医得效方·卷十》首次提出"伤风鼻塞"这一病名，曰："茶调散治伤风鼻塞声重，兼治肺热涕浊。"《医林绳墨·卷七》进一步指出了本病的病因病机，曰："触冒风邪，寒则伤于皮毛，而成伤风鼻塞之候，或为浊涕，或流清水"。《内外伤辨惑论》载："伤风则决然鼻流清涕，其声嘎，其言声响如从瓮中出。"《杏苑生春》载："感冒风邪，鼻塞声重，咳嗽有痰，以金沸草散主之。"《诸病源候论·卷二》曰："风热病者，风热之气先从皮毛入于肺也。肺为五脏之盖，候身之皮毛，若腠凑虚，则风热之气先伤皮毛，乃入肺也。其状使人恶风寒战，目欲脱，涕唾出，候之三日内及五日内，目不精明者是也，七八日，微有青黄脓涕如弹丸大，从口鼻内出为善也。"《千金翼方》《外台秘要》中有中药膏方治疗伤风鼻塞的相关记载。

【现代医学简介】

急性鼻炎是一种常见的鼻腔黏膜急性单纯性炎性疾病。致病菌主要为病毒，各种呼吸道病毒均可引起本病，其中以鼻病毒、腺病毒、流感和副流感病毒及冠状病毒最为常见。当机体由于各种诱因导致抵抗力下降，鼻黏膜的防御功能遭到破坏时，病毒即侵入机体而发病，主要通过呼吸道传染。

常见的诱因：①全身因素：受凉、过劳、烟酒过度、维生素缺乏、营养不良、内分泌失调及心、肝、肾等全身的慢性疾病，均可影响机体的新陈代谢，导致免疫功能下降。②局部因素：鼻腔慢性疾病和相邻的病灶疾病，影响鼻腔通气引流，破坏鼻腔黏膜的内环境，导致病原体在局部生长繁殖，诱发本病。此外，居住环境通风不良、空气干燥等也是本病的诱因。

在发病早期，鼻腔黏膜血管痉挛，腺体分泌减少。随后鼻腔黏膜中的血管、淋巴管扩张，黏膜充血、水肿，腺体及杯状细胞分泌增多，鼻涕从水样逐渐变为黏液性。之后由于鼻腔黏膜中的中性粒细胞数量增多，且伴有上皮细胞、纤毛脱落，鼻涕逐渐变为黏液脓性。在恢复期，上皮细胞新生，黏膜逐渐恢复正常。

【病因病机】

本病多因气候变化，寒热不调，或生活起居不慎，过度疲劳，风邪乘虚侵袭鼻窍而发病。因风为百病之长，常夹寒、夹热侵袭人体，故本病又有风寒、风热之分。

1. 外感风寒

肺开窍于鼻，外合皮毛。若机体腠理疏松，卫外不固，风寒之邪乘机外袭，皮毛受邪，肺失宣肃，风寒上犯，壅塞鼻窍而发为伤风鼻塞。

2. 外感风热

风热之邪，从口鼻而入，首先犯肺。或因风寒之邪束表，郁而化热，郁热犯肺，肺气不宣，风热上犯鼻窍，鼻失宣畅而发为伤风鼻塞。

【诊断】

1. 诊断要点

（1）病史：发病前多有受凉或疲劳史。

（2）临床症状：初起鼻痒、灼热感，或打喷嚏，鼻塞，流清水样鼻涕；之后鼻塞逐渐加重，清涕渐成黏黄涕，嗅觉减退，语声重浊。患者常感周身不适，伴发热、微恶寒、乏力、头痛、食欲不振等全身症状。

（3）专科检查：鼻黏膜充血、肿胀，鼻腔内鼻涕较多，初期为水样，后期逐渐转为黏性。

（4）实验室检查：血常规可显示白细胞总数下降或正常，淋巴细胞比例升高，继发细菌感染时可出现白细胞总数和中性粒细胞比例升高。

2. 鉴别诊断

（1）本病应与鼻鼽相鉴别。本病与鼻鼽均有鼻塞、打喷嚏、流涕等症状，但本病属伤风、感冒范畴，症状持续时间长，清涕会随病情演变逐渐变成黏黄涕，全身症状明显；鼻鼽是以突然和反复发作的鼻痒、喷嚏、流清涕、鼻塞为主要特征的疾病，部分患者有过敏史或家族遗传病史，发作期间鼻腔黏膜多为灰白色或淡蓝色，亦可充血色红，鼻甲肿大，鼻道内可见较多水样分泌物，全身症状轻，可常年亦可季节性发作。

（2）本病应与时行感冒相鉴别。时行感冒病情一般较伤风鼻塞重，全身症状更明显，临床以突然恶寒、发热、头痛、全身酸痛为主要特征。时行感冒起病急、传播迅速、传染性强，常可引起大流行。

【治疗方法】

1. 辨证论治

（1）外感风寒：

［主证］局部症状：鼻塞声重，喷嚏频作，流涕清稀。全身症状：头痛，恶寒发热，舌淡红，苔薄白，脉浮紧。专科检查：鼻黏膜淡红肿胀，鼻道内有清稀涕液。

［治法］辛温解表，散寒通窍。

［方药］通窍汤加减。方药组成：麻黄、白芷、防风、羌活、藁本、细辛、川芎、升麻、葛根、苍术、川椒、甘草。亦可用荆防败毒散、葱豉汤加减。

（2）外感风热：

［主证］局部症状：鼻塞较重，鼻流黏稠黄涕，鼻痒气热，喷嚏时作。全身症状：发热，头痛，微恶风，口渴，咽痛，咳嗽痰黄，舌质红，苔薄黄，脉浮数。专科检查：鼻黏膜色红肿胀，鼻道内有黄涕。

［治法］疏风清热，宣肺通窍。

［方药］银翘散加减。方药组成：金银花、连翘、薄荷、淡豆豉、荆芥穗、牛蒡子、桔梗、甘草、淡竹叶、芦根。若鼻塞甚者，加辛夷、苍耳子以加强散邪通窍之功；若头痛较甚者，加蔓荆子、菊花以清利头目；咽部红肿疼痛者，加板

蓝根、射干以清热解毒利咽；咳嗽痰黄者，加前胡、瓜蒌以宣肺止咳化痰。亦可选用桑菊饮加减。

2. 经验方（干祖望）

（1）自拟疏风散寒汤加减：荆芥、防风、桔梗、辛夷、白芷、紫苏叶、苍耳子、柴胡、前胡等。适用于急性鼻炎证属风寒袭肺型。

（2）自拟清热疏风汤加减：桑叶、菊花、金银花、竹叶、桔梗、芦根、薄荷、鱼腥草等。适用于急性鼻炎证属风热犯肺型。

（3）自拟益气固表汤加减：黄芪、白术、防风、柴胡、桂枝、白芍、甘草、大枣、生姜等。适用于急性鼻炎证属卫表不固型。

3. 中医外治技术

（1）传统外治技术：

①滴鼻法：可用芳香通窍类的中药滴鼻剂滴鼻。

②熏鼻法：可用内服中药或薄荷、辛夷煎煮蒸汽熏鼻。

③塞鼻法：可用芳香通窍的中药制成粉剂，蜜或麻油调，以棉裹塞鼻。

（2）现代外治技术：

①针刺蝶腭神经节技术。操作：进针点位于颧弓最高点下缘稍下方凹陷内，张口时在咬肌附着点处。蝶腭神经节的位置多在进针点的内上方，且多偏前，少数在其内上方居中，深达 55 mm 处。每周 1~2 次，一般每次针一侧即可，在患者能够耐受情况下可以每次两侧同时针。6~8 次为 1 个疗程。症状消失后再巩固 1~2 次。通过调节交感神经与副交感神经的平衡进而缓解鼻塞症状。（具体操作流程详见第六章第二节）

②蒸汽雾化吸入法。可用疏风解表，芳香通窍的中药煎煮过滤后行蒸汽雾化吸入。

4. 针灸疗法

（1）体针。主穴：迎香、印堂。配穴：太阳、风池、合谷、曲池。操作：用泻法，每日或隔日 1 次，留针 15~30 分钟。

（2）热敏灸。取大椎、印堂、百会、神庭、迎香、风池、合谷、风池、肺俞、风门、曲池、尺泽穴。每日 1~2 次，每次 20~30 分钟。本法具有祛风散寒、温肺散邪、通鼻利窍的作用。

（3）拔罐。取大杼、风门、肺俞、定喘穴。每日或隔日1次，每次10~15分钟。本法可温经散寒、宣肺解表，使风寒湿邪从表而出。

（4）放血疗法。常用的有耳尖放血、点刺放血。常用穴：大椎、肺俞、商阳、少商。本法具有退热、泻火解毒、调和气血等作用。

（5）刮痧疗法。用水牛角刮痧板刮相应穴位，如肩井穴、太阳、印堂、天门、大椎、脊柱两侧膀胱经及颈部夹脊穴等。本法具有活血化瘀、调畅气血、舒筋活络、祛邪排毒的作用。

5. 导引方法

（1）推拿按摩。通过推拿按摩以疏通经络，调和气血，祛邪外出，宣通鼻窍。操作：外感风寒推拿手法为开天门、推坎宫、揉太阳、推三关、掐揉二扇门、揉一窝风、揉风池、揉外劳；外感风热推拿手法为开天门、推坎宫、揉太阳、推天柱骨、清肺、清天河水、退六腑、推大椎。配合双手食指或中指指腹按揉迎香、鼻通穴，一手食指或中指指腹按揉印堂穴，双手拇指和食指指腹交替按揉合谷穴，全身推拿每日1次，局部按摩每日3次，迎香、鼻通双侧穴同时进行。

（2）提捏华佗夹脊穴。操作：让患者俯卧于治疗床上，尽量放松，医者站在患者的左侧，在患者的背部涂匀滑石粉，从骶部开始向上提捏至大椎穴，一般反复做十几次即可，然后用指腹点压肺俞、膈俞、肾俞穴，每个穴位点压10次。达到调和阴阳，提高机体免疫功能，提高机体自身的防病、抗病及自愈能力。

6. 西医治疗

（1）口服药物。常用解热镇痛药，合并细菌感染或伴有并发症时，应用抗菌药物治疗。

（2）局部治疗。鼻用激素治疗。

【预防与调护】

1. 适当休息，多饮开水，清淡饮食，保持大便畅通。

2. 鼻塞时，勿强力擤鼻，以防邪毒窜入耳窍，引发耳疾。

3. 平时注意锻炼身体，适当户外运动，增强机体抵抗力。

4. 感冒流行期间尽量不出入公共场所，注意室内通风。

5. 外出佩戴口罩，注意个人防护。

参考文献

1. 熊大经，刘蓬. 中医耳鼻咽喉科学［M］. 北京：中国中医药出版社，2012：113-118.
2. 黄选兆，汪吉宝，孔维佳. 实用耳鼻咽喉头颈外科学［M］. 2版. 北京：人民卫生出版社，2007：108-112.
3. 高新颜，朱建平. 中医病名"伤风鼻塞"定名史略［J］. 中国科技术语，2020，22（5）：77-80.
4. 刘秋丰，孙海波. 急性鼻炎的治疗经验［J］. 中国医学文摘（耳鼻咽喉科学），2021，36（2）：166-167.
5. 胡启煜，王洪波，刘学俊. 急性鼻炎的中西医治疗近况［J］. 江西中医药，2010，41（10）：72-74.
6. 王丽华，周靖雯，沈雯婕，等. 中药超声雾化治疗急性鼻炎多中心临床研究［J］. 中国中西医结合耳鼻咽喉科杂志，2021，29（1）：50-52.
7. 李超英. 穴位按摩治疗急性鼻炎疗效观察［J］. 中国实用乡村医生杂志，2005（9）：49.
8. 黄琴，蒋菊萍，蒋建英. "迎香穴"按揉联合鼻腔冲洗治疗儿童急性鼻炎40例［J］. 浙江中西医结合杂志，2020，30（3）：246-247.

第二节　鼻窒

【概述】

鼻窒是指以经常性鼻塞为主要特征的鼻病。多在气温波动明显以及寒冷季节发作，常持续数月以上或呈反复发作。古代医家对本病的论述多散载于"鼻齆""齆鼻"等病证范畴内。西医学的慢性鼻炎属于本病范畴。

【古文献回顾】

古代文献中有许多记载鼻窒的文献，如《素问·五常政大论》首次提出"鼻窒"这一病名："大暑以行，咳嚏鼽衄鼻窒。"《素问玄机原病式·六气为病》曰："鼻窒，窒，塞也"，又曰："但见侧卧上窍通利，下窍窒塞"，可见古人所指鼻窒具有鼻塞的症状特点。《灵枢·本神》曰："肺气虚则鼻塞不利，少气。"

《金匮要略·痉湿暍病脉证治》曰："湿家病身疼发热，面黄而喘，头痛鼻塞而烦……病在头中寒湿，故鼻塞，内药鼻中则愈"，记载了鼻窒的病因病机与气虚、湿气等相关。《医学入门》《针灸甲乙经》《备急千金要方》《针灸大成》《千金翼方》等，明确记载了针灸治疗鼻窒的穴位与方法。《外台秘要·卷二十二》将皂荚散方，绵裹纳鼻中以治疗鼻塞不通。《圣济总录》中记载用蒺藜苗汁滴入鼻中可治疗鼻塞。

【现代医学简介】

慢性鼻炎为一种常见的鼻腔黏膜或黏膜下的慢性炎症，可持续数月或反复发作，间歇期内亦不能恢复正常，无明确的致病微生物感染，伴有不同程度的鼻塞、分泌物增多、鼻黏膜肿胀或增厚等功能障碍。

本病主要有以下病因：①急性鼻炎反复发作或发作后未经彻底治疗，鼻黏膜未能恢复正常状态；②鼻腔局部解剖异常，影响鼻腔通气引流，鼻黏膜反复发生炎症反应；③鼻腔及鼻窦慢性疾病的影响；④邻近感染病灶的影响，如慢性扁桃体炎、腺样体肥大等；⑤职业和环境因素的影响，长期吸入粉尘、有害气体，或环境中温度、湿度的剧烈变化，均会导致本病的发生；⑥慢性鼻炎多为全身疾病的局部表现，与整体健康状况密切相关，许多慢性疾病、营养不良、内分泌失调、免疫功能障碍、过度疲劳、烟酒过度等均可导致本病。

慢性鼻炎临床上分为慢性单纯性鼻炎和慢性肥厚性鼻炎两种类型，二者病因学基本相似，在病理学上无明确界限，且常有过渡型存在，后者多因前者发展、转化而来。

1. 慢性单纯性鼻炎

慢性单纯性鼻炎是以鼻黏膜肿胀、分泌物增多为特点的鼻黏膜慢性炎症。以间歇性或交替性鼻塞为特点，嗅觉减退不明显，可伴有头痛、头昏、说话时出现闭塞性鼻音等症状。鼻涕多为半透明的黏液性鼻涕，继发感染时可有脓涕。鼻涕倒流入咽喉部，可导致咽喉部不适症状。检查见下鼻甲黏膜肿胀，呈红色，表面光滑，触之柔软，有弹性，对血管收缩剂反应敏感。一般以药物治疗为主。

2. 慢性肥厚性鼻炎

慢性肥厚性鼻炎是以黏膜、黏膜下层乃至骨质的局限性或弥漫性增生肥厚为特点的鼻腔慢性炎症。黏膜增厚的程度在鼻腔各处不同，通常以下鼻甲最重，下鼻甲前、后端和下缘，以及中鼻甲前端可呈结节状或桑椹状肥厚或息肉样变。鼻中隔黏膜亦可肥厚，多发生在与中鼻甲及下鼻甲相对应的位置。慢性肥厚性鼻炎以持续性鼻塞为特点，有闭塞性鼻音，嗅觉减退明显，鼻涕不多，呈黏液性或黏脓性，不易擤出。肥大的下鼻甲后端压迫咽鼓管咽口，可出现耳闷、耳鸣、听力减退。下鼻甲前端黏膜肥厚阻塞鼻泪管开口，会引起溢泪或继发性泪囊炎、结膜炎。经常张口呼吸及鼻腔分泌物倒流刺激咽喉部，可引起慢性咽喉炎。检查见下鼻甲黏膜增生、肥厚，呈暗红色或淡紫红色，下鼻甲表面不平，呈结节状或桑椹状，触之硬实，无弹性，对血管收缩剂反应小或无反应。可采用药物治疗或下鼻甲硬化剂注射疗法，对血管收缩剂无明显反应或保守治疗不能奏效者，宜行手术治疗。

【病因病机】

本病多因正气虚弱，伤风鼻塞反复发作，余邪未清而致。鼻窍及其邻近病灶的影响，不洁空气，过用血管收缩剂滴鼻等亦可导致本病的发生。其病机多与肺、脾二脏功能失调及气滞血瘀有关。

1. 肺经蕴热

伤风鼻塞反复不愈，邪热伏肺，久蕴不去，邪热壅结鼻窍，鼻失宣通而致鼻窒。

2. 肺脾气虚

久病体弱，耗伤肺气，肺气虚弱，邪毒留滞鼻窍而为病。饮食、劳倦、病后失养，损伤脾胃，使脾胃虚弱，运化失健，湿浊滞留鼻窍，亦可导致本病的发生。

3. 气滞血瘀

伤风鼻塞失治，邪毒久留不去，或外邪屡犯鼻窍，壅阻鼻窍脉络，鼻窍气血运行不畅而致鼻窒。

【诊断】

1. 诊断要点

（1）病史：可有伤风鼻塞反复发作史。

（2）临床症状：以鼻塞为主要症状，鼻塞可呈间歇性、交替性，病变较重者可呈持续性鼻塞，鼻涕不易擤出，久病者可伴有嗅觉减退，鼻塞较重者可伴有头晕、头痛，鼻涕倒流者可伴有咽部不适等症状。

（3）专科检查：早期鼻黏膜色红或暗红，下鼻甲肿胀，表面光滑，触之柔软，弹性好，对血管收缩剂敏感。久病者见下鼻甲肥大，呈桑椹状或结节状，触之有硬实感，弹性差，对血管收缩剂不敏感。部分患者可见严重的鼻中隔偏曲。

（4）影像学检查：鼻窦 CT 可见鼻甲肥大。部分患者可见鼻中隔偏曲。

2.鉴别诊断

（1）本病应与鼻鼽相鉴别。鼻鼽为发作性鼻痒、喷嚏、流清涕、鼻塞等症状，发作后如常人，其鼻塞往往在发病时出现，发作过后即如常人。

（2）本病应与鼻息肉相鉴别。鼻息肉以渐进性鼻塞为主，可为单侧或双侧，检查时见鼻腔内有苍白色或红色息肉样新生物。

（3）本病应与鼻渊相鉴别。鼻渊患者以鼻流浊涕，量多为特点，可以伴有鼻塞、头痛等症，检查可见中鼻道、嗅裂、或鼻底部有脓涕，鼻窦 X 线平片可显示鼻窦密度增高。

【治疗方法】

1.辨证论治

（1）肺经蕴热：

[主证] 局部症状：鼻塞呈间歇性或交替性，时轻时重。鼻涕色黄量少，鼻气灼热。全身症状：常伴有口干，咳嗽痰黄，舌尖红，苔薄黄，脉数。专科检查：鼻黏膜充血，下鼻甲肿胀，表面光滑，柔软有弹性。

[治法] 清热散邪，宣肺通窍。

[方药] 黄芩汤加减。方药组成：黄芩、栀子、桑白皮、麦冬、赤芍、桔梗、薄荷、甘草、荆芥穗、连翘。

（2）肺脾气虚：

[主证] 局部症状：鼻塞呈间歇性，或交替性，涕白而黏，遇冷加重。全身症状：可伴有倦怠乏力，少气懒言，恶风自汗，咳嗽痰稀，易患感冒，纳差便溏，头重头昏，舌淡苔白，脉浮无力或缓弱。专科检查：鼻黏膜及鼻甲淡红肿胀。

[治法] 补益脾肺，散邪通窍。

[方药] 肺气虚为主者，可选用温肺止流丹加味。方药组成：人参、荆芥、细辛、诃子、甘草、桔梗、鱼脑石。若脾气虚为主者，可用补中益气汤加减。方药组成：黄芪、人参、白术、炙甘草、当归、陈皮、升麻、柴胡。易患感冒或遇风冷则鼻塞加重者，可合用玉屏风散以益气固表。

（3）气滞血瘀：

[主证] 局部症状：鼻塞较甚或持续不减，鼻涕黏黄或黏白，嗅觉减退。全身症状：语声重浊或有头胀头痛，舌质暗红或有瘀点，脉弦或弦涩。专科检查：鼻黏膜暗红肥厚，鼻甲肥大质硬，表面凹凸不平，呈桑椹状。

[治法] 行气活血，化瘀通窍。

[方药] 通窍活血汤加减。方药组成：桃仁、红花、赤芍、川芎、老葱、麝香、黄酒、红枣。鼻塞甚、嗅觉迟钝者，可选加辛夷、白芷、石菖蒲、丝瓜络；头胀痛、耳闭重听者，加柴胡、蔓荆子、菊花以清利头目。

2. 经验方

（1）经验方（干祖望）

①自拟化痰理气汤加减：陈皮、半夏、茯苓、甘草、白芥子、桔梗、石菖蒲等。适用于鼻窒证属痰气相凝型。

②自拟活血通窍汤加减：桃仁、红花、赤芍、川芎、当归尾、地鳖虫、僵蚕等。适用于鼻窒证属气滞血瘀型。

③自拟升阳通窍汤加减：柴胡、升麻、党参、黄芪、当归、川芎、葛根、石菖蒲等。适用于鼻窒证属清阳不升型。

（2）慢性鼻炎方（王仁忠）：辛夷9 g、苍耳子9 g、薄荷9 g、白芷12 g、广藿香12 g、细辛3 g、黄芩12 g、川芎12 g、当归15 g、桑白皮12 g、前胡12 g、紫草9 g、墨旱莲9 g、醋山甲9 g、蝉蜕9 g、路路通15 g。适用于鼻窒证属瘀热互结，壅塞鼻窍型。

3. 中医外治技术

（1）传统外治技术：

①滴鼻法：可用芳香通窍类的中药滴鼻剂滴鼻。

②熏鼻法：可用内服中药或薄荷、辛夷煎煮蒸汽熏鼻。

③塞鼻法：可用芳香通窍的中药制成粉剂，蜜或麻油调，以棉裹塞鼻。

④吹鼻法：用碧云散、鱼脑石散、苍耳散等吹入鼻内。

（2）现代外治技术：

①针刺蝶腭神经节技术。操作：进针点位于颧弓最高点下缘稍下方凹陷内，张口时在咬肌附着点处。蝶腭神经节的位置多在进针点的内上方，且多偏前，少

数在其内上方居中,深达 55 mm 处。每周 1~2 次,一般每次针一侧即可,在患者能够耐受情况下可以每次两侧同时针。6~8 次为 1 个疗程。症状消失后再巩固 1~2 次。通过调节交感神经与副交感神经的平衡进而缓解鼻塞症状。(具体操作流程详见第六章第二节)

②揿针疗法。取穴:印堂、双侧鼻通、双侧迎香、双侧合谷、双侧脾俞等。操作:每周 3 次,每次持续 24 小时后取出,3 周为 1 个疗程。本法有气血调和、祛除病邪的作用。

③超声雾化吸入法。可用中药煎煮液,如苍耳子散,或将丹参注射液等雾化经鼻吸入。

④下鼻甲注射疗法。鼻甲肥大者,可选用复方丹参注射液等行下鼻甲注射。

4. 针灸疗法

(1)体针。主穴:迎香、印堂、鼻通,配穴:百会、风池、太阳、合谷、足三里,操作:辨证施用补泻手法,每日或隔日 1 次,留针 15~30 分钟。

(2)耳穴压豆。取鼻、内鼻、肺、脾、内分泌、皮质下等穴位,用王不留籽贴压。

(3)艾灸。取迎香、人中、印堂、百会、肺俞、脾俞、足三里等穴,温灸。

(4)穴位贴敷。操作:中药(白芥子 15 g、细辛 3 g、麻黄 10 g、丁香 15 g、苍耳子 15 g、延胡索 10 g、黄芪 20 g、路路通 15 g)研磨成粉末状,用生姜汁将粉末调成膏状,制成直径 0.8 cm 的药丸备用。选肺俞、定喘、肾俞、大椎、风门、天突及膻中穴。将药丸粘贴于直径为 5 cm 的圆形胶布上,将胶布对准上述穴位进行贴敷,每次贴敷 4~6 小时。若贴敷部位出现难以忍受的痒痛,则提前拔除药膏。每周 1 次,5 次为 1 个疗程。

(5)督灸。操作:患者取俯卧位暴露背部,常规消毒后用蘸有姜汁的棉球在背部涂姜汁,以皮肤轻微发红为度,在治疗部位上覆盖一层桑皮纸,将备好的姜泥均匀铺于其上,垒成上窄下宽的梯状体,将艾炷置于姜泥上,点燃艾炷的首、中、尾三点进行施灸,连续施灸 3 壮约 2 小时,施灸完毕后,取下姜泥及桑皮纸,用毛巾将药粉及姜泥残渣擦拭干净。2 周 1 次,3 次为 1 个疗程。本法具有温经通督、补脾益肺、健脾祛痰、宣肺通窍的作用。治疗期间忌食辛辣及生冷食物,忌受风寒。

5. 导引方法

（1）鼻背按摩。将双手鱼际部搓热，分别于鼻背由鼻根向迎香穴往返按摩，至有热感为度，再分别由攒竹向太阳穴推拿，使局部有热感，每日3次。

（2）迎香穴按摩。用食指于迎香穴上点、压、揉、按，每日3次，以觉鼻内舒适为度。

6. 西医治疗

（1）局部治疗：

①局部糖皮质激素鼻喷剂：该类药物是目前疗效最可靠、应用最普遍的局部抗炎药，具有抗炎、抗水肿的作用，常用丙酸氟替卡松鼻喷雾剂、糠酸莫米松鼻喷雾剂及布地奈德鼻喷雾剂等。

②减充血剂：注意此类药物长期应用可引起药物性鼻炎，使用一般不宜超过7~10天。

③生理盐水冲洗鼻腔。

（2）口服抗生素：炎症明显且伴有较多分泌物倒流时，可给予口服1/2常规剂量的大环内酯类抗生素，连续应用1~3个月。

（3）手术治疗：经保守治疗未能奏效者，可手术治疗。

【预防与调护】

1. 避免受风受凉，积极防治伤风鼻塞。
2. 戒除烟酒，注意饮食卫生和环境保护，避免长期粉尘刺激。
3. 避免长期使用血管收缩剂滴鼻，鼻塞重时，不可强行擤鼻，以免邪毒入耳。

【病案分析】

患者李某，男，45岁。2021年8月12日初诊。

主诉：鼻塞反复1年余。

现病史：患者1年前无明显诱因出现鼻塞，呈持续性，伴嗅觉减退，流白黏涕。为求中医治疗，特来我院门诊就诊。现症见：持续性鼻塞，时伴头痛，嗅觉减退，流白黏涕，无鼻痒、喷嚏，纳眠可，二便调，舌质暗，苔白，脉细涩。

专科检查：鼻黏膜暗红肿胀，鼻中隔左偏，鼻道内可见白黏涕。

辅助检查：2021年8月12日鼻窦CT示鼻甲肿大，鼻中隔左偏。

中医诊断：鼻窒（气滞血瘀证）。西医诊断：慢性鼻炎。

治疗：①针刺蝶腭神经节：每次针双侧，每周1次。②黄柏滴鼻液滴鼻，每日3~4次。

2021年8月19日二诊：鼻塞明显缓解，嗅觉减退稍改善，仍流白黏涕，无喷嚏、鼻痒，纳眠可，二便调。专科检查：鼻黏膜暗红肿胀，鼻中隔左偏，鼻道内可见白黏涕。治疗：①针刺蝶腭神经节；②黄柏滴鼻液滴鼻，每日3~4次。

2021年8月26日三诊：鼻塞基本缓解，嗅觉减退较前改善，白黏涕减少，无喷嚏、鼻痒，纳眠可，二便调。专科检查：鼻黏膜暗红，肿胀减轻，鼻中隔左偏，鼻道内白黏涕减少。治疗：①针刺蝶腭神经节；②黄柏滴鼻液滴鼻，每日3~4次。

2021年9月2日四诊：鼻通气可，嗅觉减退明显改善，无鼻痒、喷嚏，无流涕，纳眠可，二便调。专科检查：鼻黏膜色红，鼻中隔左偏。治疗：针刺蝶腭神经节。嘱患者清淡饮食，避风寒。

参考文献

1. 古豫蕾，申琪.鼻窒考析［J］.中医临床研究，2021，13（20）：26-28.

2. 赵丽，苗兰兰.中医治疗慢性鼻炎临床研究进展［J］.光明中医，2019，34（16）：2583-2586.

3. 王艳丽.中药熏鼻联合针刺对慢性鼻炎患者临床症状评分的影响［J］.中医外治杂志，2021，30（3）：46-48.

4. 李盼盼，卢婉敏，谢文涛，等.穴位贴敷联合耳穴贴压治疗慢性单纯性鼻炎的疗效观察［J］.中医临床研究，2021，13（8）：131-133.

5. 陈倩雯，梁俊薇.揿针联合口服中药治疗儿童肺脾虚弱型慢性单纯性鼻炎30例［J］.江西中医药，2021，52（3）：58-61.

6. 李桂英.针刺蝶腭神经节治疗鼻窒的临床研究［D］.北京：北京中医药大学，2020.

7. 王钧曜.推拿配合穴位贴敷治疗儿童慢性单纯性鼻炎（肺经蕴热型）的临床研究［D］.济南：山东中医药大学，2020.

8. 甘晓磊.针刺与减充血剂治疗慢性单纯性鼻炎疗效差异观察［D］.吉林：长春中医药大学，2021.

第三节 鼻鼽

【概述】

鼻鼽是以反复发作的鼻痒、打喷嚏、流清涕、鼻塞为主要特征的鼻病。本病为临床常见病和多发病，既可常年发病，又可呈季节性发作，没有明显的年龄界限。在中医古籍中有"鼽鼻""鼽水""鼻流清水"等不同名称。西医学中的变应性鼻炎、血管运动性鼻炎、嗜酸性粒细胞增多性非变应性鼻炎等疾病属于本病范畴。

【古文献回顾】

古代文献中有许多记载鼻鼽的相关文献，本病最早记载于《礼记·月令》，称之为"鼽嚏"，其曰："季秋行夏令，则其国大水，冬藏殃败，民多鼽嚏"。鼻鼽一名首见于《素问·脉解》，曰："所谓客孙脉则头痛、鼻鼽、腹肿者，阳明并于上，上者则其孙络太阴也，故头痛、鼻鼽、腹肿也"。《灵枢》曰："人之嚏者，何气使然？岐伯曰：阳气和利，满于心，出于鼻，故为嚏。"《本草纲目》曰："鼻鼽，流清涕，是脑受风寒，包热在内。"《张氏医通》记载了"鼻渊鼻鼽，当分寒热……若涕清而不臭者为鼽，属虚寒，辛温之剂调之"的治疗方法。

【现代医学简介】

1. 变应性鼻炎

变应性鼻炎属Ⅰ型变态反应，人体接触到外界环境的变应原后，直至最后产生相关的临床症状，中间需要复杂的一系列免疫应答过程。整个过程包含速发相和迟发相。速发相时间在几秒钟至6小时内，效应细胞是肥大细胞和嗜碱性粒细胞。变应原与肥大细胞和嗜碱性粒细胞发生"桥连"，脱颗粒释放出组胺、白三烯、前列腺素和血小板活化因子等大量的炎性介质，导致鼻痒、喷嚏、流涕等临床症状。而迟发相时间在12~24小时以内，这个过程的效应细胞是嗜酸性粒细胞，合成白三烯、嗜酸性粒细胞阳离子蛋白等诱发鼻塞、流涕等临床症状。可常年发作或于花粉季节发病，亦可因气候突变、接触粉尘、不洁气体等刺激而发病。常见的变应原有螨虫、室内灰尘、真菌、羽毛、棉絮、宠物皮屑、花粉、牛奶、鸡蛋、海鲜或某些化妆品、染料、化纤织物、化学制剂等。

2.嗜酸性粒细胞增多性非变应性鼻炎

嗜酸性粒细胞增多性非变应性鼻炎的临床症状及鼻腔检查所见与变应性鼻炎相同，鼻分泌物中可找到较多的嗜酸性粒细胞，但变应原皮肤试验及特异性IgE抗体阴性，其发病多与环境气候、湿度等非特异性因素有关。本病病因不明，类固醇激素治疗有效。

3.血管运动性鼻炎

血管运动性鼻炎又称血管舒缩性鼻炎、神经反射性鼻炎，是鼻部植物神经平衡失调、血管反应性增强所致的一种应激性疾病，其临床症状与变应性鼻炎极为相似，表现为阵发性鼻痒、打喷嚏、流清涕、鼻塞，常在清晨起床时突然发作，并与情绪变化有关，鼻黏膜色泽变化较大，有时苍白，有时红润，鼻分泌物嗜酸细胞阴性，变应原皮肤试验及特异性IgE抗体阴性，治疗可应用减充血药及抗组胺药。

【病因病机】

本病多由脏腑虚损，正气不足，腠理疏松，卫表不固，风邪、寒邪或异气侵袭，寒邪束于皮毛，阳气无从泄越，故喷而上出而为嚏。其中与阳气失于和利关系尤为密切。《灵枢·口问》曰："人之嚏者何气使然，岐伯曰：阳气和利，满于心，出于鼻，故谓之嚏。"而鼻鼽反复打喷嚏是人体阳气失于和利的结果，可以概括为阳气不足和阳气郁滞两种病机。

1.阳气不足

素体阳气不足，卫外不固，风寒、异气异味乘虚而入，寒饮内停，正邪交争则喷嚏频频。

2.阳气郁滞

素体内热之人，阳气被内热郁滞于里而不能透达于表，进而导致体表阳气相对不足，卫外不固，外邪内侵，正邪交争而喷嚏频频。

【诊断】

1.诊断要点

（1）病史：本病可常年性发病，也可季节性发病，部分患者可有过敏史及家族过敏史。

（2）临床症状：主要表现为反复发作性鼻痒、打喷嚏、流清涕，或伴有鼻塞，具有突然发作和反复发作的特点，或有晨起、遇风后加重的表现，可伴有眼痒、结膜充血等眼部症状。

（3）专科检查：鼻黏膜多色淡或苍白水肿，少部分患者亦可充血色红，鼻甲肿大，鼻腔内有较多水样分泌物。

（4）实验室检查：多数患者鼻分泌物涂片可见较多嗜酸性粒细胞，部分患者变应原皮肤试验阳性，特异性 IgE 抗体阳性。

2. 鉴别诊断

本病应与伤风鼻塞相鉴别。鼻鼽与伤风鼻塞均有鼻痒、打喷嚏、流清涕、鼻塞等症状。伤风鼻塞常在受凉后起病，初起时打喷嚏、流清涕，后鼻涕逐渐转为白黏涕或黄涕，鼻黏膜充血肿胀，并伴有恶寒、发热、咳嗽、头痛、项背强痛等表证，病程一般持续1周左右，痊愈后短期不会再出现类似症状；而鼻鼽的的特点是症状突然发生，每次发作时均为鼻痒、打喷嚏、流清涕，或伴有鼻塞，鼻黏膜多为色淡或苍白水肿，无发热、恶寒、咳嗽等表证，往往发病快，症状消失也快，容易反复发作。

【治疗方法】

1. 辨证论治

（1）阳气不足：

［主证］局部症状：鼻痒，喷嚏，清涕如水，鼻塞，遇冷症状加重。全身症状：畏风怕冷，自汗，气短懒言，舌质淡，舌苔薄白，脉虚弱。专科检查：鼻黏膜色淡，或呈苍白色，或暗淡色，发作时下鼻甲水肿，鼻道内可见水样分泌物。

［治法］益气温肺，活血祛风。

［方药］益肺调血汤加减。方药组成：黄芪、白术、防风、炙麻黄、桂枝、白芍、细辛、乌梅、清半夏、干姜、蝉蜕、白蒺藜、紫草、旱莲草、当归、川芎、炒地龙、甘草。若鼻痒甚者，可酌加僵蚕等；若腹胀便溏，清涕如水，点滴而下者，可酌加山药、砂仁等；若喷嚏多，清涕长流不止者，可酌加五味子等。

（2）阳气郁滞：

［主证］局部症状：鼻痒，喷嚏，鼻涕黏稠，鼻塞，鼻内干燥，常在闷热天气发作。全身症状：口鼻干燥，咽痒，烦热口渴，舌质红，苔白或黄，脉数。专

科检查：鼻黏膜干燥，色红或暗红色，鼻甲肿胀，鼻道内可见白黏涕或黄涕。

[治法] 清热通阳，祛风通窍。

[方药] 清热通阳汤。方药组成：葛根、黄芪、黄柏、牡丹皮、肉桂、赤芍、细辛、生地黄、紫草、旱莲草、乌梅、当归、川芎、炒地龙、甘草。若咳嗽咯痰者，可酌加升麻、枇杷叶等；若鼻塞甚者，可酌加白芷、辛夷等。

2. 经验方

（1）扶正止鼽汤（张重华）：炙黄芪 30 g、炒白术 12 g、防风 9 g、淫羊藿 12 g、山萸肉 9 g、蝉蜕 9 g、煅牡蛎 30 g、牡丹皮 6 g、桔梗 12 g、甘草 3 g。全方补肺温肾，益气固表，祛风散邪，收敛固涩，寓扶正祛邪、固涩散邪于一方。适用于鼻鼽证属肺脾气虚型。

（2）过敏性鼻炎方（王仁忠）：黄芪 18 g、白术 12 g、防风 9 g、茯苓 15 g、炙麻黄 9 g、白芷 12 g、辛夷 9 g、柴胡 12 g、当归 15 g、牡丹皮 12 g、乌梅 9 g、甘草 6 g。方中黄芪、白术大补肺脾之气，防风走表以祛散风邪，麻黄宣通肺气而开郁闭，白芷芳香上达而通鼻窍，柴胡和解表里，茯苓利水渗湿，当归补血活血，辛夷宣发肺气，牡丹皮清热凉血，并少佐乌梅以敛肺。适用于鼻鼽证属阳气虚寒型。

（3）芍药过敏煎（陈四文）：白芍 10 g、赤芍 10 g、僵蚕 10 g、桂枝 6 g、辛夷 6 g、乌梅 10 g、五味子 10 g、防风 10 g、银柴胡 10 g、甘草 6 g。全方共奏疏风凉营、养阴生津之效。适用于鼻鼽证属阴虚血燥、风邪入络型。

3. 中医外治技术

（1）传统外治技术：

①滴鼻法：用温阳通窍的中药滴鼻剂滴鼻，以疏通鼻窍。

②塞鼻法：用温阳宣肺通窍的中药制成粉剂，蜜或麻油调，以棉裹塞鼻。

③熏鼻法：用温阳宣肺通窍类药物，煎煮后剩余药渣趁热熏鼻，患者做深呼吸，尽量吸入药渣蒸汽约 10 分钟，然后擤出鼻涕，早晚各 1 次。

（2）现代外治技术：

①针刺蝶腭神经节技术。操作：进针点位于颧弓最高点下缘稍下方凹陷内，张口时在咬肌附着点处。蝶腭神经节的位置多在进针点的内上方，且多偏前，少数在其内上方居中，深达 55 mm 处。每周 1~2 次，一般每次针一侧即可，在患

者能够耐受情况下可以每次两侧同时针。6~8次为1个疗程。症状消失后再巩固1~2次。通过调节交感神经与副交感神经的平衡进而缓解鼻鼽症状。（具体操作流程详见第六章第二节）

②罐灸三伏贴。选穴：天突、膻中、大椎、肺俞（双）、肾俞（双）。若贴敷后发现局部皮肤或全身有过敏现象需立即将贴敷膏药取下来，并在医生指导下进行对症治疗。贴敷时间：成人贴敷每次6~8小时，儿童每次2~4小时，每周1次，5次为1个疗程。（具体操作流程详见第六章第二节）

③揿针疗法。选穴：迎香、鼻通、印堂、合谷、外关、肺俞。操作：穴位经过局部常规消毒后，将揿针埋贴于穴位，确保针尖揿入皮内，要求揿针边缘的圆形胶布平整贴在皮肤上。每次贴敷24小时，每周3次，6次为1个疗程。本法具有激发患者体内的卫气，发挥卫外固表和祛邪外出等效用。

④鼻丘割治。操作：在鼻内窥镜下，1%丁卡因黏膜表面麻醉后用15号手术刀于双侧鼻丘行"井"字形割治治疗。一般治疗一次即可，若效果不理想，可间隔4周后再次治疗。在通过降低副交感神经兴奋性，减轻对鼻黏膜腺体、血管的刺激，缓解鼻鼽症状。（具体操作流程详见第六章第二节）

⑤鼻内针技术。操作：在鼻内镜辅助下找到内迎香穴和鼻丘穴，将毫针刺入深度为0.5~1 cm，留针20分钟，隔天治疗1次，2周为1个疗程。本法可激发经气并补益肺气、疏泄病邪，调节脏腑经络。（具体操作流程详见第六章第二节）

4. 针灸疗法

（1）体针。主穴：迎香、印堂、风池、风府、合谷，配穴：上星、足三里、禾髎、肺俞、脾俞、肾俞、三阴交等。操作：每次分别取主穴与配穴各2~3个，针刺，根据证型应用补泻手法。

（2）督灸。操作：患者取俯卧位暴露背部，常规消毒后用蘸有姜汁的棉球在背部涂姜汁，以皮肤轻微发红为度，在治疗部位上覆盖一层桑皮纸，将备好的姜泥均匀铺于其上，垒成上窄下宽的梯状体，将艾炷置于姜泥上，点燃艾炷的首、中、尾三点进行施灸，连续施灸3壮约2小时，施灸完毕后，取下姜泥及桑皮纸，用毛巾将药粉及姜泥残渣擦拭干净。2周1次，3次为1个疗程。本法具有温经通督、补脾益肺、健脾祛痰、宣肺通窍的作用。治疗期间忌食辛辣及生冷食物，忌受风寒。

5. 导引方法

（1）鼻背按摩。将双手鱼际部搓热，分别于鼻背由鼻根向迎香穴往返按摩，至有热感为度，再分别由攒竹向太阳穴推拿，使局部有热感，每日3次。

（2）迎香穴按摩。患者以双手中指分别在鼻翼两侧迎香穴进行局部按揉1~2分钟，每天3~4次。

6. 西医治疗

（1）药物治疗：分为特异性治疗和非特异性治疗。

①特异性治疗：包括避免疗法及免疫疗法，免疫疗法即给予患者逐步增加剂量的变应原提取物（治疗性疫苗），以诱导机体免疫耐受，使患者在再次接触相应变应原时症状明显减轻，甚或不产生临床症状。目前临床常用的变应原免疫治疗方法有皮下注射法（皮下免疫治疗SCLT）和舌下含服法（舌下免疫治疗SLIT），分为剂量累加和剂量维持两个阶段，总疗程3年左右，推荐使用标准化变应原疫苗。

②非特异性治疗主要包括激素治疗及抗组胺治疗。

（2）手术治疗。如筛前神经切断、翼管神经切断术等。

（3）鼻腔冲洗。结合患者病情轻重程度予以冲洗护理，每日1~4次。

【预防与调护】

1. 养成良好的生活习惯和运动习惯，提高机体对环境变化适应能力。

2. 饮食上避免过食生冷寒凉及海鲜、牛羊肉等发物；或根据过敏原检测结果忌食易于致敏的食物。

3. 保持环境清洁，避免或减少粉尘、花粉、羽毛、兽毛、蚕丝等刺激，花粉过敏者在相应季节出门戴口罩以较少接触相应过敏原。

【病案分析】

患者田某，女，21岁。2020年7月11日初诊。

主诉：发作性鼻痒、打喷嚏、流清涕半月余。

现病史：患者半月前无明显诱因出现发作性鼻痒、打喷嚏，流清涕，就诊于当地医院，予鼻用激素治疗，效不佳，特来我院门诊就诊。现症见：晨起鼻痒、打喷嚏，流清涕，遇风、冷等刺激加重，偶鼻塞，无咳嗽、咳痰，时有盗汗，纳眠可，二便调，舌红，苔黄，脉数。

专科检查：鼻黏膜干燥，色红，双下鼻甲肿胀，鼻道内可见白黏涕，鼻中隔无偏曲，各鼻窦区无明显压痛。

中医诊断：鼻鼽（阳气郁滞证）。西医诊断：变应性鼻炎。

治疗：①针刺蝶腭神经节，每次针双侧，每周1次；②罐灸三伏贴，每周1次。

2020年7月18日二诊：患者鼻痒、喷嚏稍减轻，流清涕明显缓解，鼻塞症状基本消失。专科检查：鼻黏膜干燥较前明显改善，双下甲稍大，鼻中隔无偏曲，中鼻道白黏涕较前明显减少。治疗：针刺蝶腭神经节及罐灸三伏贴。

2020年8月1日三诊：患者鼻痒、喷嚏症状消失，偶流清涕，无其他症状。治疗：针刺蝶腭神经节及罐灸三伏贴。嘱其少食肥甘厚腻食物，避免粉尘、花粉、羽毛、兽毛、蚕丝等刺激。

参考文献

1. 张治军，滕磊，施陈燕，等. 张重华治疗变应性鼻炎经验［J］. 河南中医，2021，41（1）：57-60.
2. 张静蓉，陈四文. 芍药过敏煎治疗小儿鼻鼽临床验案举隅［J］. 中国民族民间医药，2019，28（7）：71-73.
3. 李文涛. 鼻内针刺治疗变应性鼻炎的临床疗效及其作用机制［D］. 哈尔滨：黑龙江中医药大学，2021.

第四节　鼻渊

【概述】

鼻渊是以鼻流浊涕、量多不止为主要特征的鼻病。可发生于各种年龄。在中医古籍中有"鼻洞""鼻泓""鼻澳""脑漏""脑崩""控脑砂""脑泻"等不同名称。西医学中的急慢性鼻窦炎及鼻后滴漏综合征等疾病属于本病范畴。

【古文献回顾】

《素问》首次提出鼻渊，曰："胆移热于脑，则辛頞鼻渊。鼻渊者，浊涕下不止也。"《圣济总录》曰："辛頞鼻渊者……若水之有渊源。"《本草纲目》

曰："鼻渊流浊涕，是脑受风热。"《外科正宗》曰："脑漏者，又名鼻渊。总因风寒凝入脑户与太阳湿热交蒸乃成。"《景岳全书》曰："此病多由酒醴肥甘，或久用热物，或火由寒郁，以至湿热上熏，津汁溶溢而下，离经腐败。"《四圣心源》曰："中气不运，肺金壅满，即不感风寒，而浊涕时下，是谓鼻渊。"

【现代医学简介】

鼻窦炎是指发生在鼻窦黏膜的炎症性疾病，临床表现常为鼻塞、流黏脓涕、嗅觉障碍、面部胀痛等。引起鼻及鼻窦炎的病因较多。外在因素中，感染因素是引起鼻及鼻窦炎的首要因素，主要由病毒、细菌、真菌及寄生虫所致。亦还有非感染/炎症因素，如IgE介导的过敏反应、非IgE介导的过敏反应、药物性鼻炎、外界刺激物引起的鼻炎，以及多由手术、感染和外伤所致的正常通气和黏膜引流障碍。内在因素主要包含遗传因素即黏膜纤毛结构和功能障碍，以及一些后天获得性因素，如阿司匹林超敏反应相关的哮喘和鼻息肉，自主节律失调，内分泌改变（妊娠性鼻炎、甲状腺功能减退），窦口鼻道复合体解剖结构变异和阻塞（鼻腔新生物、鼻腔狭窄、引流受阻、潴留囊肿、窦口息肉），自身免疫和特发性因素（肉芽肿、血管炎、类天疱疮），免疫缺陷（感染HIV）等。儿童由于鼻窦比较小，发育不完全，黏膜表面和窦口的距离比较短，因此在病毒性上呼吸道感染时，容易发生鼻及鼻窦炎。

鼻后滴漏综合征是指因鼻腔和鼻窦的变态反应性或非变态反应性引起慢性炎症，炎症部位的分泌物经鼻腔向后倒流，进入口咽部位，长期刺激而引起以慢性咳嗽和咽异物感，以及咽部黏痰附着感等相应症状为主要特点的临床症候，为临床上儿童慢性咳嗽常见的病因。

【病因病机】

鼻渊的发生，实证多因外邪侵袭，引起肺、脾胃、胆之病变而发病，虚证多因肺、脾脏气虚损，邪气久羁，滞留鼻窍，致病情缠绵难愈。

1. 肺经风热

起居不慎，冷暖失调，或过度疲劳，风热袭表伤肺，或风寒外袭，郁而化热，内犯于肺，肺失宣降，邪热循经上壅鼻窍而为病。

2. 胆腑郁热

情志不遂，恚怒失节，胆失疏泄，气郁化火，胆火循经上犯，移热于脑，伤及鼻窍，或邪热犯胆，胆热上蒸鼻窍而为病。

3. 脾胃湿热

饮食失节，过食肥甘煎炒、醇酒厚味，湿热内生，郁困脾胃，运化失常，湿热邪毒循经熏蒸鼻窍而为病。

4. 肺气虚寒

久病体弱，或病后失养，致肺脏虚损，肺卫不固，易为邪犯，正虚托邪无力，邪滞鼻窍而为病。

5. 脾虚湿困

久病失养，或疲劳思虑过度，损及脾胃，致脾胃虚弱，运化失健，不能升清降浊，湿浊内生，困聚鼻窍而为病。

【诊断】

1. 诊断要点

（1）病史：可有外感病史。

（2）临床症状：本病主要表现为单侧或双侧鼻流浊涕，量多，常伴有鼻通气差及嗅觉减退，亦可伴有明显的头痛、头昏，头痛的部位常局限于前额、鼻根部或颌面部、头顶部等。

（3）专科检查：鼻黏膜红肿，尤以中鼻甲及中鼻道为甚；或为淡红色，中鼻甲肥大或呈息肉样变，中鼻道、嗅沟、下鼻道或后鼻孔可见脓涕。

（4）影像学检查：鼻窦CT示窦口鼻道复合体病变或鼻窦黏膜炎性病变。

2. 鉴别诊断

（1）本病应与鼻窒相鉴别。鼻窒与鼻渊均可有鼻塞、流涕，但二者的侧重点不同：鼻窒的主要症状是经常性鼻塞，不一定有流涕，即使伴有流涕，量也不多，鼻甲肿胀以下鼻甲为主，中鼻道及嗅沟无脓涕；而鼻渊的主要症状是流大量浊涕，不一定有鼻塞，鼻甲肿胀以中鼻甲为主，且中鼻道及嗅沟常有脓涕。鼻窦CT等影像学检查可辅助鉴别。

（2）本病应与鼻鼽相鉴别。鼻鼽与鼻渊的特征均为大量流涕，但鼻鼽为大量流清涕，常伴有喷嚏连连；鼻渊为大量流浊涕，多无喷嚏。鼻窦CT等影像学检查可辅助鉴别。

【治疗方法】

1. 辨证论治

（1）肺经风热：

［主证］局部症状：鼻塞，鼻涕量多而白黏或黄稠，嗅觉减退。全身症状：头痛，可兼有发热恶寒，咳嗽，舌质红，舌苔薄白，脉浮。专科检查：鼻黏膜红肿，尤以中鼻甲为甚，中鼻道或嗅沟可见黏性或脓性分泌物。

［治法］疏风清热，宣肺通窍。

［方药］银翘散加减。方药组成：连翘、银花、苦桔梗、薄荷、竹叶、生甘草、荆芥、淡豆豉、牛蒡子。若鼻涕量多者，可酌加蒲公英、鱼腥草、瓜蒌等；若鼻塞甚者，可酌加苍耳子、辛夷等；若头痛者，可酌加柴胡、藁本、菊花等；若表证不明显而以肺热为主者，可用泻白散加减。

（2）胆腑郁热：

［主证］局部症状：脓涕量多，色黄或黄绿，或有腥臭味，鼻塞，嗅觉减。全身症状：头痛剧烈，可兼有烦躁易怒，口苦，咽干，目赤，寐少梦多，小便黄赤等全身症状，舌质红，苔黄或腻，脉弦数。专科检查：鼻黏膜红肿胀，中鼻道、嗅沟或鼻底可见有黏性或脓性分泌物潴留，头额、眉棱骨或颌面部可有叩痛或压痛。

［治法］清泄胆热，利湿通窍。

［方药］龙胆泻肝汤加减。方药组成：柴胡、龙胆草、黄芩、栀子、泽泻、车前子、木通、生地黄、当归、甘草。若鼻塞甚者，可酌加苍耳子、辛夷、薄荷等；若头痛甚者，可酌加菊花、蔓荆子。

（3）脾胃湿热：

［主证］局部症状：鼻涕黄浊而量多，鼻塞重而持续，嗅觉减退。全身症状：头昏闷或重胀，倦怠乏力，胸脘痞闷，纳呆食少，小便黄赤，舌质红，苔黄腻，脉滑数。专科检查：鼻黏膜肿胀，中鼻道、嗅沟或鼻底见有黏性或脓性分泌物。

［治法］清热利湿，化浊通窍。

［方药］甘露消毒丹加减。方药组成：藿香、石菖蒲、白豆蔻、薄荷、滑石、茵陈、黄芩、连翘、木通、贝母、射干。若鼻塞甚者，可酌加苍耳子、辛夷等；若头痛者，可酌加白芷、川芎、菊花等。

（4）肺气虚寒：

[主证]局部症状：鼻涕黏白量多，稍遇风冷则鼻塞，嗅觉减退。全身症状：头昏头胀，气短乏力，语声低微，面色苍白，自汗畏风，咳嗽痰多，舌质淡，苔薄白，脉缓弱。专科检查：鼻黏膜淡红肿胀，中鼻甲肥大或息肉样变，中鼻道可见有黏性分泌物。

[治法]温补肺脏，益气通窍。

[方药]温肺止流丹加减。方药组成：人参、荆芥、细辛、诃子、甘草、桔梗、鱼脑石。临床应用时可加辛夷、苍耳子、白芷以芳香通窍。若头额冷痛，可酌加羌活、白芷、川芎等；若畏寒肢冷、遇寒加重者，可酌加防风、桂枝等；若鼻涕多者，可酌加半夏、陈皮、薏苡仁等；若自汗恶风者，可酌加黄芪、白术、防风等。

（5）脾虚湿困：

[主证]局部症状：鼻涕白黏而量多，嗅觉减退，鼻塞较重。全身症状：食少纳呆，腹胀便溏，脘腹胀满，肢困乏力，面色萎黄，头昏重，或头闷胀，舌淡胖，苔薄白，脉细弱。专科检查：鼻黏膜淡红，中鼻甲肥大或息肉样变，中鼻道、嗅沟或鼻底见有黏性或脓性分泌物潴留。

[治法]健脾利湿，益气通窍。

[方药]参苓白术散加减。方药组成：人参、茯苓、白术、炙甘草、炒扁豆、淮山药、莲子肉、薏苡仁、砂仁、桔梗。若鼻涕浓稠量多者，可酌加陈皮、半夏、枳壳、瓜蒌等；若鼻塞甚者，可酌加苍耳子、辛夷。

2. 经验方

（1）鼻窦清合剂（顾真）：苍耳子、细辛、辛夷、白芷、黄芩、龙胆草、泽泻、车前子、薏苡仁、茯苓、败酱草、皂角刺、天花粉、桔梗、菊花、丹参、川芎、甘草。方中苍耳子、细辛、辛夷通达鼻窍，白芷、菊花上行头面，散风邪而清利头目，并助主药宣通鼻窍；黄芩、龙胆草、泽泻、败酱草、车前子清热解毒，利湿排脓；茯苓、薏苡仁健脾利湿，以绝生痰之源；以皂角刺、天花粉、桔梗加强清热排脓之功；川芎、丹参活血祛瘀止痛；甘草调和诸药。适用于鼻渊证属脾胃湿热型。

（2）清窦通窍汤（王仁忠）：金银花、连翘、黄芩、细辛、白芷、辛夷、薏苡仁、车前子、鱼腥草、藿香、天花粉、皂角刺、丹参、山甲、蔓荆子、白术、桔梗、甘草。方中以金银花、连翘、黄芩、鱼腥草清热解毒；以细辛、白芷、辛夷、藿香芳香通窍排脓；以白术、薏苡仁、车前子、天花粉、皂角刺、桔梗健脾化湿排脓；以丹参、穿山甲祛瘀排脓；以蔓荆子清利头目而止头痛；以甘草调药。全方合用以达清热利湿、健脾排脓、活血通窍之功。适用于鼻渊证属脾胃湿热型。

（3）通涕汤（郭兆刚）：黄芪20g、金银花10g、荆芥10g、广藿香10g、白芷15g、茵陈10g、川芎15g、皂角刺15g、炒黄芩15g、连翘15g、防风15g、紫苏叶10g、苍耳子10g、麻黄绒5g、甘草5g。适用于鼻渊证属肺经郁热型。

3. 中医外治技术

（1）传统外治技术：

①滴鼻法：用芳香通窍的中药滴鼻剂滴鼻，以疏通鼻窍。

②熏鼻法：用宣肺通窍类药物，煎煮后剩余药渣趁热熏鼻，患者做深呼吸，尽量吸入药渣蒸汽约10分钟，然后擤出鼻涕，早晚各1次。

（2）现代外治技术：罐灸三伏贴。选穴：天突、膻中、大椎、肺俞（双）、肾俞（双）。若贴敷后发现局部皮肤或全身有过敏现象需立即将贴敷膏药取下来，并在医生指导下进行对症治疗。贴敷时间：成人贴敷每次6~8小时，儿童每次2~4小时，每周1次，5次为1个疗程。（具体操作流程详见第六章第二节）

4. 针灸治疗

体针。主穴：迎香、印堂、合谷、列缺、通天；配穴：尺泽、少商、阳陵泉、侠溪、曲池、阴陵泉等。操作：每次分别取主穴与配穴各2~3个，根据证型应用补泻手法。

5. 导引方法

（1）鼻背按摩：将双手鱼际部搓热，分别于鼻背由鼻根向迎香穴往返按摩，至有热感为度，再分别由攒竹向太阳穴推拿，使局部有热感，每日3次。

（2）迎香穴按摩：用食指于迎香穴上点、压、揉、按，每日3次，每次5~10分钟，以鼻内舒适为度。

6. 西医治疗

（1）药物治疗：

①抗感染治疗：因多为球菌、杆菌或厌氧菌感染，故宜首选并足量是用青霉素类抗生素。如患者对青霉素过敏或细菌对此有耐药性，可改用其他广谱抗生素

等，应正确选择并足量是用抗炎药物。

②局部用药：鼻用糖皮质激素和鼻腔冲洗治疗3个月。

（2）有创操作治疗：

①鼻窦穿刺冲洗法：多用于上颌窦，穿刺冲洗后，可选用适宜药液注入。

②负压置换法：用负压吸引法将鼻窦内的脓液吸引出来，再将适宜的药物置换进入鼻窦，以达到治疗目的。

（3）手术治疗：如疗效不佳则可以考虑鼻内镜手术治疗。术后应当定期随访，并继续给予鼻用糖皮质激素联合鼻腔冲洗治疗。

【预防与调护】

1. 积极治疗原发病保持鼻腔通畅，以利鼻涕排出。
2. 锻炼身体、防治感冒。
3. 注意正确的擤鼻方法，以免邪毒窜入耳窍致病。
4. 注意饮食有节，少食肥甘厚腻食物，戒除烟酒。

【病案分析】

患者梁某某，女，42岁。2021年7月8日初诊。

主诉：鼻塞、流黄涕4个月余。

现病史：患者4个月前感冒后出现鼻塞、流黄涕，伴前额痛，就诊于当地医院，予鼻用激素喷鼻及口服抗生素治疗，效欠佳。后就诊于我院门诊，症见：鼻塞，流黄涕，前额胀痛，嗅觉减退，味觉正常，鼻涕倒流，无打喷嚏，无鼻出血等症。

专科检查：鼻黏膜肿胀，双下甲稍大，鼻中隔无偏曲，中鼻道见有黄色黏性分泌物，额窦区有压痛，余鼻窦区压痛不明显。

影像学检查：鼻窦CT示鼻窦炎。

中医诊断：鼻渊（脾胃湿热证）。西医诊断：鼻窦炎。

治疗：①罐灸三伏贴：选取天突、膻中、大椎、肺俞（双），贴敷时间：每次6小时，每周1次；②口服鼻窦清合剂：每次30 mL，每日3次。

2021年7月15日二诊：患者鼻塞减轻，黄涕量明显减少，头痛症状几乎消失，仍觉鼻涕倒流、嗅觉减退。专科检查：鼻黏膜肿胀较前明显改善，双下甲稍大，鼻中隔无偏曲，中鼻道黄色黏性分泌物较前明显减少，各鼻窦区压痛不明显。治疗：①罐灸三伏贴；②口服鼻窦清合剂。

2021年7月29日三诊：患者无鼻塞、头痛，无鼻涕倒流，嗅觉较前明显改善，偶有白涕。治疗：罐灸三伏贴1次。嘱少食肥甘厚腻食物。

参考文献

1. 顾真，梁俊薇，王仁忠．鼻窦清合剂治疗鼻窦炎60例临床研究［J］．山东中医杂志，2003（3）：144-145．
2. 王仁忠，许倩倩，孟伟．清窦通窍汤配合上颌窦穿刺治疗慢性鼻窦炎疗效观察［J］．中国中西医结合影像学杂志，2010，8（6）：561-562．
3. 晏丽霄．郭兆刚教授用通涕汤治疗慢鼻渊的临床观察［D］．昆明：云南中医药大学，2019．

第五节　鼻槁

【概述】

鼻槁是以鼻内干燥，甚或黏膜萎缩、鼻腔宽大为主要特征的鼻病。本病的发病有一定的地域特点，以气候干燥的地区为多见。若鼻气腥臭者，又称臭鼻症。在中医古籍中有"鼻藁""鼻干""鼻燥"等不同名称。西医学的干燥性鼻炎、萎缩性鼻炎等病均属于本病范畴。

【古文献回顾】

古代文献中有许多关于鼻槁的记载。鼻槁一词，首见于《灵枢·寒热病》之"皮寒热者，不可附席，毛发焦，鼻槁腊，不得汗"。《太平圣惠方·卷三十七》曰："夫鼻干无涕者，由脏腑壅滞，内有积热，攻于上焦之所致也。凡肺气通于鼻，主于涕。若其脏夹于风热，则津液不通，皮毛枯燥，两颊时赤，头痛鼻干，故令无涕也。"《续名医类案·卷十七·鼻》记载艾灸可治鼻槁，谓："王执中母氏，久病鼻干有冷气……后因灸绝骨而渐愈。执中亦常患此，偶绝骨微痛而著艾，鼻干亦失"。《万氏秘斋片玉心书·卷五》记载了"鼻干者，心脾有热，上蒸于肺，故津液枯涸而结，当清热生津，导赤散吞服抱龙丸治之"的治疗方法。

【现代医学简介】

干燥性鼻炎是一种常见的慢性鼻炎,通常指的是长期受外界物理或化学物质刺激引起的鼻腔黏膜及黏膜下层的慢性非特异性炎症,临床症状与体征表现各异,临床症状表现为鼻腔内有干燥感,轻微的烧灼感,鼻涕少或无鼻涕、鼻内痒感、鼻腔阻塞、鼻腔异味、鼻出血或鼻涕中带血、咽部干燥不适等;查体可见鼻黏膜干燥、发红或充血,可见因纤毛运动障碍而使黏液干涸形成结痂,严重者因细菌感染而形成鼻黏膜浅层糜烂或溃疡。病因尚不甚明确,多认为与工作环境及外界气候有关。在气候干燥、寒热温差大和粉尘多的环境中易患此病,维生素缺乏、贫血、大量吸烟、饮酒可致鼻黏膜改变,引发本病。疾病发展过程中鼻黏膜干燥变薄,部分上皮细胞纤毛消失,甚至化生为鳞状上皮。基底膜含有大量胶质、变厚。分泌腺退变萎缩而致分泌功能减退。有时可出现黏膜浅层糜烂或溃疡,可以累及黏膜下组织及软骨膜。目前,临床上治疗干燥性鼻炎尚无特异性方法,只能采取消除诱发因素、滋润鼻腔、去除结痂、避免有害因素、护理黏膜、治疗感染等常规措施。

【病因病机】

本病的病因与燥邪、阴虚、气虚等有关。病机主要是津伤而致鼻窍失养。

1. 燥邪犯肺

气候干燥,或多尘、高温的工作环境,又值肺阴亏虚,燥热之邪伤肺,循经上灼鼻窍耗伤津液,鼻窍失养,发为鼻槁。

2. 肺肾阴虚

肺阴不足,不能上润鼻窍,鼻失滋养,甚则肺虚及肾,肺肾阴虚,虚火上炎,灼伤鼻窍黏膜,致使鼻干、黏膜枯萎而为病。

3. 脾气虚弱

脾胃虚弱,气血精微生化不足,无以上输充养鼻窍,鼻失气血滋养而为病。若脾不化湿,湿蕴化热,湿热上蒸,熏灼鼻窍黏膜,亦可导致本病。

【诊断】

1. 诊断要点

(1) 病史:长期患鼻腔或鼻窦慢性化脓性炎症,鼻腔分泌物引流不畅,以及维生素缺乏,营养不良及其他全身疾病导致鼻腔黏膜改变而发病。

（2）临床症状：鼻内干燥感，可伴有鼻出血、鼻塞、嗅觉减退或丧失、头昏、头痛等症状，严重时鼻内有腥臭气味、脓涕鼻痂多。

（3）专科检查：鼻黏膜干燥，甚至萎缩，鼻甲缩小，尤以下鼻甲为甚，鼻腔宽大，有时可直接从鼻孔望及鼻咽部，鼻黏膜表面可见黄绿色脓痂覆盖，清除痂皮后见黏膜糜烂出血。

2.鉴别诊断

本病应与鼻窒相鉴别。鼻槁与鼻窒均可出现鼻塞，且病程较长，区别在于：鼻槁的鼻塞是一种假性鼻塞，即鼻腔实际上是通气的，但患者自觉鼻塞，原因是鼻黏膜干燥、萎缩或痂皮覆盖，致鼻黏膜表面感觉迟钝，感觉不到空气的进入而产生"鼻塞"的错觉，必定还有鼻内干燥的症状；鼻窒的鼻塞是真正的鼻塞，由于鼻甲肿大堵塞鼻腔，以致空气进入鼻腔减少而产生鼻塞的症状，一般无鼻内干燥感。

【治疗方法】

1.辨证论治

（1）燥邪犯肺：

［主证］局部症状：鼻内干燥，灼热疼痛，涕痂带血。全身症状：咽痒干咳，无痰或痰少而黏，口干，或有头痛、微寒、身热等表证，舌尖红，苔薄黄少津，脉细数。专科检查：鼻黏膜干燥，或有痂块。

［治法］清燥润肺，宣肺散邪。

［方药］清燥救肺汤加减。方药组成：冬桑叶、石膏、火麻仁、麦冬、阿胶、人参、甘草、杏仁、枇杷叶。若鼻衄者，可酌加白茅根、茜草根等凉血止血。

（2）肺肾阴虚：

［主证］局部症状：鼻干较甚，鼻衄，嗅觉减退。全身症状：咽干，干咳少痰，或痰带血丝，腰膝酸软，手足心热，舌红少苔，脉细数。专科检查：鼻黏膜色红干燥，鼻甲萎缩，或有脓涕痂皮积留。

［治法］滋养肺肾，生津润燥。

［方药］百合固金汤加减。方药组成：生地黄、熟地黄、麦冬、百合、贝母、当归、白芍、甘草、玄参、桔梗。若鼻衄，加白茅根、旱莲草、藕节凉血止血；腰膝酸软者，加牛膝、杜仲补肾强腰。

（3）脾气虚弱：

[主证] 局部症状：鼻内干燥，鼻涕黄绿腥臭，嗅觉减退。全身症状：常伴纳差腹胀，倦怠乏力，面色萎黄，或有头痛头昏，舌淡红，苔白，脉缓弱。专科检查：鼻黏膜色淡，干燥较甚，鼻腔宽大，涕痂积留。

[治法] 健脾益气，祛湿化浊。

[方药] 补中益气汤加减。方药组成：黄芪、人参、白术、炙甘草、当归、陈皮、升麻、柴胡。若鼻涕黄绿腥臭、痂皮多者，可酌加薏苡仁、土茯苓、鱼腥草以清热祛湿化浊；纳差腹胀，加砂仁、麦芽助脾运化。

2. 经验方

（1）清肺润鼻方（干祖望）：黄柏3g、柿霜（冲服）3g、知母10g、生地黄10g、熟地黄10g、沙参10g、麦冬10g、玉竹10g、百合10g、天花粉10g、芦根30g。方中百合滋阴清热，生地黄养阴清热，熟地黄滋阴补血，合为主药；麦冬甘寒，助百合清热养阴；天花粉清热泻火、消肿排脓，柿霜以清肺热，加用知母、黄柏等滋阴清热；沙参、玉竹合用，清凉滋补使得燥邪得以控制，症状得以改善，从而提高患者的生活质量。适用于鼻槁证属阴虚肺热型。

（2）清燥润鼻方（付志刚）：胡麻仁10g、麦冬9g、党参12g、甘草10g、桑叶20g、杏仁10g、枇杷叶12g、石膏10g。全方共奏清热润燥、养阴润肺之功效。适用于鼻槁证属燥邪犯肺型。

3. 中医外治技术

（1）传统外治技术：

①滴鼻法：可用滋养润燥的中药滴鼻剂滴鼻，如用蜂蜜、芝麻油加冰片少许滴鼻，或复方薄荷油滴鼻。

②熏鼻法：可用清热解毒排脓类药物，煎煮后剩余药渣趁热熏鼻，患者做深呼吸，尽量吸入药渣蒸汽约10分钟，然后擤出鼻涕，早晚各1次。

（2）现代外治技术：针刺蝶腭神经节技术。操作：进针点位于颧弓最高点下缘稍下方凹陷内，张口时在咬肌附着点处。蝶腭神经节的位置多在进针点的内上方，且多偏前，少数在其内上方居中，深达55mm处。每周1~2次，一般每次针一侧即可，在患者能够耐受情况下可以每次两侧同时针。6~8次为1个疗程。症状消失后再巩固1~2次。本法通过调节交感神经与副交感神经的平衡进而改善

鼻腔干燥等症状。（具体操作流程详见第六章第二节）

4. 针灸疗法

（1）体针。主穴：迎香、鼻通、禾髎、百会，配穴：足三里、血海、三阴交、肺俞、脾俞等穴。操作：每次分别取主穴与配穴各2~3个，针刺用补法，每日1次。

（2）耳穴贴压。取内鼻、肺、脾、肾、内分泌等耳穴，用王不留行籽贴压，双耳交替应用。

（3）电针刺法。操作：采用65 mm针灸针由前鼻孔插入，直刺蝶窦底壁前外下方近蝶腭孔处，针尾接电针治疗机，留针半小时，每周1~2次，8~10次为1个疗程。通过加强鼻内副交感神经的作用，从而扩张鼻黏膜血管，改善鼻黏膜血液循环，加强腺体分泌。

（4）穴位注射。操作：用2 mL注射器抽吸1 mL利多卡因及2 mg地塞米松，将药液缓慢注入下关穴，每次仅1侧，每隔3~5天1次，双侧交替，5次为1个疗程。

5. 导引方法

（1）鼻背按摩。将双手鱼际部搓热，分别于鼻背由鼻根向迎香穴往返按摩，至有热感为度，再分别由攒竹向太阳穴推拿，使局部有热感，每日3次。

（2）迎香穴按摩。用食指于迎香穴上点、压、揉、按，每日3次，每次1~2分钟，以鼻内舒适为度。

6. 西医治疗

（1）病因治疗。避免接触职业粉尘如煤尘、棉尘、工业废气等，避免吸入干燥多尘的空气、刺激性气体或烟雾。治疗可导致鼻干的慢性全身性疾病，戒烟戒酒，节制辛辣饮食等。

（2）口服用药。主要包括维生素及桃金娘油。研究表明桃金娘油可加强鼻腔黏膜纤毛运动，促进黏液分泌，并且有利于受损黏膜的恢复，改善鼻腔干燥感。维生素B_2可推动鼻黏膜上皮细胞纤毛摆动，维生素C参与胶原的合成，有助于坚固及修复受损组织，并可改善血管的通透性以减少血液渗出，故而适量补充维生素有利于修复损伤的鼻黏膜。

（3）局部用药：

①滴鼻剂：临床常用复方薄荷油滴鼻液、复方鱼肝油滴鼻剂、苁蓉滴鼻液及樟脑石蜡油等滴鼻。

②软膏涂剂：临床多用红霉素眼膏或软膏。亦可应用氧氟沙星眼膏、复方木芙蓉涂鼻膏等治疗本病。

③鼻腔冲洗：生理性海水鼻腔冲洗不但能去除鼻腔局部的刺激物质，软化结痂，湿润黏膜，从而促进鼻腔黏膜的修护及纤毛运输功能的恢复，而且具有杀菌和消炎的作用，改善干燥性鼻炎症状。

（4）手术治疗。主要目的是缩小前鼻孔，以减少鼻腔通气量、降低鼻黏膜水分蒸发、减轻黏膜干燥及结痂形成。

【预防与调护】

1. 保持鼻腔清洁湿润，及时清除积留涕痂。
2. 禁用血管收缩剂滴鼻。
3. 积极防治各种鼻病及全身性慢性疾病，戒烟酒。
4. 加强卫生管理，注意劳动保护，改善生活与工作环境，减少粉尘吸入。在高温、粉尘多的环境，要采取降温、除尘通风、空气湿润等措施。

参考文献

1. 秦岭.干祖望辨治鼻槁经验［J］.浙江中医杂志，2019，54（6）：391-392.
2. 付志刚.清燥润鼻方治疗燥邪伤鼻型鼻槁临床研究［J］.亚太传统医药，2020，16（3）：125-126.

第六节 鼻衄

【概述】

鼻衄是以鼻出血为主要特征的鼻病。除因鼻部损伤引起外，还可因脏腑功能失调而致。在中医古籍中有"衄血""惊衄""瓱衄"及"鼻洪"等不同名称。西医学的鼻出血（非鼻部损伤引起的）属于本病范畴。

第九章 鼻部疾病

【古文献回顾】

关于鼻衄最早记载可追溯到《黄帝内经》，谓"阳络伤则血外溢，血外溢则衄血"。《备急千金要方》首次提到"鼻衄"，谓"治鼻衄方。地黄汁五合，煮取四合，空腹服之，忌酒炙肉，且服粳米饮"。《素问》曰："衄者，鼻中出血也。肺开窍于鼻，血得热则随火上逆，故杂症以衄，为里热也。"《三因极一病证方论》曰："病者饮酒过多，及啖炙煿五辛热食，动于血，血随气溢，发为鼻衄。"《景岳全书》曰："衄血虽多由火，而唯于阴虚者为尤多，正以劳损伤阴，则水不制火，最能动冲任阴分之血。"

【现代医学简介】

鼻出血是耳鼻喉科临床常见病，可因鼻腔、鼻窦疾病引起，也可因某些全身性疾病所致，前者较为多见；可单侧出血，亦可双侧出血；可表现为反复间歇性出血，亦可为持续性出血。出血较轻者仅涕中带血或倒吸血涕，重者出血可达数百毫升以上；一次大量出血可致休克，反复多次少量出血可导致贫血。

鼻出血部位多在鼻中隔前下方的易出血区（利特尔动脉丛或克氏静脉丛），儿童、青少年的鼻出血多数或几乎全部发生在该部位。大多数出血可自止或将鼻翼捏紧后停止。中老年患者的鼻出血多发生在鼻腔后段吴氏鼻—鼻咽静脉丛，亦可为鼻中隔后部动脉（90%来自蝶腭动脉）出血。该部位的鼻出血多较凶猛，不易止血。

【病因病机】

鼻衄可分为虚证和实证两大类。实证者，多因火热气逆、迫血妄行而致；虚证者，多因阴虚火旺或气不摄血而致。

1. 肺经风热

风热或燥热之邪犯肺，肺失肃降，邪热循经上犯鼻窍，损伤阳络，血溢脉道而为衄。

2. 胃热炽盛

胃经素有积热，或因暴饮烈酒，过食辛燥，致胃热炽盛，火热内燔，循经上炎，损伤阳络，迫血妄行而为衄。

3. 肝火上炎

情志不舒，肝气郁结，郁久化火，循经上炎，或暴怒伤肝，肝火上逆，血随火动,灼伤鼻窍脉络,血溢脉外而为衄。

4. 心火亢盛

由于情志之火内生,或气郁而化火,致使血热,心火亢盛,迫血妄行,发为鼻衄。

5. 阴虚火旺

素体阴虚,或劳损过度、久病伤阴,以致肝肾阴虚,水不制火,虚火上炎,损伤阳络,血溢脉外而衄。

6. 气不摄血

久病不愈,忧思劳倦,饮食不节,损伤脾胃,以致脾气虚弱,统摄无权,气不摄血,血不循经,渗溢于鼻窍而致衄。

【诊断】

1. 诊断要点

(1) 病史:部分患者有糖尿病、心脑血管疾病及凝血障碍病史等。部分患者有口服抗凝药物史,如阿司匹林等。

(2) 临床症状:主要表现为单侧或双侧鼻出血,可为间歇反复出血,亦可持续出血。出血量多少不一,轻者仅鼻涕中带血;较重者,渗渗而出或点滴而下;严重者,血如泉涌,鼻口俱出,甚则昏厥。

(3) 专科检查:鼻腔检查多可找到出血部位,以鼻中隔前下方及下鼻道后部的出血较为多见。

(4) 实验室检查:大多数患者无明显异常,部分患者可见血常规或凝血功能异常。

2. 鉴别诊断

(1) 本病应与咯血相鉴别。咯血者为咳嗽时出血,多兼有咳痰,常有肺部疾病史,咯血呈粉红色泡沫状。鼻衄流经咽部者,为鲜红色的血液,无痰液,也无咳嗽。

(2) 本病应与呕血相鉴别。呕血者为呕吐时出血,血色多暗红,且混有胃内容物,常有消化系统疾病史;鼻衄流经咽部者,为鲜红色的血液,无胃内容物混杂,也无呕吐。

【治疗方法】

1. 辨证论治

鼻衄属于急症,临床治疗时要遵照"急则治其标、缓则治其本"之原则,同时应稳定病者的情绪,以利于配合治疗和检查。有虚脱者,应及时抢救处理。

(1)肺经风热:

[主证]局部症状:鼻中出血,点滴而下,色鲜红,量不甚多,多伴有鼻塞涕黄。全身症状:咳嗽痰少,口干,舌质红,苔薄白而干,脉数或浮数。专科检查:鼻腔干燥、灼热感,或见黏膜糜烂。

[治法]疏风清热,凉血止血。

[方药]桑菊饮加味。方药组成:桑叶、菊花、薄荷、杏仁、桔梗、连翘、芦根、甘草。应用时可加牡丹皮、白茅根、栀子炭、侧柏叶等清热止血。

(2)胃热炽盛:

[主证]局部症状:鼻中出血,量多,色鲜红或深红。全身症状:多伴有口渴引饮,口臭,或齿龈红肿、糜烂出血,大便秘结,小便短赤,舌质红,苔黄厚而干,脉洪数或滑数。专科检查:鼻黏膜色深红而干。

[治法]清胃泻火,凉血止血。

[方药]凉膈散加味。方药组成:黄芩、栀子、薄荷、连翘、竹叶、大黄、芒硝、甘草。若大便通利,可去芒硝;热甚伤津耗液,可加麦冬、玄参、白茅根之类以助养阴清热生津。

(3)肝火上炎:

[主证]局部症状:鼻衄暴发,量多,血色深红。全身症状:常伴有头痛头晕,口苦咽干,胸胁苦满,面红目赤,烦躁易怒,舌质红,苔黄,脉弦数。专科检查:鼻黏膜色深红。

[治法]清肝泻火,凉血止血。

[方药]龙胆泻肝汤加味。方药组成:柴胡、龙胆草、黄芩、栀子、泽泻、车前子、木通、生地黄、当归、甘草。可加牡丹皮、仙鹤草、茜草根等加强凉血止血之功;加石膏、黄连、竹茹、青蒿等以清泄上炎之火。若口干甚者,加麦冬、玄参、知母、葛根等以清热养阴生津;若大便秘结者加大黄、芦荟;若暴怒伤肝,或肝火灼阴,致肝阳上亢而见头晕目眩、面红目赤、鼻衄、舌质干红少苔者,可

用蒙龙汤加减。

（4）心火亢盛：

[主证]局部症状：鼻血外涌，血色鲜红。全身症状：伴有面赤，心烦失眠，身热口渴，口舌生疮，大便秘结，小便黄赤，甚则神昏谵语，舌尖红，苔黄，脉数。专科检查：鼻黏膜红赤。

[治法]清心泻火，凉血止血。

[方药]泻心汤加减。方药组成：大黄、黄连、黄芩。可加白茅根、侧柏叶、茜草根等加强凉血止血之效；心烦不寐、口舌生疮者，加生地黄、木通、莲子心以清热养阴，引热下行。

（5）阴虚火旺：

[主证]局部症状：鼻衄色红，量不多，时作时止。全身症状：口干少津，头晕眼花，五心烦热，健忘失眠，腰膝酸软，或颧红盗汗，舌红少苔，脉细数。专科检查：鼻黏膜色淡红而干嫩。

[治法]滋补肝肾，养血止血。

[方药]知柏地黄汤加减。方药组成：生地黄、怀山药、山茱萸、知母、黄柏、牡丹皮、茯苓、泽泻。可加旱莲草、阿胶等滋补肝肾，养血；加藕节、仙鹤草、白及等收敛止血；若肺肾阴虚者，可用百合固金汤以滋养肺肾。

（6）气不摄血：

[主证]局部症状：鼻衄常发，渗渗而出，色淡红，量或多或少。全身症状：面色无华，少气懒言，神疲倦怠，纳呆便溏，舌淡苔白，脉缓弱。专科检查：鼻黏膜色淡。

[治法]健脾益气，摄血止血。

[方药]归脾汤加减。方药组成：人参、黄芪、白术、甘草、当归、龙眼肉、酸枣仁、茯苓、远志、木香。可加阿胶以补血养血，加白及、仙鹤草以收敛止血，纳呆者加神曲、麦芽等。若因鼻衄势猛不止，阴血大耗，以致气随血亡，阳随阴脱，症见汗多肢凉，面色苍白，四肢厥逆，或神昏、脉微欲绝者，宜急用回阳益气、固脱摄血之法，以救逆扶危，可选用独参汤或参附汤。

2. 经验方

（1）茅根赭石止衄方（崔文成）：白茅根 15 g、煅赭石 30 g、芦根 10 g、虎杖 15 g、连翘 10 g、金银花 10 g、炒栀子 10 g、黄连 3 g、当归 9 g、白芍 9 g、淡竹叶 10 g、生地黄 10 g、醋鸡内金 3 g、焦山楂 10 g、生甘草 3 g。全方合用具有凉血降气、泻火消积，导赤清热之功。适用于鼻衄证属心火炽盛型。

（2）鼻衄停汤（毛得宏）：白茅根 30 g、白及 10 g、茜草炭 10 g、生地黄 10 g、麦冬 10 g、牡丹皮 10 g、赤芍 10 g、枇杷叶 10 g、辛夷 10 g、甘草 3 g。全方共奏凉血化瘀止血之功。适用于鼻衄证属肺经风热型。

3. 中医外治技术

（1）冷敷法：取坐位，以冷水浸湿的毛巾或冰袋敷于患者的前额或颈部，以达凉血止血的目的。

（2）滴鼻法：可用收敛止血的中药滴鼻。

4. 针灸疗法

（1）体针。主穴：迎香、上星、天府、孔最，配穴：鱼际、少商、内庭、二间、行间、少府、太溪、涌泉、足三里等。操作：每次分别取主穴与配穴各 2~3 个，针刺，根据证型应用补泻手法。

（2）耳穴贴压。取内鼻、肺、胃、肾上腺、额、肝、肾等耳穴，用王不留行籽贴压。

5. 导引方法

令患者双足浸于温水中，或以大蒜捣烂，或用吴茱萸粉调成糊状敷于同侧足底涌泉穴上，有引火下行的作用，以协助止血。

6. 西医治疗

（1）局部处理：

①按压法：用手指捏紧两侧鼻翼，压迫 10~15 分钟，同时用冷水袋或湿毛巾敷前额和后颈，以促使血管收缩减少出血。

②烧灼法：烧灼出血处毛细血管网，使血管封闭或凝固而止血。

③填塞法：前鼻孔可吸收性材料填塞、前鼻孔纱条填塞、后鼻孔填塞法、鼻腔或鼻咽部气囊或水囊压迫。

（2）手术治疗：可选用血管结扎术、血管栓塞术。

（3）全身治疗：口服、肌内注射或静脉应用止血剂，适当补充维生素，有贫血或休克者应纠正贫血或抗休克治疗。

【预防与调护】

1. 宜少活动，多休息，保持大便通畅，忌食辛燥刺激之物，以免资助火热，加重病情。

2. 注意情志调养，保持心情舒畅，忌忧郁暴怒。

3. 戒除挖鼻等不良习惯，勿用力擤鼻。

4. 保持鼻黏膜湿润。

参考文献

1. 郭雨薇，崔文成. 崔文成用茅根赭石止衄方治儿童鼻衄食火血热证经验［J］. 江西中医药，2021，52（6）：26-28.

2. 库红红，彭川，毛得宏. 毛得宏教授治疗鼻衄经验探析［J］. 中国中医急症，2017，26（7）：1186-1187，1196.

第七节　失嗅

【概述】

失嗅是指以嗅觉减退为主要特征的鼻病。它既可为某一疾病的伴随症状，也可为一种独立的疾病。年龄是影响嗅觉功能最主要的因素，国外65岁以上老年人群失嗅自报患病率可高达40%，国内60岁及以上居民自报失嗅患病率为8.49%，且随年龄增加而升高。在中医古籍中有"鼻聋""鼻齆"及"鼻不闻香臭"等不同名称。西医学中因各种原因导致的嗅觉障碍均属于本病范畴。

【古文献回顾】

古代文献中有许多记载失嗅的相关文献，如《素问病机气宜保命集》首次提出"鼻不闻香臭"，谓"经云风者百病之始，善行而数变，行者动也……中脏者，唇吻不收，舌不转而失音，鼻不闻香臭，耳聋而眼瞀，大小便秘结，皆曰中脏也，其治多难"。《诸病源候论》将本病称之为"鼻齆"，谓"肺主气而通于鼻，而气为阳，诸阳之气，上荣主面，若气虚受风冷，风冷客于脑，即其气不和，冷气停滞，搏于津液，脓涕结聚，即鼻不闻香臭，谓之鼻齆"。《杂病源流犀烛·卷二十三》提出"用中指尖于掌心搓令极热，熨搓迎香二穴，可时搓时运，兼行后功，此法治不闻香臭"。《备急千金要方》中更是记载多种治鼻齆的外治方法：包括内鼻法、吹鼻法、灌鼻法、塞鼻法等外治方法。

【现代医学简介】

嗅觉是对气味的感知，在人的社会交往及日常生活中起着重要作用。嗅觉障碍是指在气味感受、传导及信息分析整合过程中，嗅觉通路各环节发生器质性和（或）功能性病变，导致的气味感知异常。嗅觉障碍包括嗅觉定量障碍及定性障碍，前者包括嗅觉减退、嗅觉丧失和嗅觉过敏，后者包括嗅觉倒错和幻嗅。

按照病因与解剖定位将嗅觉障碍分为以下四类。

1. 传导性嗅觉障碍

通常是由于鼻腔或呼吸道其他部位的结构异常，使得空气不能经呼吸到达嗅区从而造成嗅觉障碍。病变多发生于鼻腔，常见原因包括鼻腔结构异常、鼻腔异物，或鼻息肉等鼻腔和鼻咽占位性病变，或各类鼻炎、鼻窦炎及鼻中隔偏曲所致的鼻黏膜肿胀、分泌物堵塞鼻腔，阻碍了气味分子到达嗅觉受体或与嗅觉受体结合，亦可见于气管切开等手术后不经鼻腔呼吸，致使嗅素的气味不能被感受到出现嗅觉敏感度下降。

2. 感觉神经性嗅觉障碍

通常因病毒感染、药物诱导等引起的，发生于嗅黏膜感受器或颅内嗅神经系统的病变。常见于萎缩性鼻炎、颅脑外伤、鼻腔及鼻周围的肿瘤、病毒和细菌感染、药物和化学物质刺激、放射治疗以及年龄增长、营养不良和代谢紊乱。虽然有气流到达嗅区，但不能感受或敏感度降低。

3. 中枢性嗅觉障碍

通常指因发生在筛板以上嗅球、嗅束、嗅通路和嗅皮质中枢疾病引起的嗅觉高级中枢受损导致的嗅觉障碍。常见于头部外伤、手术、神经退行病变、颅内肿瘤、精神性疾病和先天性嗅觉异常，如 Alzhemer 病、Parkinson 病、Huntington 病等。

4. 混合性嗅觉障碍

指同时符合上述 3 类嗅觉障碍中两种或三种条件的混合型障碍。

此外，国内外研究报道显示临床上引起嗅觉障碍的常见原因为上呼吸道感染后、炎症性和外伤性。

【病因病机】

1. 邪毒外袭

肺开窍于鼻，外合皮毛。若卫气不固，腠理疏松，风寒之邪乘机外袭，肺失宣肃，水湿停聚堵塞鼻窍，鼻窍不通，无力辨别气味，故发为本病。

2. 心经火热

心主血脉、主藏神，嗅觉实乃心神所变现。心经火热，火热上炎，扰动神明，气味无以分辨，发为本病。

3. 脾虚湿蕴

饮食不节，伤及脾胃，运化失司，水湿停滞，凝结蕴脾，精微生化乏源，加之水湿不化，凝聚鼻窍，鼻窍失养，嗅觉失灵，发为本病。

4. 气虚血瘀

素体气虚或久病耗气，气虚鼓动无力，血行不畅，瘀血停滞，阻滞鼻窍，鼻窍不通，嗅觉失灵。

【诊断】

1. 诊断要点

（1）病史：本病多数无明确的病史。

（2）临床症状：发病时以嗅觉障碍为主要表现，甚或嗅觉丧失。可伴有鼻塞，时有鼻痒、打喷嚏、流涕等症。

（3）专科检查：部分患者可见鼻黏膜苍白水肿或充血肿胀，下鼻甲肥大，鼻中隔偏曲，鼻腔内或可见新生物。部分患者鼻腔可未见明显异常。

（4）嗅觉检查：嗅觉心理物理检查中T&T嗅觉计测试法检测的嗅觉觉察阈和识别阈分数增高；嗅棒测试TDI总分<30分；oERPs表现为N_1和（或）P_2波潜伏期延长、波幅降低或消失。

（5）影像学检查：部分患者可伴有颅脑、鼻窦CT异常；嗅通路MRI、fMRI异常及鼻内镜下鼻黏膜水肿、萎缩等。

2. 鉴别诊断

（1）本病应与鼻窒相鉴别。鼻窒是以经常性鼻塞为主要表现的疾病，常见间歇性鼻塞，久病后可见持续性鼻塞伴有嗅觉减退，但鼻黏膜肿胀减退后嗅觉大多可恢复。可应用麻黄素等血管收缩剂后嗅觉检查进行鉴别或鼻窦CT等影像学检查辅助鉴别。

（2）本病应与鼻腔肿物相鉴别。鼻腔肿物是以鼻塞为主要表现的疾病，包括鼻息肉、鼻窦囊肿及鼻腔良、恶性肿瘤等，常伴有不同程度的嗅觉障碍、喷嚏、流涕，甚或流鼻血等症状，通常需要手术治疗，手术后大多嗅觉可恢复。肿物组织病理可明确诊断，鼻窦CT等影像检查可辅助鉴别。

【治疗方法】

1. 辨证论治

（1）邪毒外袭：

[主证]局部症状：嗅觉减退，鼻塞，时有喷嚏、流涕，发病时以清涕、白黏涕为主，后期转为黄黏涕，嗅觉减退加重至嗅觉丧失。全身症状：可伴恶寒发热、头痛等，舌淡红，苔薄白，脉浮紧。专科检查：鼻黏膜充血、肿胀，下鼻甲及中鼻甲肿大、光滑。

[治法]辛温解表，散寒通窍。

[方药]通窍汤加减。方药组成：麻黄、白芷、防风、羌活、藁本、细辛、川芎、升麻、葛根、苍术、川椒、甘草。

（2）心经火热：

[主证]局部症状：嗅觉减退或嗅觉错乱，可伴有鼻塞，鼻衄等症，多于情志不畅、饮食辛辣之品后出现。全身症状：面赤，心烦失眠，身热口渴，口舌生疮，大便秘结，小便黄赤，舌尖红，苔黄，脉数。专科检查：鼻黏膜充血、肿胀，或可见陈旧性出血点，下鼻甲肿大。

[治法]清心泻火，理气通窍。

[方药]泻心汤加减。方药组成：大黄、黄连、黄芩。可加白茅根、侧柏叶、茜草根等加强凉血止血之效。心烦不寐、口舌生疮者，加生地黄、木通、莲子心以清热养阴，引热下行。

（3）脾虚湿蕴：

[主证]局部症状：嗅觉减退，鼻塞、流清涕，时有鼻痒、喷嚏。全身症状：面色萎黄无华，消瘦，食少纳呆，腹胀便溏，倦怠乏力，少气懒言，舌质淡，边有齿痕，苔薄白，脉弱。专科检查：鼻黏膜淡白，下鼻甲肿胀，或可见鼻腔息肉样新生物。

［治法］健脾化湿，升阳通窍。

［方药］参苓白术散加减。方药组成：人参、茯苓、白术、炙甘草、炒扁豆、淮山药、莲子肉、薏苡仁、砂仁、桔梗。若鼻涕浓稠量多者，可酌加陈皮、半夏、枳壳、瓜蒌等；若鼻塞甚者，可酌加苍耳子、辛夷。

（4）气虚血瘀：

［主证］局部症状：嗅觉减退，伴鼻塞，甚或持续不减，语声重浊。全身症状：可伴有头胀、头痛或耳胀等不适，舌淡暗，苔薄白，脉细涩。专科检查：鼻甲肥厚质硬，表面呈桑椹状凹凸不平。

［治法］补气活血，化瘀通窍。

［方药］补阳还五汤。方药组成：黄芪、当归尾、赤芍、地龙、川芎、红花、桃仁。

2. 经验方

（1）促嗅汤（张重华）：炙黄芪30 g、白术30 g、白芍12 g、山药30 g、山萸肉12 g、淫羊藿12 g、葛根12 g、桑白皮10 g、路路通10 g、荷叶9 g、桔梗5 g、炙甘草3 g。全方共奏健脾补肾、宣肺平肝、升清开窍作用。适用于脾肾亏虚，升清失常，疏泄失职，清窍失养导致的鼻不闻香臭。

（2）复嗅汤（王仁忠）：葛根30 g、骨碎补12 g、辛夷9 g、路路通15 g、石菖蒲12 g、丹参18 g、赤芍15 g、红花9 g、桃仁12 g、川芎15 g、当归15 g、黄芪18 g、甘草3 g。全方合用，有补气活血、化瘀通窍之功。主治气虚血瘀型。

3. 中医外治技术

（1）传统外治技术：

①滴鼻法：可用芳香通窍的中药滴鼻剂滴鼻。

②塞鼻法：可用芳香通窍的中药制成粉剂，蜜或麻油调，以棉裹塞鼻。

③熏鼻法：可用宣肺通窍类药物，煎煮后剩余药渣趁热熏鼻，患者做深呼吸，尽量吸入药渣蒸汽约10分钟，然后擤出鼻涕，早晚各1次。

④嗅法：可用中药如白芷、川芎、细辛、辛夷共研细末，置瓶内，时时嗅之。

（2）现代外治技术：

①针刺蝶腭神经节技术。操作：进针点位于颧弓最高点下缘稍下方凹陷内，张口时在咬肌附着点处。蝶腭神经节的位置多在进针点的内上方，且多偏前，少

数在其内上方居中，深达 55 mm 处。每周 1~2 次，一般每次针一侧即可，在患者能够耐受情况下可以每次两侧同时针。6~8 次为 1 个疗程。症状消失后再巩固 1~2 次。通过调节交感神经与副交感神经的平衡促进嗅觉恢复。（具体操作流程详见第六章第二节）

②朱氏头皮针技术：

A. 选区定位：头面区、上焦区（心肺）。

B. 行针手法：抽气法、强刺激。

C. 导引方法：a. 腹式呼吸（具体操作流程详见第七章第六节）。b. 局部按摩。医者行针时患者做鼻部捏鼻鼓气和鼻部局部按摩，包括鼻梁两侧、上迎香到迎香穴。c. 嗅觉训练。选用玫瑰油、桉树油、薄荷油、柠檬油、丁香油、肉桂精油等 4~6 种相对愉悦的气味进行嗅觉训练。每种气味嗅 10 秒左右，两种嗅剂间隔 10 秒。每次训练时长 5 分钟，每天在行针时训练 1 次，以及早餐前及晚睡前再各训练 1 次。

D. 疗程：每 3 天为 1 次完整治疗，6 次治疗为 1 个疗程。

4. 针灸疗法

（1）体针。主穴：迎香、印堂、合谷、风池、风府，配穴：上星、百会、通天、人中、前谷、鼻通、外关、足三里、曲池、太冲等。操作：每次分别取主穴与配穴各 2~3 个，针刺，根据证型应用补泻手法。

（2）拔罐。可于大椎、肩髃、期门或膀胱经拔罐以振奋阳气。

（3）艾灸。可于中脘及水道施用灸法。可取迎香、人中、印堂、肺俞、脾俞、足三里等穴应用温针灸。

（4）穴位注射。可用维生素 B_{12} 注射液、弥可保注射液、丹参注射液或当归注射液于双侧迎香穴进行穴位注射。用 1 mL 皮试一次性注射器，按针灸手法入针，得气后回抽无血注入药液，每次注入 0.2~0.5 mL，每次 1 侧，隔日交替。7~10 天为 1 个疗程。达到活血、营养神经以及穴位刺激的作用。

5. 导引方法

嗅觉训练是指患者主动反复嗅吸各种类型的嗅剂，以提升嗅觉功能的治疗方法，通过气味刺激引导、呼唤、激发患者嗅觉记忆的重塑，促进嗅觉功能的逐渐恢复。嗅觉训练是目前有 1A 级证据支持的治疗手段。其方法：选用 4~6 种相对愉悦气味，每种气味嗅 10 秒左右，两种嗅剂间隔 10 秒，每次训练时长 5 分钟，每天训练 3~4 次。

6. 西医治疗

（1）药物治疗：

①激素：糖皮质激素是治疗嗅觉障碍最常用的药物。常用泼尼松 0.5~1.0 mg/（kg·d），应用时间一般小于 1 个月。

②局部用药：鼻用糖皮质激素可作为辅助用药。同时，鼻腔局部应用维生素 A 1000 U/d，连续使用 8 周对上感后嗅觉障碍有一定效果。

③营养治疗：营养状况及食物习惯对嗅觉障碍有定影响，尤其是老年患者。可根据其食欲、食物偏爱与体重进行指导和调配。

（2）手术治疗：针对因解剖结构异常或鼻腔、鼻窦新生物等阻塞性病变所致的嗅觉障碍，手术治疗后部分患者可恢复嗅觉。

（3）康复治疗：研究发现用训练产生鼻气流的方法使部分喉全切除术患者重新获得了嗅觉功能。

【预防与调护】

1. 积极防治上感等疾病，戒烟限酒，增强体质。

2. 避免受凉及粉尘长期刺激。

3. 保持鼻腔通畅，发现鼻腔及鼻窦原发病后积极治疗。

4. 坚持进行嗅觉训练。

【病案分析】

患者韩某，女，47 岁。2021 年 8 月 4 日初诊。

主诉：嗅觉丧失 2 个月余。

现病史：患者 2 个月前因感冒后出现嗅觉丧失，就诊于外院，给予鼻用激素治疗，效不佳。后就诊于我院门诊，症见：嗅觉丧失，鼻通气可，无鼻痒、喷嚏、流涕，无鼻腔干燥感，无鼻出血等症。

专科检查：鼻黏膜色淡、无明显肿胀，各鼻道未见明显分泌物，双下甲无明显肥大，鼻中隔无偏曲，各鼻窦区无明显压痛。

中医诊断：失嗅（邪毒外袭证）。西医诊断：嗅觉障碍。

治疗：给予朱氏头皮针治疗。

（1）选区定位：头面区、上焦区（心肺）、下焦区、巅顶会阴足踝区。

（2）行针手法：抽气法、强刺激。

（3）导引方法：①嘱患者行腹式呼吸；②局部按摩：医者行针时患者做鼻部捏鼻鼓气和鼻部局部按摩，包括鼻梁两侧、上迎香到迎香穴；③嗅觉训练：选用薄荷油、柠檬油、丁香油、肉桂精油4种相对愉悦的气味进行嗅觉训练。每种气味嗅10秒左右，两种嗅剂间隔10秒。每次训练时长5分钟，每天在行针时训练1次，以及早餐前及晚睡前再各训练1次。

患者接受治疗1次后可微弱分辨出丁香精油和肉桂精油；治疗2次后可闻及柠檬精油和薄荷精油，但无法分辨；治疗3次后可分辨柠檬精油和薄荷精油，但自觉气味较淡。遂坚持治疗。治疗6次结束后，4种精油味道均可闻及并分辨，气味较之前浓郁，且在距离鼻尖5 cm处即可闻及气味。

参考文献

1. 魏永祥，刘钢，刘剑锋，等.嗅觉障碍诊断和治疗专家共识（2017年）[J].中华耳鼻咽喉头颈外科杂志，2018，53（7）：484-494.
2. 陈银，俞晨杰，钱晓云，等.感觉神经性嗅觉功能障碍的治疗研究进展[J].临床耳鼻咽喉头颈外科杂志，2021，35（4）：365-370.
3. 魏宏权.嗅觉功能障碍的分类、评估和治疗[J].中国中西医结合耳鼻咽喉科杂志，2020，28（3）：161-164+173.
4. 胡原，施磊，张守杰.嗅觉障碍的中医古典文献解读[J].医学信息，2018，31（20）：150-151.
5. 马胜民，曹家军.张重华治疗嗅觉障碍经验[J].中医药导报，2019，25（11）：80-82.
6. 张传飞，万臻，张林香，等.中医综合治疗嗅觉障碍疗效观察[J].中华中医药学刊，2007（6）：1300-1301.
7. 马晓军，封辉.针灸联合穴位注射治疗病毒感染后嗅觉障碍的临床研究[J].现代中西医结合杂志，2020，29（31）：3492-3495.
8. 李桂英，丁雷，王嘉玺.针刺蝶腭神经节治疗失嗅1例[J].中国中西医结合耳鼻咽喉科杂志，2020，28（3）：210-212.
9. 黎佳幸，黄兰，林昊天，等.穴位埋线治疗变应性鼻炎的临床疗效及作用机制研究进展[J].广州中医药大学学报，2021，38（4）：855-859.

第十章 咽喉部疾病

第一节 喉痹

【概述】

喉痹是以咽痛或咽部不适感，咽部红肿，或喉底有颗粒状突起为主要特征的咽部疾病。本病为临床多发病，可发生于各年龄段，一年四季均可发病，一般急性发作者实证居多，反复发久病不愈者虚证居多。西医学的咽炎及某些全身性疾病在咽部的表现属于本病范畴。

【古代文献回顾】

喉痹病名首见于《黄帝内经》，《黄帝内经》共有 16 处提到"喉痹"。如《素问·阴阳别论》曰："一阴一阳结，谓之喉痹。"痹者，闭塞不通之意。《伤寒论》334 条说："伤寒先厥后发热，下利必自止，而反汗出，咽中痛者，其喉为痹。"张仲景以"咽痛"释喉痹。张介宾《景岳全书》谓："喉痹一证，在古方书虽有十八证之辨。"明清以后在《本草纲目》《医贯》《古今医统》《圣济总录》等诸多医著中可以查到"急喉痹、慢喉痹"至少有一百多处记载。《针灸甲乙经·手足阳明少阳脉动发喉痹咽痛》云："喉痹，完骨及天容、气舍、天鼎、尺泽、合谷、商阳、阳溪、中渚、前谷、商丘、然谷、阳交悉主之。"

【现代医学简介】

1.急性咽炎

系咽部黏膜、黏膜下组织及其淋巴组织的急性炎症，一般起病较急，先有咽部干燥、灼热感，继而咽痛，甚则放射至耳部，可伴有发热、头痛等全身症状，检查可见咽部黏膜急性充血、肿胀，咽后壁淋巴滤泡和咽侧索红肿，颌下淋巴结肿大压痛。治疗以应用抗病毒药或抗生素为主，可配合局部含漱或含服治疗。

2. 慢性咽炎

系咽部黏膜、黏膜下及淋巴组织的慢性炎症，常为上呼吸道慢性炎症的一部分，病程较长，多为急性咽炎反复发作所致，病理分为慢性单纯性咽炎、慢性肥厚性咽炎、萎缩性咽炎与干燥性咽炎等。临床上主要表现为咽异物感、灼热感、干燥感或微痛感、刺激性咳嗽等种种咽部不适症状，检查可见咽部黏膜慢性充血，咽后壁淋巴滤泡增生，或咽侧索肥厚，或咽部黏膜干燥萎缩。诊断时应注意排除某些早期恶性肿瘤。治疗以祛除病因及局部用药为主。

【病因病机】

咽喉是十二经脉循行交汇之要冲，宜空宜通。诸脉失和，咽喉痹阻，其症不一，究其病由，或外邪侵袭，或火毒上攻，或痰瘀交阻，或阴阳气虚。

1. 外邪侵袭

气候骤变，寒暖不调，风邪乘虚侵袭。风热之邪壅遏肺系，肺失宣降，邪热上壅咽喉，发为喉痹；风寒之邪阻遏卫阳，不得宣泄，壅结咽喉，亦可发为喉痹。

2. 肺胃热盛

外邪不解，壅盛传里，过食辛热、醇酒厚味之类肺胃蕴热，复感外邪，内外邪热搏结，蒸灼咽喉而为喉痹。

3. 肺肾阴虚

温热病后，或劳伤过度，耗伤肺肾阴液，咽喉失于滋养，加之阴虚水不制火，虚火上灼咽喉，发为喉痹。

4. 脾气虚弱

饮食不节，思虑过度，劳伤脾胃，或久病伤脾、过用寒凉，致脾胃虚弱，中焦升降失调，气血津液化生不足，咽喉失养，发为喉痹。

5. 脾肾阳虚

禀赋不足，或疲劳、房劳过度，或久病误治，以致脾肾阳虚，咽失温煦，寒湿凝闭为病，或肾阳虚，虚阳浮越于咽喉而为病。

6. 痰凝血瘀

情志不遂，气机不畅，气滞痰凝，或脾虚生痰，久病生瘀，或喉痹反复，余邪留滞，经脉瘀阻，使痰凝血瘀，结聚咽喉而为病。

【诊断】

1. 诊断要点

（1）病史：病史多有外感病史，或咽痛反复发作史。

（2）临床症状：起病急者，多表现为咽部疼痛为主，吞咽时咽痛加重；病久者，多表现为咽干、咽痒、咽部微痛及灼热感、咽喉异物阻塞感、哽哽不利等种种咽喉不适症状。

（3）专科检查：咽黏膜、咽侧索、悬雍垂充血、肿胀，咽后壁淋巴滤泡红肿或见脓点，颌下淋巴结肿大并有压痛，或见咽黏膜弥漫性充血、肿胀、肥厚，咽后壁见颗粒状隆起的淋巴滤泡增生。

（4）实验室检查：血常规检查示急性细菌感染者白细胞总数增加，中性粒细胞比例升高。慢性咽炎白细胞大多不升高。

2. 鉴别诊断

本病须与乳蛾相鉴别。乳蛾与喉痹急发者均以咽痛为主要症状，迁延日久者均可出现咽部灼热、干炊、咽痒、异物感或咽痛反复发作等症状，二者的鉴别要点在于：喉痹病变在咽部黏膜，检查见咽部红肿、咽后壁或见淋巴滤泡增生；乳蛾病变在扁桃体，检查以扁桃体红肿、表面或见黄白色脓点为主。

【治疗方法】

1. 辨证论治

（1）外邪侵袭：

［主证］局部症状：咽部疼痛，吞咽不利。偏于风热者，局部症状：咽痛较重，吞咽时痛增；全身症状：伴发热，恶寒，头痛，咳痰黄稠，舌红，苔薄黄，脉浮数。专科检查：咽部黏膜急性充血、肿胀，或颌下淋巴结肿大。偏于风寒者，局部症状：咽痛较轻；全身症状：伴恶寒发热，身痛，咳嗽痰稀，舌质淡红，苔薄白，脉浮紧。专科检查：咽部黏膜淡红。

［治法］疏风散邪，宣肺利咽。

［方药］风热外袭者，用疏风清热汤。方药组成：荆芥、防风、牛蒡子、甘草、金银花、连翘、桑白皮、赤芍、桔梗、黄芩、天花粉、玄参、浙贝母。风寒外袭者，可选用六味汤加味。方药组成：荆芥、防风、桔梗、僵蚕、薄荷、甘草。若咳嗽痰多者，加苏叶、杏仁、前胡；若鼻塞、流涕者，可加苍耳子、辛夷、白芷。

（2）肺胃热盛：

[主证] 局部症状：咽部红肿疼痛较剧，吞咽困难。全身症状：发热，口渴喜饮，口气臭秽，大便燥结，小便短赤，舌质红，苔黄，脉洪数。专科检查：咽黏膜充血，咽后壁淋巴滤泡红肿或有脓点，颌下淋巴结肿大。

[治法] 清热解毒，消肿利咽。

[方药] 清咽利膈汤加减。方药组成：连翘、栀子、黄芩、薄荷、牛蒡子、防风、荆芥、玄明粉、金银花、玄参、大黄、桔梗、黄连、甘草。若咳嗽痰黄、颌下淋巴结痛甚，可加射干、瓜蒌仁、夏枯草；高热者，可加水牛角、大青叶；如有白腐或伪膜，可加蒲公英、马勃等。

（3）肺肾阴虚：

[主证] 局部症状：咽部干燥，灼热疼痛不适，午后较重，或咽部哽哽不利，干咳痰少而稠，或痰中带血。全身症状：手足心热，或见潮热盗汗，颧红，失眠多梦，舌红少苔，脉细数。专科检查：咽黏膜慢性充血而干燥。

[治法] 滋养阴液，降火利咽。

[方药] 肺阴虚为主者，可选用养阴清肺汤加减。方药组成：玄参、生甘草、白芍、麦冬、生地黄、薄荷、贝母、牡丹皮。若咽后壁淋巴滤泡增多者，可酌加桔梗、香附、郁金、合欢花等以行气活血、解郁散结。肾阴虚为主者，可选用知柏地黄汤加减。方药组成：山茱萸、怀山药、泽泻、牡丹皮、茯苓、熟地黄、知母、黄柏。

（4）脾气虚弱：

[主证] 局部症状：咽喉哽哽不利或痰黏着感，咽燥微痛，口干而不欲饮或喜热饮，易恶心，时有呃逆反酸，若受凉、疲倦、多言则症状加重。全身症状：平素倦怠乏力，少气懒言，胃纳欠佳，或腹胀，大便溏薄，舌质淡红，边有齿印，苔白，脉细弱。专科检查：咽黏膜淡红或微肿，咽后壁淋巴滤泡较多，或有分泌物附着。

[治法] 益气健脾，升清降浊。

[方药] 补中益气汤加减。方药组成：黄芪、人参、白术、炙甘草、当归、陈皮、升麻、柴胡。若咽部脉络充血，咽黏膜肥厚者，可加丹参、川芎、郁金以活血行气；痰黏者可加法半夏、香附、枳壳以理气化痰、散结利咽；易恶心、呃

逆反酸者，可加法半夏、厚朴、佛手、陈皮等以和胃降逆；若纳差、腹胀便溏、苔腻者，可加砂仁、藿香、茯苓、薏苡仁等，以健脾化湿。

（5）脾肾阳虚：

[主证]局部症状：咽部异物感，微干微痛，哽哽不利。全身症状：痰涎稀白，面色苍白，形寒肢冷，腰膝冷痛，夜尿频而清长，腹胀纳呆，下利清谷，舌淡胖，苔白，脉沉细弱。专科检查：咽部黏膜淡红。

[治法]补益脾肾，温阳利咽。

[方药]附子理中丸加减。方药组成：人参、白术、甘草、干姜、附子。若腰膝酸软冷痛者，可酌加补骨脂、杜仲、牛膝等；若咽部不适、痰涎清稀量多者，可酌加半夏、陈皮、茯苓等；若腹胀纳呆者，可加砂仁、木香等。

（6）痰凝血瘀：

[主证]局部症状：咽部异物感，痰黏着感，炽热感，或咽微痛，咽干不欲饮。全身症状：易恶心呕吐，胸闷不适。舌质暗红，或有瘀斑、瘀点，苔白或微黄，脉弦滑。专科检查：咽黏膜慢性充血，咽后壁淋巴滤泡增多或融合成片，咽侧索肥厚。

[治法]祛痰化瘀，散结利咽。

[方药]贝母瓜蒌散加减。方药组成：贝母、瓜蒌、天花粉、茯苓、橘红、桔梗。若咽部不适、咳嗽痰黏者，可酌加杏仁、紫菀、款冬花、半夏等；若咽部刺痛、异物感、胸胁胀闷者，可加香附、枳壳、郁金、合欢皮疏肝解郁、行气宽胸。

2. 经验方

（1）补脾益气滋阴汤（陈小宁）：太子参10 g、白芍10 g、玄参10 g、麦冬10 g、生地黄10 g、南沙参10 g、炙甘草6 g、桔梗6 g。适用于慢喉痹证属脾虚兼阴虚津亏型。

（2）经验方（谢强）：南沙参12 g、菊花12 g、桑叶10 g、蝉衣6 g、五味子6 g、乌梅6 g、橘络6 g、西青果10 g、太子参10 g、川牛膝6 g。适用于慢喉痹证属肺肾气阴不足型。

3. 中医外治技术

（1）传统外治技术：

①吹喉法：将中药制成粉剂，直接吹喷于咽喉患部，以清热止痛利咽，如冰

硼散等。

②含漱法：中药煎水含漱，如：金银花、连翘、薄荷、甘草煎汤；桔梗、甘草、菊花煎汤。

③含噙法：将中药制成丸或片剂含服，使药物直接作用于咽喉以达到治疗目的。

④蒸汽吸入：可用内服之中药煎水装入保温杯中，趁热吸入药物蒸汽，熏蒸咽喉，亦可将中药液置入蒸汽吸入器中进行蒸汽吸入。

（2）现代外治技术：

①针刀刺营技术：

A.点刺三商穴。选穴：少商、中商、老商。操作方法：先以双手从患者上臂往下捋至拇指下端，如此往返十余次，使拇指局部血液充盈。然后碘伏局部消毒，术者左手握紧患者拇指根部，右手持三棱针，点刺三商穴约 0.1 cm，疾入疾出，再轻轻挤压针孔周围，使每穴出血约 0.1 mL。再同法刺对侧三商穴。每日 1 次。

B.点刺耳轮三穴。选穴：轮1、轮3、轮5。操作方法：左手揉摩患者一侧耳轮致局部血液充盈，碘伏消毒耳轮三穴，术者左手拇、食、中三指捏紧耳轮相应部位，右手持三棱针快速点刺轮1、轮3、轮5三穴约 0.1 cm，疾入疾出，然后轻轻挤压针孔周围，使每穴出血约 0.1 mL 即可。再同法刺对侧耳轮三穴。每日 1 次。

②谢氏喉针技术。取穴：咽安1号、咽安2号。操作方法：75%乙醇局部消毒，右手持针快速刺入穴位（即"飞针"刺法），针尖向口腔斜刺 0.5~0.7 寸。留针 30 分钟（留针期间嘱患者避免做吞咽动作）。疗程：每日 1 次，10 次为 1 个疗程。

③罐灸三伏贴。选穴：天突、膻中、大椎、肺俞（双）、咽安1号穴（双）；操作方法：先在相应穴位（咽安穴除外）拔罐，留罐 3~5 分钟，然后将清凉膏与 3 号方药粉融合后的药饼贴于穴位上，最后用麝香壮骨膏或防敏透气医用胶布外层固定。贴敷时间：成人贴敷 6~8 小时，儿童 2~4 小时。疗程：每周 1 次，5 次为 1 个疗程。（具体操作流程详见第六章第二节）

4.针灸疗法

（1）体针：可选用合谷、内庭、曲池、足三里、肺俞、太溪、照海等为主穴，以尺泽、内关、复溜、列缺等为配穴。每次主穴、配穴可各选2~3穴，根据病情可用补法或泻法，每日1次。

（2）灸法：主要用于体质虚寒者，可选合谷、足三里、肺俞等穴悬灸或隔姜灸，每次2~3穴，每穴20分钟。

（3）耳针：可选咽喉、肺、心、肾上腺神门等埋针，亦可用王不留行籽贴压以上耳穴，两耳交替。

（4）穴位注射：穴位注射可选人迎、扶突、水突等穴，每次1穴（双侧），药物可用丹参注射液川芎注射液，或维生素B_1注射液等，每穴0.5~1 mL。

（5）穴位贴敷治疗：是将中药制成散剂、糊剂、膏剂或饼剂敷贴在一定的穴位上，利用药物对穴位的持续刺激作用以调整脏腑功能，达到预防和治疗疾病目的的一种外治方法。取穴：天突、膻中、大椎、肺俞（双）、咽安穴；贴敷时间：成人贴敷6~8小时，儿童2~4小时。

（6）刺血法：咽喉痛较甚、发热者，可配合耳尖、少商、商阳穴点刺放血，以助泄热。

5. 导引方法

吞金津、玉液法：每日晨起或夜卧时盘腿静坐，全身放松，排除杂念，双目微闭，舌抵上腭数分钟然后叩齿36下，搅海（舌在口中搅动）36下，口中即生津液，再鼓腮含漱9次，用意念送至脐下丹田。

6. 西医治疗

（1）抗生素及抗病毒药物治疗。感染较重，全身症状较明显者，选用抗病毒药和抗生素治疗。

（2）含漱疗法。复方硼砂溶液、呋喃西林液、2%硼酸液含漱。

（3）咽部涂药法。用1%~3%碘甘油、硼酸甘油、2%硝酸银涂抹咽后壁肿胀的淋巴滤泡。

【预防与调护】

1. 戒除烟酒、改善工作和生活环境（避免粉尘及有害气体）。

2. 积极治疗鼻和鼻咽部慢性炎症、有胃食管反流者服用抑酸制剂、纠正便秘和消化不良、治疗全身性疾病以增强抵抗力，对本病的防治甚为重要。

3. 保持心情舒畅，减轻压力，避免过度疲劳。

【病案分析】

患者李某，男，36岁，2021年3月7日初诊。

主诉：咽痛3日。

现病史：患者3日前因感冒后出现咽痛、咽干，吞咽时加重，咽痒、干咳痰黏，自行口服感冒药后，效差。

专科检查：咽黏膜急性充血，腭咽弓、腭舌弓充血，咽后壁广泛充血，淋巴滤泡增生、红肿，双扁桃体无明显红肿。

中医诊断：急喉痹（风热外袭证）。西医诊断：急性咽炎。

治疗：谢氏喉针治疗。

取穴：咽安1号、咽安2号。

操作方法：75%乙醇局部消毒，右手持针快速刺入穴位（即"飞针"刺法），针尖向口腔斜刺0.5~0.7寸。留针20分钟，每日1次。

治疗3日后复诊，咽痛、咽干消失，咽痒、干咳明显减轻。治疗1周后，症状体征消失，临床痊愈。

参考文献

1. 刘蓬.中医耳鼻咽喉科学［M］.5版.北京：中国中医药出版社，2021：124-127.

2. 刘蓬.中医耳鼻咽喉科学［M］.10版.北京：中国中医药出版社，2016：274-282.

3. 熊大经，刘蓬.中医耳鼻咽喉科学［M］.9版.北京：中国中医药出版社，2012：149-153.

4. 张慕然，陈小宁.陈小宁补脾法治疗慢性咽炎经验浅谈［J］.山西中医，2021，37（6）：6-7.

5. 申琪，刘大新.喉痹概念的沿革及现代教材中喉痹的内涵［J］.中国中医药现代远程教育，2016，14（16）：48-50.

第二节 乳蛾

【概述】

乳蛾是以咽痛或咽部不适感,喉核红肿、表面有黄白脓点为主要特征的疾病。本病是临床常见多发病,以儿童及青壮年为多见。西医学的急慢性扁桃体炎属于本病范畴。

【古代文献回顾】

"乳蛾"最早记载见于《儒门事亲》,谓"单乳蛾、双乳蛾……结薄于喉之两旁,近处肿作,因其形似,是为乳蛾。一为单,二为双也"。历代医籍对本病的名称记载较多,如"肉蛾"(《普济方》)、"连珠蛾"(《杂病源流》)、"乳鹅"(《张氏医通》)、"石蛾"(《喉科秘旨》)等。明代赵献可《医贯》正式提出了乳蛾病名。清代《经验喉科紫珍集》《焦氏喉科枕秘》就有记载慢乳蛾症状"喉中紧靠蒂丁,不甚痛,饮食有碍……日久不治,长塞喉中""饮食不下,呼吸不利"。

【现代医学简介】

1. 急性扁桃体炎

急性扁桃体炎是腭扁桃体的急性非特异性炎症。主要致病菌为乙型溶血性链球菌、葡萄球菌、肺炎双球菌和腺病毒也可引起本病。临床将急性扁桃体炎分为两类,即急性卡他性扁桃体炎和急性化脓性扁桃体炎,后者包括急性滤泡性扁桃体炎和急性隐窝性扁桃体炎两种类型。本病的主要治疗原则是抗炎,青霉素属首选抗生素。

2. 慢性扁桃体炎

慢性扁桃体炎目前病因未明,认为与自身变态反应、免疫功能低下等有关。临床上多由急性扁桃体炎反复发作或咽隐窝引流不畅,其内细菌滋生繁殖而演变为慢性炎症。病理可分为增生型、纤维型、隐窝型三型。本病常被视为全身感染的"病灶"之一。对于反复发作的慢性炎症,可先行保守治疗。如发作次数频繁,经保守治疗无效,可考虑手术切除扁桃体。

【病因病机】

起病急骤者,多为风热之邪乘虚外袭,火热邪毒搏结喉核而致。若病久体弱,脏腑失调,邪毒久滞喉核,易致病程迁延,反复发作。

1. 风热外袭

风热外袭,肺气不宣,肺经风热循经上犯,结聚于喉核,发为乳蛾。

2. 肺胃热盛

邪热传里,肺胃受之,肺胃热盛,上灼喉核而为病,或因饮食不节,脾胃蕴热,热毒上攻,蒸灼喉核而为病。

3. 肺肾阴虚

素体阴虚,或病后伤阴,肺肾阴虚,津液不足,喉核失养,加之虚火上炎,上灼喉核而发病。

4. 脾胃虚弱

素体脾胃虚弱,不能运化水谷精微,气血生化不足,喉核失养,加之脾失运化,湿浊内生,结聚于喉核而为病。

5. 痰瘀互结

饮食不节,脾胃损伤,痰湿内生;情志不遂,气滞血瘀,痰瘀互结喉核,脉络闭阻而为病。

【诊断】

1. 诊断要点

(1) 病史:常有受凉、疲劳、外感病史或咽痛反复发作史。

(2) 临床症状:急骤发作者,咽痛剧烈,吞咽困难,痛连耳窍。可伴有畏寒、高热、头痛、纳差、乏力、周身不适等。小儿可有高热、抽搐、呕吐、神昏等。迁延日久者,咽干痒不适,哽哽不利,或咽痛、发热反复发作。

(3) 专科检查:起病急骤者,扁桃体红肿,表面可有点状或片状黄白色分泌物,下颌部淋巴结肿大伴压痛,咽部黏膜、悬雍垂、咽侧索可有充血肿胀。迁延日久可见扁桃体暗红,肥大或干瘪,表面凹凸不平,可见少许白色干酪样点状物溢出。咽黏膜或有慢性充血。

2. 鉴别诊断

(1) 乳蛾与喉痹的症状非常相似,但乳蛾的病位在扁桃体,故见扁桃体红肿，表面有脓点；喉痹的病位在咽部可见咽后壁淋巴滤泡增生，扁桃体一般无明显红肿及脓点。《喉科心法·单蛾双蛾》一语道出了乳蛾与喉痹的鉴别要点："凡红肿无形为痹，有形是蛾"。

（2）乳蛾若扁桃体表面腐脓成片时应与白喉相鉴别：白喉病扁桃体上可见灰白色假膜，假膜可超越腭弓，覆盖软腭、悬雍垂或咽后壁，假膜与组织紧密粘连，不易剥离，如强行剥离则易出血；乳蛾的白色分泌物一般不超出扁桃体范围，且易于拭去。

【治疗方法】

1. 辨证论治

（1）风热外袭：

［主证］局部症状：咽部灼热疼痛，吞咽时痛甚。全身症状：发热，微恶寒，头痛，咳嗽，舌质红，苔薄黄，脉浮数。专科检查：咽腔黏膜充血，扁桃体红肿，表面有少量黄白色分泌物。

［治法］疏风清热，利咽消肿。

［方药］疏风清热汤加减。方药组成：荆芥、防风、牛蒡子、甘草、金银花、连翘、桑白皮、赤芍、桔梗、黄芩、天花粉、玄参、浙贝母。

（2）肺胃热盛：

［主证］局部症状：咽部疼痛剧烈，连及耳根，吞咽困难，痰涎较多。全身症状：高热，口渴引饮，咳嗽痰黄稠，口臭，腹胀，便秘，溲黄，舌质红，苔黄厚，脉洪大而数。专科检查：扁桃体红肿，表面有黄白色脓点，甚者扁桃体表面腐脓成片，颌下淋巴结肿大并压痛。

［治法］泄热解毒，利咽消肿。

［方药］清咽利膈汤加减。方药组成：连翘、栀子、黄芩、薄荷、牛蒡子、防风、荆芥、玄明粉、金银花、玄参、大黄、桔梗、黄连、甘草。若咳嗽痰黄稠，颌下有淋巴结肿大，可加射干、瓜蒌、贝母以清化热痰而散结；持续高热，加石膏、天竺黄以清热泻火、除痰利咽；若扁桃体腐脓成片，加入马勃、蒲公英等以祛腐解毒；肿痛甚者，可含服六神丸，以清热解毒、消肿止痛。

（3）肺肾阴虚：

［主证］局部症状：咽部干炊，微痒微痛，哽哽不利，午后症状加重。全身

症状：午后颧红，手足心热，失眠多梦，或干咳痰少而黏，腰膝酸软，大便干，舌红少苔，脉细数。专科查体：扁桃体肿大或干瘪，表面不平，色潮红，或有细白星点，扁桃体被挤压时，有黄白色分泌物溢出。

［治法］滋养肺肾，清利咽喉。

［方药］百合固金汤加减。方药组成：生地黄、熟地黄、麦冬、百合、贝母、当归、白芍、甘草、玄参、桔梗。咽痛者，可加牛蒡子、蝉蜕以利咽；失眠者，可加酸枣仁以安神。

（4）脾胃虚弱：

［主证］局部症状：咽干痒不适，异物梗阻感。全身症状：易恶心呕吐，口淡不渴，纳呆便溏，神疲乏力，舌质淡，苔白，脉缓弱。专科检查：扁桃体淡红或淡暗肥大，少许白色干酪样点状物溢出。

［治法］健脾和胃，祛湿利咽。

［方药］六君子汤加减。方药组成：人参、白术、茯苓、炙甘草、陈皮、半夏。若痰湿重者，加厚朴、石菖蒲宣畅气机、祛湿利咽；若扁桃体肿大不消，加浙贝母、牡蛎。

（5）痰瘀互结：

［主证］局部症状：咽干涩不利，或刺痛胀痛，痰黏难咯，迁延不愈。全身症状：咳嗽痰白，胸脘痞闷，舌质暗有瘀点，苔白腻，脉细涩。专科检查：扁桃体淡红或淡暗肥大，少许白色干酪样点状物溢出。

［治法］活血化瘀，祛痰利咽。

［方药］会厌逐瘀汤合二陈汤加减。方药组成：桃仁、红花、甘草、桔梗、生地黄、当归、玄参、柴胡、枳壳、赤芍。扁桃体暗红，质硬不消，加昆布、莪术；复感热邪，溢脓黄稠，加黄芩、蒲公英、车前子等。

2. 经验方

（1）疏热清蛾饮（谢强）：荆芥 10 g、防风 10 g、连翘 12 g、柴胡 10 g、葛根 10 g、紫花地丁 10 g、金荞麦 10 g、瓜蒌皮 6 g、甘草 6 g、桔梗 6 g。适用于乳蛾证属风热外袭型。

（2）滋阴消蛾饮（谢强）：百合 15 g、炙枇杷叶 10 g、瓜蒌 10 g、天门冬 10 g、黄柏 6 g、当归 6 g、白芍药 6 g、贝母 6 g、甘草 6 g、桔梗 6 g。适用于乳蛾证属肺肾阴虚型。

3. 中医外治技术

（1）传统外治技术：

①刺割法：应用毫针或针刀，刺割喉核表面；或用三棱针点刺耳尖、少商、商阳穴放血，有泄热消肿的功效。

②吹药法：可选用清热解毒、利咽消肿的中药粉剂吹入喉核患处，每日数次。

③含漱法：用金银花、甘草、桔梗适量，或荆芥、菊花适量煎水含漱，每日数次。

④含噙法：可用清热解毒利咽的中药含片或丸剂含服。

⑤蒸汽吸入：用清热解毒利咽的中草药煎水，蒸汽吸入，每日1~2次。

（2）现代外治技术：

①扁桃体啄治技术。操作方法：用啄治刀在扁桃体上做雀啄样动作，每侧3~5下，伴少量出血，以吐2~3口鲜血为度。疗程：一般5~7天1次，5次为1个疗程，根据扁桃体大小治疗1~3个疗程。（具体操作方法详见第六章第二节）

②扁桃体烙治技术。操作方法：用特制烙铁，根据扁桃体肥大程度选择适当烙铁2~4支，用时将烙铁头放于酒精灯上，烧红并蘸香油后，迅速烙于患处，根据不同病情确定施烙的次数。疗程：每隔5~7天治疗1次，治疗5次为1个疗程。（具体操作方法详见第六章第二节）

③针刀刺营技术。操作方法：患者取坐位、头稍向后倾，张口保持不动，用压舌板压下舌体前三分之一，充分暴露双侧扁桃体，用6寸毫针在扁桃体表面进行丛刺法浅刺（局部集中点刺），刺入深度约0.2 cm，刺入后立即出针，微出血即可，先刺最肿胀处，再刺其周围，每侧刺约5下。扁桃体隐窝口使用镰状刀作点状刺割，每次选取约5个隐窝口，在其边缘各刺割1下，微出血即可。刺割后用锡类散喷于扁桃体表面，每日1次。（具体操作流程详见第六章第二节）

④罐灸三伏贴。选穴：天突、膻中、大椎、肺俞（双）。操作方法：先在相应穴位拔罐，留罐3~5分钟，然后将清凉膏与3号方药粉融合后的药饼贴于穴位上，最后用麝香壮骨膏或防敏透气医用胶布外层固定。贴敷时间：成人贴敷6~8小时，儿童2~4小时。疗程：每周1次，5次为1个疗程。（具体操作流程详见第六章

第二节）

4. 针灸疗法

（1）体针：针刺，用泻法。虚证，选太溪、鱼际、三阴交、足三里，平补平泻，留针20~30分钟。

（2）耳针：实热证，取扁桃体、咽喉、胃、肾上腺，强刺激，留针10~20分钟；或取扁桃体穴埋针，每日按压数次以加强刺激。虚证，取咽喉、肾上腺、皮质下、脾、肾等穴，用王不留行籽贴压，每日以中强度按压2~3次，以加强刺激。

（3）穴位注射：选脾俞、肩井、曲池、天突、孔最等，每次取一侧的1~3穴，每穴注射柴胡注射液或鱼腥草注射液1 mL。

5. 导引方法

取风池、风府、天突、曲池、合谷、肩井穴。操作时患者取仰卧位，先在喉结两旁及天突穴处用推拿或一指推揉手法，上下往返数次。再取坐位，按揉风池、风府、肩井等穴，配合拿曲池、合谷等。

6. 西医治疗

（1）抗生素治疗。急性发作期，抗生素应用为主要治疗方法，青霉素应属首选。糖皮质激素可酌情使用。

（2）局部治疗。常用复方硼砂溶液、口泰（复方氯乙定含漱液）漱口。

（3）手术治疗。扁桃体手术切除。

【预防与调护】

1. 加强体育锻炼，增强体质，提高机体的抗病能力。

2. 注意饮食有节，患病期间饮食宜清淡，避免肥甘厚腻的食物，实热证者忌辛燥食物。戒烟酒。

3. 避免感冒，避免接触刺激物质。

【病案分析】

病案一

患者李某，男，25岁。2021年10月23日初诊。

主诉：反复咽干咽痛5年余，加重1周。

现病史：素有扁桃体炎病史，每感外邪或劳累，咽喉辄痛，时伴有发热。近一周因劳累出现咽干咽痛，发热。自行服用抗生素，发热缓解，咽部症状改善不明显。后就诊于我院门诊，症见：咽干痒、涩痛，喜清嗓，声音稍哑，无发热，纳稍差，眠可，二便调。

专科检查：咽黏膜稍充血，双侧扁桃体Ⅱ度肿大，色淡红。

中医诊断：慢乳蛾（阴虚火旺）。西医诊断：慢性扁桃体炎。

治疗：给予扁桃体啄治技术治疗。

操作方法：医生左手持压舌板压住舌体中前2/3处，充分暴露双侧扁桃体；右手持扁桃体手术弯刀，在患者双侧扁桃体上做雀啄样动作，每刀深度2~5 mm，每侧3~5下，伴少量出血。7天行1次治疗，5次为1个疗程。

治疗3次后，咽干、咽痛基本消失，扁桃体缩小1/3。治疗5次结束后，咽部不适等症状明显缓解，治疗期间未再发作咽部或发热症状，扁桃体缩小至Ⅰ度。随访3个月未复发。

病案二

患者孙某，男，6岁。2021年6月19日初诊。

主诉：反复咽部肿胀、异物感半年。

现病史：家长代诉，患儿近半年来反复出现咽部肿胀、异物感，喜清嗓，无其他不适，就诊于当地医院，诊为"扁桃体肥大"，行手术治疗。后诊于我院门诊，症见：咽部肿胀、异物感，喜清嗓，无咽痛、咽干，无发热，无咳嗽、咳痰，纳眠可，二便调。

专科检查：咽黏膜淡红，双侧扁桃体Ⅲ度肿大，表面光滑，无充血，无分泌物。

中医诊断：慢乳蛾（痰瘀互结）。西医诊断：扁桃体肥大。

治疗：给予扁桃体烙治技术治疗。

操作方法：医者左手执压舌板压住舌体中前2/3处，充分暴露双侧扁桃体；选择适当烙铁2~4支，用时将烙铁头放于酒精灯上，烧红并蘸香油后，迅速施烙扁桃体，当听到局部发出"兹拉"声后，立即取出烙铁，不停留，烙至黏膜发白，以第一次施烙点为中心，向周围扩展，多点进行施烙，直到扁桃体表面均发白为止。7天行1次治疗，5次为1个疗程。

治疗5次后，咽部异物感明显坚强，扁桃体缩小1/3。治疗10次结束后，咽部异物感、清嗓症状基本消失，扁桃体缩小至Ⅰ度。随访半年未复发。

参考文献

1. 刘蓬.中医耳鼻咽喉科学［M］.5版.北京：中国中医药出版社，2021：124-127.
2. 刘蓬.中医耳鼻咽喉科学［M］.10版.北京：中国中医药出版社，2016：274-282.
3. 熊大经，刘蓬.中医耳鼻咽喉科学［M］.9版.北京：中国中医药出版社，2012：149-153.

第三节　喉瘖

【概述】

喉瘖是以声音嘶哑为主要特征的疾病。本病是耳鼻喉科的常见病、多发病，发病无年龄及性别差异，教师、歌唱演员等职业用声者尤为多见。古代医家对喉瘖的论述较多，有"疾言""暴瘖""卒瘖"等名称。西医学的急性喉炎、慢性喉炎、声带小结、声带息肉、声带麻痹、喉肌无力、声带任克水肿等病属于本病范畴。

【古文献研究】

本病最早记载于殷商甲骨卜辞中，称"音有疾""疾言"。《黄帝内经》中始用"瘖"作病名，并有了"暴瘖""卒瘖"等病名的记载。《素问·宣明五气》首载关于本病的内容："五邪所乱，邪入于阳则狂，邪入于阴则痹，搏阳则为巅疾，搏阴则为瘖"。医圣张仲景在《伤寒论·辨少阴病脉证并治》中谓"少阴病……声不出者，苦酒汤主之"，首次记载了治疗瘖病的内治方药。"喑"最早见于王肯堂《证治准绳·杂病》，谓"喑者，邪入阴部也……然有二证：一曰舌喑，乃中风舌不转运之类是也。一曰喉喑，乃劳嗽失音之类是也。盖舌喑但舌本不能转运言语，而喉咽音声则如故也。喉喑但喉中声嘶，而舌本则能转运言语也"。喉瘖作为病名，始见于明代，如《保婴撮要·卷五》谓："喉中声嘶者，则为喉瘖。"《景岳全书·卷二十八》对喉瘖的病因病机、证候特点及辨证论治有了较全面的论述，并确立了"金实不鸣""金破不鸣"的理论基础，对后世研究本病产生了深远的影响。

【现代医学简介】

1. 急性喉炎

急性喉炎指以声门区为主的喉黏膜的急性弥漫性卡他性炎症。细菌感染、用声过度、烟酒过度、吸入有害粉尘和化学气体等均可引起本病。主要表现为声嘶、喉痛、喉分泌物增多，可伴有发热、畏寒等全身表现。

2. 慢性喉炎

慢性喉炎指喉部黏膜的慢性非特异性炎症。临床上可分为慢性单纯性喉炎、慢性增生性喉炎和慢性萎缩性喉炎。其病因主要是急性喉炎反复发作或迁延不愈，用声过度，发声不当、烟酒过度、吸入有害粉尘和化学气体，以及鼻咽部的慢性炎症扩展至喉部。主要表现为声音嘶哑、喉部痰附感，喉部刺痛、烧灼感、异物感，干燥感等不适，萎缩性喉炎者可见痉挛性咳嗽。

3. 声带小结

声带小结是指发生于声带游离缘的微小结节样病变，典型表现为双侧声带前、中 1/3 交界处对称性的结节状隆起。主要是由于长期用声不当或用声过度，致使声带膜部中点（震动幅度大）频繁撞击、摩擦，产生上皮机械性创伤，形成凸起、黏膜上皮局限性增生。本病早期症状主要是发声易倦和间歇性声嘶，声嘶每当发高音时出现，病情发展，可变为持续性声嘶，在发较低音调时也出现。

4. 声带息肉

声带息肉主要是由于长期过度、不当发声产生的机械创伤所致。本病的主要病理表现是声带黏膜上皮下层有水肿、出血、血浆渗出、血管扩张、毛细血管增生、血栓形成、纤维蛋白物沉着、黏液样变性、玻璃样变性及纤维化等，还可有少量炎细胞浸润，偶有钙化。本病的主要表现为声嘶，息肉位于声门下腔可伴有咳嗽。两声带间巨大息肉可完全失声，甚者可致呼吸困难和喘鸣。

5. 声带麻痹

声带麻痹是指支配喉内肌群的运动神经传导通路受损导致声带的运动障碍，可同时伴有喉的感觉神经障碍。本病主要是由各种原因导致的中枢性损伤或外周性损伤。主要临床表现为声音嘶哑、呼吸困难、呛咳、误吸及吞咽困难等，严重者可影响患者生活质量，甚至危及生命。

第十章 咽喉部疾病

【病因病机】

喉瘖有虚实之分。实证多由外邪犯肺，或肺热壅盛，或血瘀痰凝，致声门开合不利，即所谓"金实不鸣"；虚证多因脏腑虚损，咽喉失养，声门开合不利而致，即所谓"金破不鸣"。

1. 风寒袭肺

外感风寒邪气，壅遏肺气，肺气失宣，气机不利，风寒之邪凝聚于喉，阻滞脉络，致声门开阖不利，发为喉瘖。

2. 风热犯肺

风热外邪袭表，肺失清肃，气机不利，则邪热上蒸，壅结于喉，致声门开阖不利，发为喉瘖。

3. 肺热壅盛

肺热炽盛，上熏于喉，里热蒸腾，灼津为痰，痰热壅肺，肺失宣降，致声门开阖不利，发为喉瘖。

4. 肺肾阴虚

素体阴虚，或久病失养，以致肺肾阴亏，肺津无以上布，肾阴无以上承，虚火上炎，蒸灼于喉，致声门失健，开阖不利，发为喉瘖。

5. 肺脾气虚

素体虚弱，或劳倦太过，久病失调，或过度用嗓，气耗太甚，致肺脾气虚，无力鼓动声门，发为喉瘖。

6. 血瘀痰凝

用嗓太过，耗气伤阴，喉部脉络受阻，经气郁滞不畅，气滞则血瘀痰凝，致声带肿胀或形成小结及息肉，妨碍声门开阖，发为喉瘖。

【诊断】

1. 诊断要点

（1）病史：多有受凉感冒或过度用声史，或声音嘶哑反复发作史。且多伴有吸烟、饮酒史或幽门螺杆菌感染病史。

（2）临床症状：以声音嘶哑为主要症状。轻者，仅声音发毛、变调或声音不扬；重者，可有明显的声嘶，甚至完全失音。病程可长可短，可伴有咽喉不适。

（3）专科检查：纤维喉镜或动态喉镜检查可见喉黏膜及声带充血、肿胀；

或声带淡红、肥厚，边缘有小结或息肉，声门闭合不全；或喉黏膜及声带干燥、变薄；或声带活动受限、固定；或声带松弛无力。

（4）辅助检查：对不明原因的喉瘖需要鉴别诊断，如需排除关节炎，则检测类风湿因子、抗"O"试验等；排除免疫性疾病，则检测相关的免疫学指标；检测肿瘤标记物如EB病毒，排除鼻咽癌等头颈部或胸部肿瘤；检测微量元素如铅、砷等对诊断及鉴别诊断也有帮助。颅底、颈部、胸部CT及强化MRI，心脏彩超，喉肌电图等均可用于查找病因，鉴别诊断。

2. 鉴别诊断

本病须与白喉、喉癣、喉瘤、喉菌等鉴别。

（1）喉瘖与白喉均有声嘶，但白喉多见于小儿，声嘶显著，咳嗽呈犬吠样，神情萎靡，脸色苍白，全身中毒症状明显，易发生喉梗阻，喉部检查可见有不易剥落的白膜，白膜处分泌物涂片或培养可查出白喉杆菌，相当于西医学的白喉。

（2）喉癣除声嘶外，咽喉干燥疼痛如芒刺，检查见喉部溃疡，多有痨瘵病史，相当于西医学的咽、喉结核。

（3）喉瘤、喉菌检查喉腔可见新生物，或触之易出血，取病变组织行病理检查有助于鉴别，相当于西医学的喉肿瘤。

【治疗方法】

1. 辨证论治

（1）风寒袭肺：

［主证］局部症状：猝然声音不扬，甚则嘶哑，喉微痛微痒。全身症状：咳嗽声重，发热，恶寒，头身痛，无汗，鼻塞，流清涕，口不渴，舌苔薄白，脉浮紧。专科检查：喉黏膜充血、肿胀，声门闭合不全。

［治法］疏风散寒，宣肺开音。

［方药］三拗汤加减。方药组成：麻黄、杏仁、甘草。可加木蝴蝶、石菖蒲通窍开音；加苏叶、生姜以助散寒。鼻塞者，可加白芷、辛夷以通窍。

（2）风热犯肺：

［主证］局部症状：声音不扬，甚则嘶哑，喉痛不适。全身症状：干痒而咳，发热，微恶寒，头痛，舌边微红，苔薄黄，脉浮数。专科检查：喉黏膜弥漫性红肿，声带充血、红肿，声门闭合不全。

［治法］疏风清热，利喉开音。

［方药］疏风清热汤加减。方药组成：金银花、连翘、荆芥、防风、牛蒡子、甘草、黄芩、桑白皮、赤芍、桔梗、天花粉、玄参、浙贝母。可加蝉蜕、木蝴蝶、胖大海以利喉开音。若痰黏难出者，可加瓜蒌皮、杏仁以化痰。

（3）肺热壅盛：

［主证］局部症状：声音嘶哑，甚则失音，咽喉痛甚。全身症状：咳嗽痰黄，口渴，大便秘结，舌质红，苔黄厚，脉滑数。专科检查：喉黏膜及室带、声带弥漫性充血、红肿，声带上有黄白色分泌物附着，闭合不全。

［治法］清热泻肺，利喉开音。

［方药］泻白散加减。方药组成：桑白皮、地骨皮、甘草、粳米。可加黄芩、杏仁以加强本方清肺热、宣肺利气之功；加瓜蒌仁、浙贝母、天竺黄、竹茹以清热化痰；加蝉蜕、木蝴蝶以利喉开音。大便秘结者，可加大黄。

（4）肺肾阴虚：

［主证］局部症状：声音嘶哑日久，咽喉干涩微痛。全身症状：喉痒干咳，痰少而黏，时时清嗓，症状以下午明显。可兼有颧红唇赤、头晕耳鸣、虚烦少寐、腰膝酸软、手足心热等症状，舌红少津，脉细数。专科检查：喉黏膜及室带、声带慢性充血，声带边缘肥厚，或喉黏膜及声带干燥、变薄，声门闭合不全。

［治法］滋阴降火，润喉开音。

［方药］百合固金汤加减。方药组成：生地黄、熟地黄、麦冬、百合、贝母、当归、白芍、甘草、玄参、桔梗。可加木蝴蝶、诃子、藏青果利喉开音。若虚火旺者，加黄柏、知母以降火坚阴；若是以声嘶、咽喉干痒、咳嗽、焮热感为主的阴虚肺燥之证，宜甘露饮以生津润燥。

（5）肺脾气虚：

［主证］局部症状：声嘶日久，语音低沉，高音费力，不能持久，劳则加重，上午症状明显。全身症状：少气懒言，倦怠乏力，纳呆便溏，面色萎黄，舌体胖，有齿痕，苔白，脉细弱。专科检查：喉黏膜色淡，声带肿胀或不肿胀，松弛无力，声门闭合不全。

［治法］补益肺脾，益气开音。

［方药］补中益气汤加减。方药组成：黄芪、人参、白术、炙甘草、当归、

升麻、陈皮、柴胡。可加生诃子收敛肺气、利喉开音,加石菖蒲芳香通窍。若声带肿胀,湿重痰多者,可加半夏、茯苓、扁豆健脾化痰。

(6)血瘀痰凝:

[主证]局部症状:声嘶日久,讲话费力,喉内异物感或有痰黏着感,常需清嗓。全身症状:面色黧黑,肌肤甲错,口唇爪甲紫暗,胸闷不舒,舌质暗红或有瘀点,苔薄白或薄黄,脉细涩。专科检查:喉黏膜及室带、声带、杓间黏膜慢性充血、肥厚,或声带边缘有小结及息肉状组织突起,常有黏液附其上。

[治法]行气血活,化痰开音。

[方药]会厌逐瘀汤加减。方药组成:桃仁、红花、当归、赤芍、柴胡、枳壳、桔梗、生地黄、玄参、甘草。若痰多者,可加贝母、瓜蒌仁、海浮石以化痰散结;若兼肺肾阴虚,可配合百合固金汤加减;若兼肺脾气虚,可配合补中益气汤加减。

2.经验方

(1)肥厚性声带炎方(王仁忠):清半夏9 g、茯苓15 g、盐橘核12 g、薏苡仁24 g、炒僵蚕12 g、夏枯草9 g、荔枝核12 g、浙贝母15 g、鸡内金12 g、牡丹皮12 g、赤芍12 g、海藻9 g、昆布9 g、山慈菇12 g、丹参18 g、玄参15 g、泽兰12 g、木蝴蝶12 g、郁金18 g、蝉蜕12 g。适用于慢喉瘖证属痰瘀互结型。

(2)化痰开音方(陈小宁):僵蚕10 g、胆南星10 g、浙贝母10 g、穿山甲6 g、赤芍10 g、夏枯草10 g、玄参10 g、生山楂10 g、薏苡仁10 g、天竺黄10 g、射干3 g、桔梗6 g、甘草3 g。适用于慢喉瘖证属痰凝血瘀型。

(3)消肿散结利喉饮(谢强):白花蛇舌草15 g、金银花15 g、浙贝母12 g、木蝴蝶3 g、桃仁6 g、五味子6 g、甘草3 g、红花6 g、党参15 g、生牡蛎15 g、薄荷3 g、香附6 g。适用于慢喉瘖证属血瘀型。

(4)谢氏滋喉悦音饮(谢强):白花蛇舌草15 g、南沙参12 g、乌梅6 g、山楂10 g、木蝴蝶10 g、海藻10 g、昆布10 g、全瓜蒌15 g、桔梗10 g、薄荷6 g(后下)、生牡蛎15 g(先煎)、五味子6 g。适用于慢喉瘖证属阴虚痰热型。

3.中医外治技术

(1)传统外治技术:

①含噙法:选用具有清利咽喉作用的中药制剂含服,有助于消肿止痛开音。

②蒸汽吸入：根据不同证型选用不同的中药水煎后取过滤药液进行蒸汽吸入，每次 15 分钟，每日 2 次。

（2）现代外治技术：

①谢氏喉针技术。取穴：开音 1 号穴、开音 2 号穴、开音 3 号穴。操作方法：开音 1 号穴针尖向喉结部（甲状软骨边缘）斜刺 0.5~0.7 寸；开音 2 号穴针尖向喉结部（甲状软骨边缘）斜刺 0.5~0.7 寸；开音 3 号穴直刺 0.5 寸。针刺时可配合使用"上补下泻"系列针法，如"转移兴奋灶针法""通经接气针法"等，并嘱患者进行深呼吸。针刺过程中不行针，每次留针 20 分钟，隔日 1 次，1 周为 1 个疗程。

"上补下泻"系列针法，施治时皆采取先针远端下部健侧腧穴，较强刺激，或泻或平补平泻；然后针上部五官患处周围腧穴，弱刺激，补法，中途不行针。留针期间，对远端下部或下部健侧腧穴行针 3 次，每次 1 分钟，以催气、导气。

②朱氏头皮针技术：

A. 选区定位：头面区、上焦区（心肺）。

B. 行针手法：抽气法、强刺激。每一针运针时间在 1~2 分钟内。每日须带气运针 2~4 次。（具体操作流程详见第六章第二节）

C. 导引方法：a. 腹式呼吸，具体操作流程详见第七章第六节。b. 局部按摩。患者可自行在颈部、喉结周围推揉按摩以放松颈部肌肉，也可左右上下转动放松颈部。c. 气息训练。包括凸腹凹腹练习、凸腹控制横膈膜练习、快速呼吸练习等。（具体操作流程详见第七章第六节）

D. 疗程：每次留针 2~48 小时，每周 2 次，1 个月为 1 个疗程。

4. 针灸疗法

（1）体针：可采用局部与远端取穴相结合的方法。局部取穴：人迎、水突、廉泉、天鼎、扶突，每次取穴 2~3 穴。远端取穴：病初起者，可取合谷、少商、商阳、尺泽，每次取 1~2 穴，用泻法；病久者，若肺脾气虚可取足三里，肺肾阴虚可取三阴交，用平补平泻法或补法。每次 30 分钟，每日 1 次。

（2）刺血法：用三棱针点刺两手少商、商阳、三商（奇穴，别名大指甲根）、耳轮 1~6（自耳轮结节下缘至耳垂中部的下缘等分成 6 点，分别为轮 1、2、3、4、5、6）等穴，每穴放血 1~2 滴，每日 1 次，有泄热开窍、利喉开音的作用，适用于喉瘖实热证。

（3）耳针：可用耳针针刺或王不留行籽、磁珠贴压，取咽喉、声带、肺、神门、内分泌、皮质下、平喘等穴，脾虚者加取脾、胃，肾虚者加取肾，每次3~4穴，针刺20分钟，每日或隔日1次；压豆可每3天更换1次，左右耳交替进行。

（4）穴位注射：取喉周穴位，如人迎、水突、廉泉等，每次选2~3穴进行穴位注射，药物可选用复方丹参注射液、当归注射液等，每次注射0.5~1 mL药液，每日1次，左右交替进行。

（5）灸法：每次选主穴及配穴各1~2穴，以艾条灸至患者局部皮肤潮红为度，每日1次，7~10日为1个疗程。主穴可取人迎、水突、廉泉；配穴可取合谷、足三里、三阴交、肺俞、脾俞、肾俞。主要适用于气虚证患者。

5. 导引方法

（1）吞津法：可润养五脏，清利咽喉。《红炉点雪》谓："平时睡醒时，即起端坐，凝神息虑，舌抵上，闭口调息，津液自生，分作三次，以意，此水潮之功也。津既咽下，在心化血，在肝明目，在脾养神，在肺助气，在肾生精，自然百体调畅，诸病不生，此除后患之功也。"

（2）按摩：取穴重点部位在人迎穴、水突穴、局部敏感压痛点及咽喉部三条侧线。第一侧线：喉结旁开1寸处直下；第三侧线：喉结旁开1.5寸直下；第二侧线：在第一、第三侧线中间。操作时，患者取坐位或仰卧位，医者先于患者咽喉旁三条侧线用一指禅推法或拿法，往返数次，也可配合揉法，然后再在人迎、水突及敏感压痛点处采用揉法。手法宜轻快柔和，不可粗暴用力。每次15分钟，每日1次。

6. 西医治疗

（1）病因治疗：

①积极治疗鼻炎、鼻窦炎、咽炎、胃炎、肺部及全身疾病。对发声不当者进行发音训练。

②改变不良的生活习惯，去除刺激因素，包括戒除烟酒、休声。

（2）药物治疗：

①抗反流治疗：有胃食管咽反流者，需长期应用质子泵抑制剂。

②局部糖皮质激素蒸汽或超声雾化吸入治疗。

（3）发声矫正、发声训练：由嗓音学专家进行语言训练与发生矫正。在嗓音学专家的指导下进行一段时间（约3个月）的发声训练。

（4）手术治疗：保守治疗无效者可在全麻支撑喉镜或显微镜下切除，也可行激光切除。声带麻痹者可行声带注射术。

【预防调护】

1. 避免过度用嗓，如喊叫、多言、高歌等。
2. 掌握良好的发声方法。运用软起声，避免硬起声。
3. 避免刺激物质。如粉尘、化学烟雾、烟、酒、辛辣食物等。
4. 注意发声时的呼吸方法练习。训练运用胸腹联合呼吸对发声护嗓有益。
5. 注意心理调适。身心健康、生活规律、饮食习惯和身体锻炼等非常重要。

【病案分析】

患者高某，女，48岁。2020年6月初诊。

主诉：反复声音嘶哑4个月余，加重1周。

现病史：患者平素讲话过多，4个月前感冒后出现声音嘶哑，伴咽痛，就诊于当地医院，予抗生素等药物治疗（具体不详），症状基本消失。后反复声嘶，多于用声过度、劳累后出现，休息后可缓解。1周前过劳后症状加重，声嘶呈持续性，遂就诊于我院门诊。症见：声音嘶哑，语音低沉，音不持久，咽痒、频清嗓，偶咳嗽，咯少量白黏痰，无咽痛，无饮水呛咳等症，伴神疲乏力、自汗，大便黏腻不爽，小便调，舌淡胖、有齿痕、苔白，脉细弱。

专科检查：咽黏膜稍充血，咽后壁少量淋巴滤泡增生，软腭动度可。

辅助检查：电子喉镜示：喉黏膜稍充血，双侧室带对称，无明显增生肥厚，双侧声带黏膜表面光滑，少量分泌物附着，活动可，闭合有缝隙。

中医诊断：慢喉瘖（肺脾气虚证）。西医诊断：慢性喉炎。

治疗：给予谢氏喉针技术联合嗓音训练治疗。

（1）谢氏喉针技术。选穴：开音2号穴、合谷、扶突、足三里。操作手法：通经接气针法，即先针刺合谷，强刺激，泻法，针尖向上，同时以语言诱导患者针感会向上往扶突、开音2号处行走，若针感在途中停止，可在针感反应中止处加针以引气，直达扶突、开音二号；继之针刺扶突、开音2号、足三里，弱刺激，补法，中途不行针。留针期间，在合谷穴行针3次，每次10秒钟；留针30分钟，隔日 1 次。

（2）嗓音训练：初期以凸腹凹腹气息练习、凸腹控制横膈膜练习及快速呼吸练习为主，2 周后配合诵读发声练习。

患者第一次治疗后自觉声嘶减轻，咽喉部舒适，坚持治疗 2 个月后，声音清亮，精神饱满，复查电子喉镜，双声带闭合可。

参考文献

1. 倪平敏，陈小宁. 陈小宁治疗痰瘀型慢喉喑临床经验［J］. 山东中医杂志，2012，31（2）：138-139.
2. 甘丽丽，陶波，谢强. 旴医谢强之验方消肿散结利喉饮治疗慢性肥厚性喉炎的疗效观察［J］. 时珍国医国药，2017，28（9）：2166-2168.
3. 林丽佳，杨淑荣，谢强. 应用谢氏滋喉悦音饮治疗声带小结的疗效观察［J］. 时珍国医国药，2014，25（6）：1407-1408.

第四节　喉咳

【概述】

喉咳，又名喉源性咳嗽，是以阵发性咽喉奇痒、干咳连连为主要特征的疾病。本病是临床常见病、多发病。喉咳作为病名首见于《中医临床诊疗术语·疾病部分》。中医古典医籍中的干咳、呛咳、燥咳、风咳、郁咳等与本病有相似之处。西医学的变应性咳嗽、变应性咽炎等疾病属于本病范畴。

【古文献研究】

早在战国时期，《礼记·月令》中就提出"季夏行春令……国多风咳"。《素问·风论》曰："风之伤人也，或为寒热……风者，善行而数变……"奠定了风邪致咳的理论基础。《诸病源候论·咳嗽病诸候》提道："又有十种咳，一曰风咳，欲语因咳言不得竟是也"，将"风咳"列于"十咳"之首。《景岳全书·咳嗽》云："肺苦于燥，肺燥则痒，痒则咳不能已也。"《古今医统大全·卷之四十四·咳嗽门》谓："此证本于气涩……虽咳十数声，亦无痰也，是为干咳嗽。"与现代喉咳的临床特征非常相似。《古今医统大全·卷之二十七·咳逆门》云："咳逆乃干咳之渐近……其气自丹田而逆，上出于咽喉，如有所击逆而然。"指出喉咳的发病部位在咽喉。《医碥·咳嗽》指出："火木刑金而肺叶干皱则痒，痒则咳，此不必有痰，故名干咳。"20世纪80年代末干祖望教授首次提出喉源性咳嗽这一新病名，并对其病因病机进行了系统的论述。

【现代医学简介】

1. 变应性咳嗽

变应性咳嗽由日本学者Fujimura等提出，指慢性咳嗽，且伴有某些特应性表现，但不能确定为哮喘、变应性鼻炎或非哮喘性支气管炎的疾病。其主要临床表现为阵发性刺激性干咳，白天或夜间均可咳嗽，灰尘、油烟、冷空气等均可诱发咳嗽，常伴有咽喉发痒。检查可见肺通气功能正常，支气管激发试验阴性，诱导痰嗜酸性粒细胞不增高，变应原皮试试验阳性，血清IgE或特异性IgE阳性。

2. 变应性咽炎

变应性咽炎是特应性个体接触致敏原后，由IgE介导的递质释放，并有多种免疫活性细胞和细胞因子等参与的咽黏膜、黏膜下淋巴组织及神经纤维的慢性炎症反应性疾病。多伴发于全身变应性疾病或变应性鼻炎、亦可单独发病，其症状常有季节性变化。其临床表现以咽部局部症状为主，主要表现为咽部发痒，刺激性、阵发性干咳，咽部异物感、声嘶、咽肿、咽痛。检查可见咽部黏膜色淡，表面洒水样湿润；咽后壁淋巴滤泡增生轻，咽侧索增粗，悬雍垂水肿，舌体侧缘牙齿压痕（舌体肿胀）。

【病因病机】

喉咳常因肺脾气虚或肺肾阴虚于内，风邪或异气侵袭于外，邪壅咽喉，不得外越而致。气候、饮食、情志、环境因素等均可诱发本病。

1. 风邪犯肺

咽喉为肺胃之气出入的通道，若起居不慎，冷暖失调，或过度疲劳，卫外不固，致风邪犯肺，肺失清肃，邪壅咽喉，发为喉咳。

2. 肺气不足

咽喉与皮毛同为人体之藩篱，素体禀赋不足，肺气虚弱，则卫表不固，易遭风邪、异气侵袭，正邪相争，正不胜邪，邪滞咽喉，而发为喉咳。

3. 脾气虚弱

脾主运化，若脾胃气虚，运化失司，则津不上承，咽喉失养，易遭外邪侵袭，发为喉咳。

4. 阴虚火旺

素体阴虚或久病损伤肺肾之阴，阴津不足，津液不能上承濡养咽喉，加之阴虚则火旺，虚火上灼咽喉，发为喉咳。

【诊断】

1. 诊查要点

（1）病史：可有外感病史或过敏性疾病、过敏物质接触史。

（2）临床症状：主要表现为阵发性咽喉奇痒，咳嗽连连，且咳而不爽，干咳少痰，咽部异物感，常反复发作，迁延不愈。

（3）专科检查：咽部黏膜色淡，表面洒水样、湿润；咽后壁淋巴滤泡增生轻，咽侧索增粗；有时可见悬雍垂水肿及舌体肿胀，舌体侧缘牙齿压痕。因常伴变应性鼻炎，故可常见变应性鼻炎的鼻腔表现。

（4）辅助检查：部分患者变应原皮肤实验阳性，血清总 IgE 或特异性 IgE 阳性。胸部 CT 排除肺部疾病。

2. 鉴别诊断

本病应与喉痹、乳蛾及肺部疾病所致的咳嗽相鉴别。

（1）喉痹同喉咳亦可出现咽痒、咳嗽，但痒、咳的程度一般较轻，属伴随症状，其突出症状为咽痛或咽部异物梗阻不适感；检查时可见咽黏膜红肿或咽黏膜肥厚增生，咽后壁淋巴滤泡增生，或咽黏膜干燥。喉咳的突出症状是咽喉作痒而干咳，无明显咽喉疼痛，咽喉部检查可见咽部黏膜色淡，表面洒水样、湿润；咽后壁淋巴滤泡增生轻。

（2）乳蛾亦可伴见咽痒不适、干咳，但主要表现为咽痛或咽部异物感；检查可见扁桃体肿大或干瘪，表面或有黄白色脓点。

（3）因肺部疾病而引起的咳嗽，多伴有咳痰，且咳出痰后暂时感到舒畅，病变主要在肺部，通过肺部听诊、影像学检查可明确诊断。

【治疗方法】

1. 辨证论治

（1）风邪犯肺：

[主证]局部症状：阵发性咽喉发痒，干咳，遇风则加重，咳甚则声嘶。全身症状：可兼有鼻塞、流涕、恶风发热，舌质淡红，舌苔薄黄或薄白，脉浮数或浮紧。专科检查：检查可见咽部黏膜淡红，轻度水肿。

[治法]疏风散邪，宣肺止咳。

[方药]止嗽散加减。方药组成：荆芥、白前、桔梗、紫菀、百部、陈皮、甘草。风寒者可合三拗汤治疗；风热者可加蝉蜕、薄荷、牛蒡子等以疏风清热、利咽止痒。

（2）肺气不足：

[主证]局部症状：咽喉发痒，干咳，稍遇风冷或异气则咳嗽加剧。全身症状：可兼有神疲体倦，面色淡白或㿠白，或有自汗，畏风，易于感冒，舌质淡，苔薄白，脉细弱。专科检查：咽部黏膜色淡，表面水肿；咽后壁淋巴滤泡增生轻。

[治法]益气固表，祛风止咳。

[方药]玉屏风散合桂枝汤加减。方药组成：黄芪、防风、白术、桂枝、白芍、生姜、大枣、炙甘草。咳甚者，可加用五味子、乌梅、诃子肉等收敛止咳之品；鼻塞者，可加白芷、辛夷以芳香通窍。

（3）脾气虚弱：

[主证]局部症状：咽喉发痒，痒即作咳，劳则加重。全身症状：可伴有神疲乏力，少气懒言，纳呆便溏，脘腹胀满，面色无华，舌淡胖，边有齿印，苔白或腻，脉沉细弱。专科检查：咽部黏膜淡红，表面洒水样、湿润，咽侧索增粗；有时可见悬雍垂水肿及舌体肿胀，舌体侧缘牙齿压痕。

[治法]健脾益气，利咽止咳。

[方药]补中益气汤加减。方药组成：黄芪、人参、白术、炙甘草、当归、升麻、陈皮、柴胡。可酌加防风、苏叶等祛风止痒；紫菀、款冬花等肃肺止咳。

（4）阴虚火旺：

[主证]局部症状：咽喉痒及干燥不适，干咳无痰，或少痰难咯，咽异物感，或"吭喀"清嗓不止，灼热微痛，以夜间尤甚。全身症状：五心烦热，颧红盗汗，

腰膝酸痛，形体消瘦，舌红，苔薄少津或苔少，脉细或细数。专科检查：咽部黏膜淡红，咽后壁淋巴滤泡增生轻，咽侧索增粗。

［治法］滋阴降火，润肺止咳。

［方药］百合固金汤加减。方药组成：生地黄、熟地黄、麦冬、百合、贝母、当归、白芍、甘草、玄参、桔梗。若咳而遗溺，可加入狗脊、续断、益智仁等以固肾；咽痒甚者，加防风、荆芥等祛风止痒；咳甚者，可加用五味子、乌梅、诃子肉等收敛止咳。

2. 经验方

（1）牛子利咽汤（王仁忠）：牛蒡子12g、桑白皮12g、川贝6g、白术12g、玄参15g、蝉蜕12g、防风9g、苦杏仁9g、薄荷12g、桑叶12g、桔梗9g、枳壳9g、紫菀12g、百部12g、地龙12g、甘草3g。方中重用牛蒡子疏风利咽止痒；配以防风、蝉蜕、僵蚕、射干加强祛风利咽止痒之力；桔梗、杏仁、紫菀、百部、甘草以宣肺止咳；玄参滋阴润燥，以制浮游之火，具有清上彻下之功。适用于喉咳证属风邪犯肺型。

（2）经验方（熊大经）：麻黄10g、杏仁10g、桔梗20g、紫菀10g、熟地黄20g、山茱萸20g、五味子20g、浙贝母10g、天花粉30g、南沙参30g、款冬花10g、麦冬10g。适用于喉咳证属阴虚火旺型。

3. 中医外治技术

（1）传统外治技术：

①含漱法：选用具有疏风解表、行气化痰、利咽止咳之功的中药煎水含漱。

②含噙法：选择具有利咽止咳的中药含片进行含噙。

③吹药法：将中药制成粉剂，直接吹喷于咽喉患部，以利咽止咳，如玄辛散、锡类散等。

④蒸汽吸入：选择疏风散邪、利咽止咳药水煎过滤，装入保温杯中，趁热吸入药物蒸汽，熏蒸咽喉，亦可将中药液置入蒸汽吸入器中进行蒸汽吸入。

（2）现代外治技术：

①罐灸三伏贴。选穴：天突、膻中、大椎、肺俞（双）、肾俞（双）。操作方法：先在相应穴位（肾俞除外）拔罐，留罐3~5分钟，然后将清凉膏与药粉融合后的药饼贴于穴位上，最后用麝香壮骨膏或防敏透气医用胶布外层固定。贴敷

时间：成人贴敷 6~8 小时，儿童 2~4 小时。每周 1 次，5 次为 1 个疗程。（具体操作流程详见第六章第二节）

②谢氏喉针技术。取穴：咽安 1 号穴、咽安 2 号穴。操作：患者取坐位，颈部常规消毒，嘱患者颈部放松，取 1 寸毫针，针刺双侧咽安 1 号穴、咽安 2 号穴，进针时针尖向口腔斜刺，针刺深度为 0.5~0.7 寸，待患者得气后留针 20 分钟，在留针期间嘱患者缓慢深呼吸。每日 1 次，2 周为 1 个疗程。

③浮针治疗：在患者胸锁乳突肌、后颈诸肌、剑突下方寻找肌筋膜触发点（MTrP），采用仰卧位或俯卧位。选取进针点方法：A. 针对气管旁的 MTrP 进针点，a. 在同侧上臂内侧前缘中央段；b. 气管 MTrP 的下方或者侧面 1cm；c. 胸骨柄上端，天突穴下方。上述 3 个方案选择 1 个或者多个。B. 针对胸锁乳突肌上的 MTrP 进针点：胸锁乳突肌上的 MTrP 周围 1 cm。C. 针对后颈诸肌上的 MTrP 进针点：后颈诸肌上的 MTrP 周围 1 cm。D. 针对剑突下上腹部中央（胃体表投影处）的 MTrP 进针点：剑突下上腹部中央的 MTrP 下方或者斜下方 1 cm。治疗方法：用一次性浮针在 MTrP 周围的皮下疏松结缔组织层进行针刺，针尖指向 MTrP，在皮下疏松结缔组织进行扫散，时间 2 分钟左右，扫散次数 150~200 次，扫散完毕后将浮针上的软管留置在皮下疏松结缔组织层。留置时间 5~8 小时。每 2 天治疗 1 次，连续治疗 4 次。治疗时间为 7 天。

④针刀刺营技术。操作：嘱患者取正坐位，头稍向后倾，头部固定，张口，医者左手持一次性压舌板压舌前 2/3 以便充分暴露患者口咽部，然后右手持小针刀，用刀尖轻浅点刺咽腔黏膜充血肿胀处及咽后壁淋巴滤泡。每次点刺深度约 1 mm，疾入疾出，微出血为度，治疗后以锡类散喷少许于患处。每日 1 次，2 周为 1 个疗程。

4. 针灸治疗

（1）体针：可选用合谷、列缺、照海、肺俞、太渊、太溪、经渠为主穴，足三里、大椎、曲池、外关、脾俞、风门、天突、定喘等为配穴。使用主穴、配穴各 1~2 对。每次留针 30 分钟，每日 1 次。

（2）耳针：可选咽喉、肺、肝、气管、神门等耳穴，针刺，用中等刺激，留针或埋针，针刺 20 分钟，每日或隔日 1 次。亦可用王不留行籽贴压以上耳穴。

（3）灸法：取大椎、合谷、足三里、三阴交、气海、关元、肺俞、肾俞等穴，悬灸或隔姜灸，以患者局部皮肤潮红为度。主要用于体质虚寒或正气虚较甚者。

（4）穴位注射：取定喘穴、肺俞穴等，药物可选用黄芪注射液等，每次每个穴位注射 1 mL 药液，每日或隔日注射 1 次。

5. 导引方法

腹式呼吸：用鼻吸气，横膈膜下降，腹部突起；嘴巴缓慢不间断吐气，腹部扁平。通过腹式呼吸练习使患者全身放松，大脑的意念集中到医生的治疗中。

6. 西医治疗

（1）病因治疗：避免接触过敏原或脱敏治疗。

（2）药物治疗：应用抗组胺药及肥大细胞稳定剂等，局部或全身应用糖皮质激素及免疫调节剂。

【预防调护】

1. 患病期间应注意戒烟酒，忌肥甘厚腻及生冷寒凉食物。

2. 保持环境清洁，避免或减少接触刺激性、敏感性气体。过敏原明确者避免接触致敏物质。

3. 忌滥用有甜味的糖浆制剂。

4. 注意起居有常，增强机体抗病能力。

参考文献

1. 乐唯. 盱江谢氏针刀刺营结合针刺咽安 1 号、咽安 2 号治疗喉源性咳嗽的临床疗效观察［D］. 南昌：江西中医药大学，2021.
2. 贾旭锦，谢慧，柴树人. 熊大经治疗喉咳经验［J］. 实用中医药杂志，2012，28（5）：405.
3. 吕中广. 浮针治疗慢性咳嗽 20 例［J］. 中国针灸，2010，30（1）：22.

第五节　梅核气

【概述】

梅核气是以咽部异物阻塞感，咯之不出，吞之不下，但不妨碍饮食为主要特征的疾病，患者可伴有胁胀、烦躁不安、多梦等表现。其发病率较高，大部分为更年期女性。西医学的咽异感症、咽部神经官能症、咽癔症、癔球等疾病属于中医学"梅核气"范畴。

【古文献回顾】

《金匮要略·妇人杂病脉证并治》最早描述了"妇人咽中如有炙脔"的症状。"梅核气"一名首见于宋代，如《仁斋直指方论》卷之五谓："梅核气者，窒碍于咽喉之间，咯之不出，咽之不下，如梅核之状者是也"。在古代医籍中尚有梅核、梅核风、回食丹等别名。《中藏经》曰："大肠虚，则咽喉中如核妨矣。"《太平圣惠方·卷三十五·治咽喉中如有物妨闷诸方》中云："亦有愁忧思虑，五脏气逆，胸膈痰结，则喉中如梗。"《古今医鉴·卷九·梅核气》曰："梅核气……始因喜怒太过，积热蕴隆，乃成厉痰郁结，致斯疾耳。"《喉科心法·梅核气》亦云："此症……乃由七情气郁，郁则生痰，结聚于胸膈之间。"

【现代医学简介】

1. 精神创伤型

除有咽异物感外，全身和局部检查无任何病变，但有确切的精神创伤病史，如抢劫、杀人、丧事、惊骇等遭遇。

2. 心理障碍情绪紧张型

此类患者均为工作紧张、思想生活压力大者，或有恐惧、失眠等症状，有的有恐"癌"症，有的有异物停留咽食管的"强迫思维症"等。患者咽部及食管检查均无异常。

3. 反流性食管炎型

除有咽部异物感外，常伴有嗳气、腹胀、烧心，反酸等胃肠不适和胃酸反流病史。

4. 更年期综合征内分泌紊乱型

均有月经紊乱和近期闭经史。咽异物感常伴有心慌、心跳、发热、出汗、情绪不稳等内分泌失调的症状。咽异感症几乎与闭经、月经紊乱同时发生。

5. 自主神经功能失调型

无确切致病的心理和精神因素。除咽部异物感外，常伴有忽冷忽热，颜面潮红、心慌、心跳、出汗等自主神经功能紊乱症状。

【病因病机】

本病多于七情郁结、气机不利有关。

1. 肝郁气滞

情志所伤或平素情志抑郁，肝失条达，肝气郁结，气机郁滞，咽喉气机不利而发病。

2. 痰气互结

思虑伤脾，或肝郁日久，横逆犯脾，以致脾失健运，聚湿生痰，痰气互结，阻于咽喉而发病。

【诊断】

1. 诊断要点

（1）病史：本病多数无明确的病史。

（2）临床症状：本病主要表现为咽部异物阻塞感，其状如梅核或炙脔梗阻，咯之不出，咽之不下，但不碍饮食及呼吸，多于情志不舒、心情郁闷时症状加重，且咽喉的异物阻塞感又容易加重患者的精神负担。

（3）专科检查：咽喉各部所见正常，纤维喉镜及食道钡餐或食道镜检查无异常发现。

2. 鉴别诊断

进行梅核气的诊断前，应对咽喉及食管进行详细检查，排除喉痹、乳蛾、咽喉及食管肿瘤等器质性疾病。咽喉及食管肿瘤若出现咽部异物感，在进食吞咽时加重；梅核气的咽异物感则空咽时明显，进食时反而减轻。

【治疗方法】

本病一般病程短者，以肝郁气滞为主，病久或反复发作则肝脾不和，痰气互结，甚至痰瘀互结。治疗方面，在辨证用药的基础上，还应注意对患者精神上的安慰和耐心解释。

1. 辨证论治

（1）肝郁气滞：

［主证］局部症状：咽喉异物感，或如梅核，或如肿物，吞之不下，吐之不出，但不碍饮食。全身症状：患者常见抑郁多疑，胸胁脘腹胀满，心烦郁闷，善太息，舌质淡红，苔薄白，脉弦。专科检查：检查咽喉及食道无明显异常。

［治法］疏肝理气，散结解郁。

［方药］逍遥散加减。方药组成：柴胡、薄荷、当归、白芍、白术、茯苓、生姜、甘草。可选加香附、苏梗、绿萼梅以助理气利咽。烦躁易怒、头痛不适、口干者，可加牡丹皮、栀子；失眠者，可加合欢花、酸枣仁、五味子、夜交藤；情志抑郁明显者，亦可配合越鞠丸加减。方中香附行气解郁，苍术燥湿健脾，神曲消食和中，川芎活血行气，栀子清热除烦。

（2）痰气互结：

［主证］局部症状：咽喉异物感，或如梅核，或如肿物，吞之不下，吐之不出，但不碍饮食。全身症状：肢倦纳呆，脘腹胀满，嗳气，舌淡胖，苔白腻，脉弦滑。专科检查：检查咽喉及食道无明显异常。

［治法］行气导滞，散结除痰。

［方药］半夏厚朴汤加减。方药组成：半夏、生姜、厚朴、茯苓、紫苏。精神症状明显、多疑多虑者，可加炙甘草、大枣、浮小麦；胸闷痰多者加瓜蒌仁、薤白；纳呆、苔白腻者，加砂仁、陈皮；若兼脾虚者，可合四君子汤加减；痰气互结日久，致使气滞血瘀者，可用桃红四物汤合二陈汤；若见病久乏力、面色不华、舌质淡者，可加黄芪、鸡血藤；胸胁不适者加柴胡、苏梗、枳壳；亦可用合欢花、厚朴花、白菊花、佛手花、绿萼梅等量拌匀，每次 6 g，开水浸泡代茶饮。

2. 经验方

（1）咽异感方（王仁忠）：赭石 18 g、柴胡 12 g、黄芩 12 g、清半夏 9 g、人参 9 g、旋覆花 9 g、射干 9 g、牡丹皮 12 g。适用于梅核气证属痰气互结型。

（2）疏调汤（张震）：北柴胡 10 g、郁金 15 g、枳壳 10 g、法半夏 10 g、陈皮 10 g、黄芪 60 g、百合 30 g、杏仁 10 g、前胡 15 g、蝉蜕 10 g、桔梗 10 g、荆芥 10 g、防风 10 g、浙贝母 10 g、麻黄 5 g、射干 15 g、紫菀 10 g、款冬花 10 g、黄芩 10 g、桑白皮 15 g、厚朴 15 g、连翘 12 g、薄荷 10 g、甘草 10 g。适用于梅核气证属痰气交阻型。

3. 中医外治技术

（1）传统外治技术：

①吹药法：用清热化痰利咽的中药粉末少许吹布于咽喉。

②咽部注射：先于咽后壁喷少量表面麻醉剂，取丹参注射液或维生素 B_{12} 等，

分 4~5 点注射于咽后壁黏膜下。

（2）现代外治技术：

①罐灸三伏贴。选穴：天突、膻中、大椎、肺俞（双）、肾俞（双）；操作方法：先在相应穴位（肾俞除外）拔罐，留罐3~5分钟，然后将清凉膏与药粉融合后的药饼贴于穴位上，最后用麝香壮骨膏或防敏透气医用胶布外层固定。贴敷时间：成人贴敷6~8小时，儿童2~4小时。每周1次，5次为1个疗程。（具体操作流程详见第六章第二节）

②谢氏喉针技术。取穴：咽安1号穴、咽安2号穴。操作：患者取坐位，颈部常规消毒，嘱患者颈部放松，取1寸毫针，针刺双侧咽安1号穴、咽安2号穴，进针时针尖向口腔斜刺，针刺深度为0.5~0.7寸，待患者得气后留针20分钟，在留针期间嘱患者缓慢深呼吸、咽口水以及咀嚼等相关运动。每日1次，2周为1个疗程。

③浮针治疗。患肌选择：在斜方肌、斜角肌、舌骨下肌群、胸锁乳突肌寻找肌筋膜触发点（MTrP）。治疗方法：患者取仰卧位，局部常规消毒，用一次性浮针在MTrP周围的皮下疏松结缔组织层进行针刺，针尖指向MTrP，在皮下疏松结缔组织进行扫散，时间2分钟左右，扫散次数150~200次，扫散完毕后将浮针上的软管留置在皮下疏松结缔组织层，留置时间5~8小时。每2天治疗1次，连续治疗4次。治疗时间为7天。（具体操作流程详见第六章第二节）

4. 针灸疗法

（1）体针：毫针刺廉泉穴，针尖向上刺至舌根部，令患者做吞咽动作，至异物感减轻或消失时出针，或取合谷、内关、天突穴，每日1次。

（2）灸法：取膻中、中脘、脾俞穴，各灸3~5壮，每日1次。

（3）埋线：取天突或膻中穴进行穴位埋线。

（4）耳针：取肝、肺、咽喉、内分泌、肾上腺穴，用王不留行籽贴压，每日揉压数次以加强刺激。

（5）穴位注射：取天突、廉泉、人迎、内关等穴位，每次选1~2穴，用当归或柴胡注射液行穴位注射。

5. 导引方法

腹式呼吸：用鼻吸气，横膈膜下降，腹部突起；嘴巴缓慢不间断吐气，腹部扁平。通过腹式呼吸练习使患者全身放松，大脑的意念集中到医生的治疗中。

6. 西医治疗

（1）病因治疗：针对各种病因进行治疗。

（2）心理治疗：排除了器质性病变后，针对患者的精神因素如"恐癌症"等，耐心解释，消除其心理负担。

【预防与调护】

1. 向患者耐心解释本病的特点，使其消除不必要的顾虑，减轻心理负担，有利于康复。

2. 保持乐观向上的精神面貌，培养性情开朗、心胸宽阔的性格。

3. 戒除烟酒，禁食肥甘厚腻之品。

【病案分析】

患者闫某，男，42岁。2021年12月27日初诊。

主诉：咽部异物感2个月余。

现病史：患者2个月余前无明显诱因出现咽部异物感，就诊于山东某省级医院，诊为"咽喉炎"，予口服"肿痛安胶囊"，效不佳。后就诊于我院门诊，症见：咽部异物感，咽干，伴言语欠流利，言语无力，时咯吐黄黏痰，无声嘶，余无明显不适，纳可，眠一般，多梦，二便正常。

专科检查：咽后壁慢性充血，舌苔薄，脉弦。

中医诊断：梅核气（痰气互结证）。西医诊断：咽异感症。

治疗：

（1）浮针治疗。患肌选择：在斜方肌、斜角肌、舌骨下肌群、胸锁乳突肌寻找肌筋膜触发点（MTrP）。治疗方法：患者取仰卧位，局部常规消毒，用一次性浮针在MTrP周围的皮下疏松结缔组织层进行针刺，针尖指向MTrP，在皮下疏松结缔组织进行扫散，同时嘱患者做吞咽及抬头动作，医者轻揉患肌，时间2分钟左右，扫散次数150~200次，扫散完毕后将浮针上的软管留置在皮下疏松结缔组织层，留置时间5~8小时。每2天治疗1次，连续治疗4次。治疗时间为7天。

（2）中药予以咽异感方，400 mL水煎服，日1剂，分早晚饭后温服，1周为1个疗程。

患者接受治疗1次后咽部异物感明显减轻，仍稍咽干；治疗2次后咽部异物感较第1次稍改善，无咽干；治疗3次，咽部轻微异物感，咽干极微，已无碍。

参考文献

1. 苏有琼，林德潮，易小玲，等. 国医大师张震疏调汤的临床应用体会［J］. 中医临床研究，2021，13（13）：89-91.
2. 况光仪，易慧明，吴克利，等. 咽异感症临床分型及治疗的初步探讨［J］. 中华耳鼻咽喉头颈外科杂志，2006（5）：355-358.
3. 杜丽英. 浮针治疗肝气郁结型梅核气临床研究［J］. 实用中医药杂志，2021，37（12）：1969-1971.

第六节　鼾眠

【概述】

鼾眠是以睡眠中鼾声过响甚或出现呼吸暂停为主要特征的疾病。本病在儿童及成人均可发生，成人中以体形肥胖者为多见。西医学的睡眠呼吸暂停低通气综合征及儿童腺样体肥大属于本病范畴。

【古文献回顾】

关于睡眠打鼾的表现早在《黄帝内经》已有记载，《素问·逆调论》曰："不得卧而息有音者，是阳明之逆也，足三阳者下行，今逆而上行，故息有音也"。鼾眠一名首见于《诸病源候论》卷三十一："鼾眠者，眠里喉咽间有声也。人喉咙，气上下也，气血若调，虽寤寐不妨宣畅；气有不和，则冲击喉咽，而作声也。其有肥人眠作声者，但肥人气血沉厚，迫隘喉间，涩而不利亦作声。"《伤寒论·辨太阳病脉证并治第一》曰："风温为病，脉阴阳俱浮，自汗出，身重，多眠睡，鼻息必鼾，语言难出。"《景岳全书》在论阳虚喉痹时曰："因喉痹而过于攻击，致伤胃气者……又有气体素弱，不耐劳倦，而伤胃气者。凡中气内虚、疼痛外逼，多致元阳飞越……以致声如鼾睡，痰如拽锯者。"

【现代医学简介】

1. 阻塞性睡眠呼吸暂停低通气综合征（OSAHS）

OSAHS 是指睡眠时上气道反复塌陷、阻塞引起的呼吸暂停和低通气不足，具体是指成人于 7 小时的夜间睡眠时间内，至少有 30 次以上呼吸暂停，每次呼吸暂停时间至少 10 秒以上；睡眠过程中呼吸气流强度较基础水平降低≥50%以上，并伴动脉血氧饱和度（SaO_2）下降≥4%；或睡眠呼吸暂停低通气指数（AHI）（即平均每小时睡眠呼吸暂停和低通气的次数）>5。

2. 儿童腺样体肥大

腺样体因反复炎症刺激而发生病理性增生肥大，并引起相应的症状者称为腺样体肥大。本病常见于儿童，常合并慢性扁桃体炎或扁桃体肥大。腺样体肥大是儿童 OSAHS 最常见的病因之一。鼾声过大和睡眠时憋气为两大主要症状，睡眠期张口呼吸、汗多、晨起头痛、白天嗜睡、学习困难等也是常见症状。电子鼻咽镜和鼻内窥镜检查可见鼻咽顶后壁红色块状隆起，表面多呈橘瓣状，有纵行的沟。腺样体肥大并引起睡眠呼吸暂停者，应尽早行腺样体切除术。

【病因病机】

鼻窍、颃颡及咽喉是呼吸气流出入之通道，亦为肺之门户，若该气道过于狭窄，则睡眠时气息出入受阻，冲击作声，如气道完全阻塞，则气息出入暂时停止（呼吸暂停）。常见原因主要有痰瘀互结和肺脾气虚两大类。

1. 痰瘀互结

脾为生痰之源，若过食肥甘或嗜酒无度，损伤脾胃，运化失司，则水湿不化，聚而生痰，痰浊结聚日久，气机阻滞，脉络阻塞，气血运行不畅，易致瘀血停聚，痰瘀互结气道，迫隘咽喉，致气流出入不利，冲击作声，则可导致睡眠打鼾，甚则呼吸暂停。

2. 肺脾气虚

肺主一身之气，脾为气血生化之源，又主肌肉。若饮食不节损伤脾胃，或素体脾气虚，致肺脾气虚，化源匮乏，咽喉肌肉失去气血充养，则痿软无力，弛张不收，不能维持气道张力，导致气道狭窄，气流出入受阻，故睡眠打鼾，甚则呼吸暂停。

【诊断】

1. 诊断要点

（1）病史：儿童多有喉核、腺样体肥大或鼻窒、鼻渊、鼻鼽等病史，中老年则多见于肥胖人群。

（2）临床症状：本病主要表现为睡眠时打鼾，伴张口呼吸，躁动多梦，严重时可出现多次短暂的呼吸暂停，白天则可出现嗜睡、头胀、倦怠、记忆力减退、注意力不集中、儿童生长发育迟缓等症状。

（3）专科检查：检查可见鼻腔、鼻咽、口咽、喉咽等部位一处或多处组织器官肥大、结构异常或咽壁肌肉松弛、塌陷，阻塞气道，如鼻甲肿大、鼻息肉、鼻中隔偏曲、腺样体和扁桃体肥大、软腭肥厚下垂或吸气时塌陷、舌根后坠等。

（4）影像学检查：应用纤维鼻咽喉镜、内窥镜检查和影像学检查有助于判断上气道阻塞部位和原因。

（5）多导睡眠监测：多导睡眠监测仪（PSG）可监测睡眠过程中缺氧的程度，有助于判断病情的严重程度。

2. 鉴别诊断

本病应与慢乳蛾、食管炎相鉴别。这些疾病初期也常常表现有咽部堵塞感。慢乳蛾，检查可见扁桃体肥大；食道炎，检查可见弥漫性食道炎症。

【治疗方法】

1. 辨证论治

（1）痰瘀互结：

［主证］局部症状：睡眠打鼾，张口呼吸，甚或呼吸暂停。全身症状：形体肥胖，痰多胸闷，恶心纳呆，头重身困，唇暗，舌淡暗或有瘀点，苔腻，脉弦滑或涩。专科检查：咽腔狭窄，鼻甲肥大，或可见鼻中隔偏曲。小儿多见扁桃体肿大、腺样体增生。

［治法］化痰散结，活血祛瘀。

［方药］导痰汤合桃红四物汤加减。方药组成：半夏、制天南星、陈皮、枳实、茯苓、桃仁、红花、当归、赤芍、川芎、甘草。若舌苔黄腻，可加黄芩以清热；局部组织肥厚增生，可加僵蚕、贝母、蛤壳、海浮石等以加强化痰散结之功效。

(2)肺脾气虚：

[主证]局部症状：睡眠打鼾，甚或呼吸暂停。全身症状：形体肥胖，肌肉松软，行动迟缓，神疲乏力，记忆力衰退，瞌睡时作，小儿可见发育不良，注意力不集中，舌淡胖，有齿印，脉细弱。专科检查：咽腔狭窄，鼻甲肥大，或可见鼻中隔偏曲。小儿多见扁桃体肿大、腺样体增生。

[治法]健脾和胃，益气升阳。

[方药]补中益气汤加减。方药组成：党参、黄芪、白术、甘草、陈皮、当归、升麻、柴胡。若夹痰湿，可加茯苓、薏苡仁健脾利湿，加半夏燥湿化痰；若兼血虚，可加熟地黄、白芍、枸杞子、龙眼肉以加强养血之力；若记忆力差，精神不集中，可加益智仁、芡实等；若嗜睡，可加石菖蒲、郁金以醒脑开窍。

2. 经验方

（1）腺样体肥大方（王仁忠）：黄芪15 g、党参12 g、橘核9 g、半夏9 g、玄参15 g、浙贝母12 g、牡蛎15 g、穿山甲6 g、山慈菇9 g、荔枝核9 g、僵蚕9 g、夏枯草9 g、山药20 g、白芷9 g、石菖蒲9 g、白术12 g、茯苓12 g。适用于鼾眠证属脾虚痰瘀互结型。

（2）核消散（刘玉书）：穿山甲3 g、紫荆皮10 g、金莲花15 g、苍耳子8 g、辛夷10 g、莪术10 g、夏枯草10 g、川芎6 g、生甘草5 g。适用于鼾眠各型。

3. 中医外治技术

（1）传统外治技术：

①刺割法：用毫针或针刀点刺咽后壁、舌根淋巴滤泡、咽侧索，并用针刀在喉核表面刺割，使少量出血，有散瘀消肿作用，有助于减轻睡眠打鼾。

②含漱法：用金银花、甘草、桔梗适量，或荆芥、菊花适量煎水含漱，每日数次。

③含噙法：可用清热解毒利咽的中药含片或丸剂含服。

④蒸汽吸入：用清热解毒利咽的中草药煎水，蒸汽吸入，每日1~2次。

（2）现代外治技术：

①扁桃体啄治技术。操作方法：用啄治刀在扁桃体上做雀啄样动作，每侧3~5下，伴少量出血，以吐2~3口鲜血为度。疗程：一般5~7天1次，5次为1个疗程，根据扁桃体大小治疗1~3个疗程。（具体操作方法详见第六章第二节）

②扁桃体烙治技术。操作方法：用特制烙铁，根据扁桃体肥大程度选择适当烙铁2~4支，用时将烙铁头放于酒精灯上，烧红并蘸香油后，迅速烙于患处，根据不同病情确定施烙的次数。疗程：每隔5~7天治疗1次，治疗5次为1个疗程。（具体操作方法详见第六章第二节）

③针刀刺营技术。操作方法：患者取坐位、头稍向后倾，张口保持不动，用压舌板压下舌体前三分之一，充分暴露双侧扁桃体，用6寸毫针在扁桃体表面进行丛刺法浅刺（局部集中点刺），刺入深度约0.2 cm，刺入后立即出针，微出血即可，先刺最肿胀处，再刺其周围，每侧刺约5下。扁桃体隐窝口使用镰状刀作点状刺割，每次选取约5个隐窝口，在其边缘各刺割1下，微出血即可。刺割后用锡类散喷于扁桃体表面，每日1次。

④谢氏喉针技术。取穴：咽安1号穴、咽安2号穴、咽安3号穴。操作方法：75%酒精局部消毒，右手持针快速刺入穴位（即"飞针"刺法），针尖向口腔斜刺0.5~0.7寸。留针30分钟（留针期间嘱患者避免做吞咽动作）。疗程：每日1次，10次为1个疗程。（具体操作流程详见第六章第二节）

⑤罐灸三伏贴。选穴：天突、膻中、大椎、肺俞（双）、咽安1号穴（双）。操作方法：先在相应穴位（咽安穴除外）拔罐，留罐3~5分钟，然后将清凉膏与3号方药粉融合后的药饼贴于穴位上，最后用麝香壮骨膏或防敏透气医用胶布外层固定。贴敷时间：成人贴敷6~8小时，儿童2~4小时。疗程：每周1次，5次为1个疗程。（具体操作流程详见第六章第二节）

4. 针灸疗法

（1）体针：取安眠、四神聪、廉泉、旁廉泉、神门、膻中、丰隆、血海、三阴交、照海等穴位，毫针针刺或电针治疗，每日1次，10次为1个疗程，可连续应用2~4个疗程。

（2）耳针治疗：取耳穴神门、交感、皮质下、心、肺、脾、肾、垂前、咽喉，用王不留行籽贴压，每日按压3~5次，每次每穴按压10~20次，10日为1个疗程。

5. 导引方法

吞金津、玉液法：每日晨起或夜卧时盘腿静坐，全身放松，排除杂念，双目微团，调匀呼吸，舌抵上腭数分钟，然后轻轻叩齿36次，搅海（舌在口中动）36下，口中即生津液，再鼓腮含漱9次，用意念将津液分3次送至脐下丹田。

每日1次。

6. 西医治疗

（1）气道持续正压治疗。

（2）口腔矫治：适用于下颌骨发育不良的患者及舌根后坠的患者。

（3）手术治疗：如果打鼾明确为鼻腔、鼻咽、口咽、喉咽等处组织器官肥大或咽部肌肉松弛引起，可以手术治疗。

【预防与调护】

1. 重视健康宣教，提高患者对疾病的认识及治疗配合度。

2. 饮食有节，适当控制进食量，少食肥甘厚味，戒除烟酒，加强运动、减轻体质量。

3. 起居有常，日间避免过度劳累，卧寐时宜取侧卧位或适当抬高床头。

4. 积极防治外感及鼻咽部疾患。

【病案分析】

患者邵某，男，8岁。2021年11月21日初诊。

主诉：睡眠打鼾5年余。

现病史：患者5年前感冒后出现睡眠打鼾，张口呼吸，就诊于外院，建议手术治疗，后就诊于我院门诊，症见：睡眠打鼾，张口呼吸，憋气，鼻塞，纳可，夜卧不安，二便调。

专科检查：鼻黏膜色淡、无明显肿胀，双下甲无明显肥大，鼻中隔无偏曲。双侧扁桃体Ⅲ度肿大。

影像学检查：腺样体侧位DR示腺样体肥大，A/N 0.88。

中医诊断：鼾眠（痰瘀互结证）。西医诊断：儿童OSA。

治疗：给予扁桃体烙治技术治疗。操作：医生持特制烙铁在酒精灯上烧至微红，浸入灼烙油中0.5秒后迅速拿出油面，左手持压舌板固定舌头，嘱患者张口并发"啊"音以暴露扁桃体，使烙铁头平行进入口腔，迅速施烙扁桃体，当听到局部发出"兹拉"声后，立即取出烙铁，不停留，烙至黏膜发白，以第一次施烙点为中心，向周围扩展，多点进行施烙，直到扁桃体表面均发白为止。7天行1次治疗，5次为1个疗程。

患者接受治疗1次后打鼾明显减轻，张口呼吸减少，稍鼻塞；治疗3次后仅有轻微打鼾，无张口呼吸，微鼻塞，无憋气。治疗5次结束后，基本无打鼾，无张口呼吸，无憋气，患儿自觉白天精神状态较前明显改善，学习成绩显著提高。

参考文献

1. 王春娜，田艳艳.阻塞性睡眠呼吸暂停低通气综合征的治疗进展［J］.医学综述，2010，16（3）：433-436.
2. 熊大经，刘蓬.中医耳鼻咽喉科学［M］.9版.北京：中国中医药出版社，2012：149-153.
3. 郭亦男，郭莹，刘玉书.刘玉书教授治疗儿童腺样体肥大学术思想及临证经验［J］.时珍国医国药，2021，32（11）：2752-2754.

第七节　喉痈

【概述】

喉痈是以咽喉红肿疼痛、吞咽困难为主要特征的咽喉及其邻近部位的痈肿。本病病情发展迅速，因咽喉肿塞、剧痛而影响进食，甚则阻碍呼吸，危及生命。历代医家根据喉痈的发病部位、发病原因、痈肿的形色及症候特点等，有较多的称谓，如喉关痈、积热喉痈、大红喉痈、锁喉痈等。现代医家根据其发病部位的不同进行命名：生于喉关的称喉关痈或骑关痈，生于会厌的称会厌痈，生于喉底的称里喉痈，生于颌下的称颌下痈。本病以喉关痈、会厌痈为常见，多发于青壮年，里喉痈多见于3岁以下的婴幼儿。西医学的扁桃体周围脓肿、急性会厌炎及会厌脓肿、咽后脓肿、咽旁脓肿等疾病属于本病范畴。

【古文献回顾】

《灵枢·痈疽》说："痈发于嗌中，名曰猛疽。猛疽不治，化为脓，脓不泻，塞咽，半日死。"《太平圣惠方》中记载："风邪热气，搏于经络，蕴蓄不散，而上攻于咽喉。"虽未提出病名，但点明本病的发病机理。《疡科心得集》中言："风温客热……上逆入络，结于咽喉，肿如蚕蛾。"《辨证录》则言："胃火熏蒸，炎上咽喉，直入脏腑，毒客咽峡，热盛肉腐而生疱疹。"《灵枢·痈疽》谓："热盛则肉腐，肉腐则为脓。"《诸病源候论·卷三十》谓"六腑不和，血气不调，风邪客于喉间，为寒所折，气壅而不散，故结而成痈。"《疮疡经验全书·卷一》言："此胃经受热，胃气通于喉咙，故患喉痈。"《外科正宗·卷之二》言："凡喉闭不刺血，喉风不倒痰，喉痈不放脓，喉痹、乳蛾不针烙，此皆非法。"

【现代医学简介】

1. 扁桃体周围脓肿

一般为单侧发病，极少出现双侧同时形成脓肿者。其致病菌以乙型溶血性链球菌、葡萄球菌、甲型溶血性链球菌为最多见，亦可有混合感染。扁桃体周围脓肿一般起病较急，须及时治疗，如未及时治疗或是治疗方法不当，极易发生并发症，严重者可发生败血症危及生命。

2. 急性会厌炎

在儿童、成人中均可发病，国内患者多见于成年人，且男性发病率明显高于女性。该疾病发生后，主要症状是剧烈喉痛、吞咽障碍、呼吸困难，严重者因喉梗阻窒息而死亡。

3. 会厌脓肿

急性会厌脓肿是耳鼻咽喉科常见的危重急症之一，主要诱因为会厌的急慢性炎症、会厌异物，急性会厌炎使用激素冲击治疗时易出现会厌脓肿，尤其合并有糖尿病的患者容易形成脓肿。

4. 咽后脓肿

咽后间隙位于颊咽筋膜与椎前筋膜之间，咽后间隙上自颅底，下达纵隔。这些间隙内含有疏松结缔组织，血管丰富，有多个淋巴结，可引流鼻腔、鼻窦、口咽及耳等处的回流。咽及相邻结构的感染可导致咽后咽旁间隙感染，继而局限性形成脓肿。

5. 咽旁脓肿

咽旁脓肿是咽旁间隙的化脓性感染，早期为蜂窝织炎，逐渐发展形成脓肿。致病菌以溶血性链球菌最为多见，其次是金黄色葡萄球菌、肺炎双球菌等。

【病因病机】

本病多因脏腑蕴热，复感风热邪毒，或异物、创伤染毒，内外热毒搏结于咽喉，灼腐血肉而为脓，毒聚而成痈肿。喉痈的病程可分为酿脓期、成脓期、溃脓期三个阶段，各阶段病因病机如下。

1. 酿脓期

咽喉为肺胃所属，风热邪毒乘虚侵袭，循口鼻入肺系，咽喉首当其冲，邪毒与气血搏结不散，导致气血壅聚而为病。

2. 成脓期

外邪不解，入里化火，引动脏腑积热上攻，内外火热邪毒搏结于咽喉，热毒流窜困结于一处，灼腐血肉而为脓。

3. 溃脓期

痈肿溃破后，因火热邪毒久灼咽喉，又因咽痛饮食难进，加之清解攻伐，气阴两伤，余邪未清。

【诊断】

1. 诊断要点

（1）病史：多有外感、异物、创伤或乳蛾病史。

（2）临床症状：喉痈是一个总的病名，各种喉痈的共同症状是咽喉疼痛剧烈，吞咽困难，言语含糊，甚则张口困难，多伴有发热、全身不适等。

（3）专科检查：因喉痈所处部位不同，检查所见体征也不相同。分述如下。

①喉关痈：多继发于乳蛾。一侧软腭明显红肿隆起，扁桃体被推向前下方或后下方，并被肿胀的舌腭弓和软腭所遮盖，悬雍垂红肿被推向对侧。

②会厌痈：会咽红肿、增厚，尤以会厌舌面表现显著，甚至肿胀成球形，影响呼吸；如以成脓，则会厌红肿处可见黄白色脓点。扁桃体、咽黏膜、腭弓多无明显红肿。

③里喉痈：以小儿为多见。咽后壁一侧红肿隆起，脓肿较大者，可将患侧咽腭弓及软腭向前推移。患侧颌下有淋巴结肿大，压痛明显。颈侧位 X 线片可见咽后壁隆起之软组织阴影，有时尚可见液平面。

④颌下痈：颈部僵直，一侧颌下肿胀牙痛，成脓后可有波动感，穿刺可抽出脓液；同侧咽壁及扁桃体被推向咽腔中央，但扁桃体无肿胀；颈部 B 超或 CT 扫描可显示脓肿大小。

（4）辅助检查：颈部 B 超、颈部 CT、电子喉镜、喉 CT。

2. 鉴别诊断

喉痈应与乳蛾、喉风等疾病相鉴别。

（1）喉关痈常继发于乳蛾，因此早期表现与乳蛾相同，应注意乳蛾是否已发展为喉关痈，鉴别要点是患侧软腭是否红肿隆起。

（2）喉痈与喉风均可出现咽喉剧烈疼痛、吞咽困难、口涎外溢等症状，但喉风最为突出的症状是呼吸困难，喉痈则无明显呼吸困难。

【治疗方法】

1. 辨证论治

喉痈的病变进程须经历酿脓期、成脓期、溃脓期三个阶段。辨是否成脓是辨证的关键，及时采取排脓治疗对缩短病程至关重要。

（1）酿脓期：

［主证］局部症状：咽痛，吞咽时加重。全身症状：发热恶寒，头痛，周身不适，口干，咳嗽痰多，小便黄，舌质红，苔薄黄，脉浮。专科检查：喉痈初起，患处黏膜弥漫性充血、红肿或颌下淋巴结肿胀，触之稍硬。

［治法］疏风清热，解毒消肿。

［方药］五味消毒饮加减。方药组成：金银花、野菊花、蒲公英、紫花地丁、紫背天葵子。可加荆芥、防风、连翘以加强疏风清热之力，加白芷以助消肿止痛。

（2）成脓期：

［主证］局部症状：咽痛剧烈，胀痛或跳痛，痛引耳窍；吞咽困难，口涎外溢或张口困难，言语不清，如口中含物。全身症状：高热，头痛，口臭口干，便结溲黄，舌质红，苔黄厚，脉洪数有力。专科检查：患处红肿高突，或隆起顶部红里泛白，触之有波动感，穿刺可抽出脓液，颌下有淋巴结肿大。

［治法］泄热解毒，消肿排脓。

［方药］仙方活命饮加减。方药组成：穿山甲、天花粉、甘草、乳香、白芷、赤芍、贝母、防风、没药、炒皂角刺、当归尾、陈皮、金银花。红肿痛甚，热毒重者，加蒲公英、连翘、紫花地丁以增清热解毒之力；高热伤津者，去白芷、陈皮，重用天花粉，加玄参；便秘者，可加大黄；痰涎壅盛，可加僵蚕、胆南星等以豁痰消肿。若热毒侵入营血，扰乱心神，出现高热烦躁、神昏谵语者，应以清营凉血解毒为主，可用犀角地黄汤，并选加安宫牛黄丸、紫雪丹，以开窍安神。若有痰鸣气急，呼吸困难者，按喉风处理，必要时行气管切开术，以保持呼吸道通畅。

（3）溃脓期：

[主证] 局部症状：咽痛逐渐减轻。全身症状：身热已退，咽干口渴，倦怠乏力，懒动少言，舌质红或淡红，苔薄黄而干，脉细数。专科检查：患处红肿突起渐平复，黏膜色红欠润，或溃口未愈合。

[治法] 益气养阴，清解余毒。

[方药] 沙参麦冬汤加减。方药组成：北沙参、麦冬、玉竹、生甘草、当归、陈皮、升麻、柴胡。加太子参以加强本方益气生津之功；加金银花、蒲公英以清解余毒。

2. 经验方

干祖望治疗本病，多采用仙方活命饮加减。脓尚未成者服之可使邪毒消散，脓已成可促使邪毒外泄，重用化痰散结、消瘀退肿之剂。脓将溃者，取用消肿托毒散瘀止痛之药。唯脓已溃破之后，不可再服本方，列为忌用。

脓肿形成前期：自拟仙方活命饮加减。方药组成：皂角刺、穿山甲、乳香、没药、防风、当归、陈皮各 3~6 g，白芷、赤芍、浙贝母、天花粉各 6~10 g，金银花 20~30 g，生甘草 6 g。大便秘结加生大黄 10 g（后下），热毒明显者配合五味消毒饮加减。

脓肿形成期：自拟透脓汤加减。方药组成：皂角刺、连翘各 12 g，大黄（后下）10 g，当归、穿山甲各 4 g，冬瓜仁、生薏苡仁各 30 g，生黄芪 8 g，白芷、生甘草各 6 g。

排脓后期：自拟养阴清肺汤加减。方药组成：生地黄、蒲公英各 15 g，白术、麦冬、玄参各 12 g，牡丹皮、白芍各 8 g，党参 18 g，川贝母、薄荷、生甘草各 6 g。

3. 中医外治技术

（1）传统外治技术：

①吹药法：可用清热解毒、消肿止痛的中药喷剂吹喉关红肿处，每日数次。

②含服法：可用清热解毒、利咽止痛的中药含片、滴丸含服。

③含漱法：可用金银花、桔梗、甘草煎水或用内服中药渣再煎之药液，冷后频频含漱。

④涂敷法：颌下肿痛者，可用紫金锭或如意金黄散，以醋调敷，每日 1 次，亦可用木芙蓉叶 60 g，红糖 6 g，捣烂外敷肿痛处。

⑤排脓法：喉痈脓成之后，应及时排脓。可行穿刺排脓，或切开排脓。里喉痈应采取仰卧垂头位，并在做好抽吸痰液及气管切开器械的准备下进行，以防脓肿突然破裂，脓液涌入气道，导致窒息。

（2）现代外治技术：谢氏喉针技术。取穴：咽安1号穴、咽安2号穴、咽安3号穴。操作方法：患者取坐位，颈部常规消毒，嘱患者颈部放松，取1寸毫针，针刺双侧咽安1号穴、咽安2号穴，进针时针尖向口腔斜刺，针刺深度为0.5~0.7寸，待患者得气后留针20分钟，在留针期间嘱患者缓慢深呼吸。每日1次，2周为1个疗程。

4. 针灸疗法

①体针：咽喉肿痛甚者，针刺合谷、内庭、太冲等穴以消肿止痛，用泻法，每日1次。张口困难者，针刺患侧颊车、地仓穴，以使牙关开张。

②刺血法：痈肿未成脓时，可酌情用三棱针于局部黏膜浅刺5~6次，或用尖刀轻轻划痕使其出血，以泻热消肿止痛。高热者，用三棱针刺少商、商阳或耳尖，每穴放血数滴，以泻热解毒。

5. 导引方法

擒拿法：腹式呼吸鼻子吸气，横膈膜下降，腹部突起；嘴巴缓慢不间断吐气，腹部扁平。通过腹式呼吸练习使患者全身放松，大脑的意念集中到医生的治疗中。

6. 西医治疗

（1）脓肿形成前：给予足量的抗生素控制炎症，若局部水肿严重，可加用适量的糖皮质激素。

（2）脓肿形成后：一经确诊，须行切开排脓。术后使用抗生素控制感染。

【预防与调护】

1. 锻炼身体，增强体质，冷暖适宜，预防外邪侵袭。

2. 积极治疗咽喉部急慢性疾病，保持口腔卫生。

3. 适当多饮水，注意休息，吞咽困难者，宜进半流质或全流质饮食，以养护胃气。忌食辛辣炙煿、醇酒厚味。

4. 积极治疗，严密观察病情变化。脓已成应及时排脓，保持引流通畅，并适时做好气管切开的准备。

参考文献

1. 徐静. 干祖望老中医治疗喉病的经验［J］. 辽宁中医杂志, 1984（10）: 3-5.

第八节　口疮

【概述】

口疮是指口腔肌膜出现类圆形溃疡且灼热疼痛为主要特征的疾病。本病多发生于青壮年人，常反复发作，病程较长，女性发病略多于男性。历代医家对口疮皆有论述，并有"口疳""口疡""口破""口糜"等不同的病名。西医学的复发性阿弗他溃疡等属于本病范畴。

【古文献回顾】

口疮之名早见于《黄帝内经》。如《素问·气交变大论》曰："岁金不及，炎火乃行……民病口疮。"《景岳全书·口疮》提出："口舌生疮，固多由上焦之热，治宜清火，然有酒色劳倦过度，脉虚而中气不足者，又非寒凉可治，故虽久用清凉，终不见效，此当察其所由，或补心脾，或滋肾水，或以理中汤，或以蜜附子之类，反而治之，方可痊愈，为寒热之当辨也。"《丹溪心法·口齿》谓："口疮，服良药不愈者，因中焦土虚，且不能食，相火冲上无制。"《素问·五常政大论》最早提出口疮与外感热邪、心脾气滞、热郁化火导致口舌生疮。也有认为口疮与久病体虚、毒气上攻有关，《诸病源候论·时气口疮候》指出"发汗下后，表里俱虚，而毒气未尽，熏于上焦，故喉口生疮也"。

【现代医学简介】

复发性阿他溃疡，又称复发性口腔溃疡，是最常见的口腔黏膜病。目前，其病因及发病机制仍不明确，多数学者认为，本病的发生是多种因素综合作用的结果。系统性疾病、遗传、免疫及微生物等因素在本病的发生、发展中可能起重要作用。本病表现为反复发作的圆形或椭圆形溃疡，具有"黄、红、凹、痛"特征。即损害表面覆有黄色或灰白色假膜；周边有充血红晕带；中央凹陷，基底柔软；灼痛明显。发作周期约数天或数月，具有不治而愈的自限性。西医治疗尚无特效根治药物，常用对症治疗药物包括维生素类、免疫调节剂及局部使用抗炎、止痛、激素类药物，疗效尚不理想。

【病因病机】

口疮病机以心、脾、肾失调为主。上焦实热多为心脾积热，中焦虚寒多为脾肾阳虚，下焦阴火乃肾亏阴虚火旺。

1. 心脾积热

口为脾之窍，舌为心之苗。若饮食不节，或情志不畅，脏蕴热内生，心脾积热，上炎口腔，发为口疮。

2. 阴虚火旺

素体阴虚，或病后失养，或劳累过度，熬夜多思，阴液暗耗，阴虚火旺，虚火上炎，发为口疮。

3. 脾肾阳虚

素体阳虚，或久病阴损及阳，或贪凉饮冷，或伤寒误治，损伤脾肾之阳，清阳不升，浊阴不干，寒湿困口发为口疮。

【诊断】

1. 诊查要点

（1）病史：有口腔黏膜反复溃破病史，短者数年，长者可达一二十年。部分患者有嗜食辛辣或疲劳等诱因。

（2）临床症状：以口腔黏膜反复溃破疼痛为主要症状，遇饮食或说话等刺激时疼痛加重。

（3）专科检查：唇、颊、舌、上腭等处黏膜发生单个或多个黄色或灰白色圆形或椭圆形溃疡，具有"黄、红、凹、痛"的临床特征。溃疡大小不等，小如针帽，大者可达黄豆大小，互相不融合，溃烂处周边可红肿高起，中央凹陷，周围红晕，表面覆有黄白色假膜，基底柔软光滑。

2. 鉴别诊断

本病应与口糜相鉴别。口疮与口糜均可见口腔肌膜白色伪膜覆盖的溃疡面，但口疮多见于成人，溃疡较小且中央凹陷而周围有红晕，常反复发作；口糜多见于婴幼儿，成人相对少见，口腔肌膜糜烂成片状，且略高出肌膜表面，周围不红。

【治疗方法】

1. 辨证论治

（1）心脾积热：

[主证] 局部症状：溃疡处灼痛明显，饮食或说话时尤甚。全身症状：口渴，心烦失眠，大便秘结，小便短黄，舌红、苔黄或腻，脉数。专科检查：口腔肌膜溃疡，周边红肿。

[治法] 清心泻脾，消肿止痛。

[方药] 凉膈汤加减。方药组成：大黄、朴硝、栀子、黄芩、连翘、薄荷、甘草、竹叶、蜜。口渴、咽喉肿痛，可加石膏、桔梗、天花粉；红肿热甚，可加赤芍、牡丹皮以凉血止血。

（2）阴虚火旺：

[主证] 局部症状：溃疡处疼痛较轻，但此愈彼起，绵延不止。全身症状：手足心热，失眠多梦，口舌干燥不欲饮，舌红少苔，脉细数。专科检查：口腔溃疡数量少，周边红肿不甚。

[治法] 滋阴补肾，降火敛疮。

[方药] 知柏地黄汤加减。方药组成：熟地黄、山茱萸、怀山药、泽泻、牡丹皮、茯苓、知母、黄柏。若虚火甚，稍加肉桂反佐，引火归原；若见心烦不寐，舌质皲裂，心阴不足明显者，可用黄连阿胶鸡子黄汤加枸杞、酸枣仁、柏子仁，以滋阴养血，清火安神。

（3）脾肾阳虚：

[主证] 局部症状：口疮疼痛较轻。全身症状：倦怠乏力，面色苍白，腰膝或少腹以下冷痛，小便清长，纳呆便溏，舌淡苔白，脉沉迟。专科检查：口疮色白或暗，周边淡红或不红，久难愈合。

[治法] 温肾健脾，化湿敛疮。

[方药] 附子理中汤加减。方药组成：人参、白术、甘草、干姜、附子。若口疮白浊，为阳虚水泛之象，为肉桂温通经脉，加苍术、五倍子健脾燥湿；若见形寒肢冷，夜尿频多，可用金匮肾气丸。

2. 经验方

泄热清口饮（谢强）：玄参12 g、生地黄12 g、黄芩10 g、黄连6 g、赤芍10 g、瓜子金12 g、通草6 g、灯心草6 g、甘草梢6 g、淡竹叶6 g。适用于口疮证属火热上炎型。

养阴清口饮（谢强）：知母6g、黄柏6g、玄参12g、怀牛膝10g、五味子6g、覆盆子12g、西藏青果10g、牡丹皮6g、甘草6g、竹茹6g。适用于口疮证属虚火上炎型。

3.中医外治技术

（1）含漱法：用清热解毒的药剂含漱，以消肿止痛；或以蜂蜜一汤匙，徐徐含咽，可止痛敛疮。

（2）吹药法：实证用人中白散、锡类散、冰硼散、西瓜霜等吹布患处；虚证用柳花散或青吹口散吹布患处。

（3）涂敷法：用消肿止痛、收敛生肌的中药粉末局部涂敷。

4.针灸疗法

（1）体针：取颊车、地仓、承浆、合谷、通里、神门、少冲等穴，每次选择2~3穴，实证用泻法，虚证用平补平泻法。口疮久不愈者，以毫针点刺口疮处，使之少许渗血，每2~3天1次。

（2）艾灸法：脾肾阳虚者取合谷、足三里、太溪、照海、然谷等穴位，每次选取1~2穴，悬灸至局部有灼热感、皮肤潮红为度，2日1次。

（3）穴位注射：取牵正、曲池、颊车、手三里。每次选2穴，各穴位交替使用，每穴注射维生素B_{12}或维生素B 10.5 mL，每2~3天1次。

（4）穴位贴敷：可用附子、细辛、吴茱萸、肉桂等研为细末，用姜汁或葱白捣汁调敷涌泉穴。

5.导引方法

吞金津、玉液法：每日晨起或夜卧时盘腿静坐，全身放松，排除杂念，双目微闭，舌抵上腭数分钟然后叩齿36下，搅海（舌在口中搅动）36下，口中即生津液，再鼓腮含漱9次，用意念送至脐下丹田。

6.西医治疗

一般给予消炎、镇痛药物，防止继发感染并促进愈合。

【预防与调护】

1.实火口疮者，忌食辛辣刺激食物和肥甘厚味，虚火口疮者，忌食生冷，不宜过劳。

2. 注意口腔卫生，早晚刷牙，饭后漱口，戴有义齿者，应避免义齿机械刺激损伤黏膜，进食硬物应避免损伤口腔黏膜。

3. 颐养心性，戒恼怒、忧思。

4. 生活起居要有规律，劳逸结合，保证充足睡眠，避免过劳或熬夜而损伤正气。

参考文献

1. 刘臣，花春玲.推拿治疗口腔溃疡的体会［J］.按摩与导引，2002，18（2）：27.
2. 刘艳，成路燕.耳尖放血配合体针治疗复发性口腔溃疡12例［J］.上海针灸杂志，2010，29（10）：658.

附录　常用方剂

二画

二陈汤（《太平惠民和剂局方》）

半夏　橘红　白茯苓　甘草

三画

三拗汤（《太平惠民和剂局方》）

甘草　麻黄　杏仁

四画

天麻钩藤饮（《中医内科杂病证治新义》）

天麻　钩藤　生石决明　山栀　黄芩　川牛膝　杜仲　益母草　桑寄生　夜交藤　茯神

五味消毒饮（《医宗金鉴》）

金银花　野菊花　蒲公英　紫花地丁　紫背天葵子

止嗽散（《医学心悟》）

荆芥　桔梗　白前　紫菀　百部　甘草　陈皮

贝母瓜蒌散（《医学心悟》）

贝母　瓜蒌　天花粉　茯苓　橘红　桔梗

丹栀逍遥散（《内科摘要》）

柴胡　白芍　茯苓　当归　白术　甘草　生姜　薄荷　牡丹皮　栀子

六君子汤（《医学正传》）

人参　白术　茯苓　炙甘草　陈皮　半夏

六味汤（《喉科秘旨》）

荆芥　防风　桔梗　僵蚕　薄荷　甘草

六神丸(《雷氏方》)

中成药,牛黄　珍珠粉　蟾酥　雄黄　麝香　冰片

五画

玉屏风散(《医方类聚》)

黄芪　白术　防风

正容汤(《审视瑶函》)

羌活　白附子　防风　秦艽　胆南星　白僵蚕　制半夏　木瓜　甘草　茯神

甘露饮(《阎氏小儿方论》)

熟地黄　生地黄　天冬　麦冬　枳壳　生甘草　茵陈　枇杷叶　石斛　黄芩

甘露消毒丹(《医效秘传》)

白豆蔻　藿香　绵茵陈　滑石　木通　石菖蒲　黄芩　川贝母　射干
薄荷　连翘

左归丸(《景岳全书》)

熟地黄　炒山药　山茱萸　枸杞子　川牛膝　制菟丝子　鹿角胶　龟板胶

右归丸(《景岳全书》)

熟地黄　炒山药　山茱萸　枸杞子　制菟丝子　鹿角胶　当归　杜仲
制附子　肉桂

龙胆泻肝汤(《医方集解》)

龙胆草　栀子　黄芩　泽泻　木通　车前子　当归　柴胡　生地黄　甘草

归脾汤(《正体类要》)

人参　炒白术　黄芪　茯神　龙眼肉　当归　远志　炒酸枣仁　木香
炙甘草　生姜　大枣

四君子汤(《太平惠民和剂局方》)

人参　白术　茯苓　甘草

仙方活命饮(《校注妇人良方》)

穿山甲　天花粉　甘草　乳香　白芷　赤芍　贝母　防风　没药　炒皂角刺
当归尾　陈皮　金银花

半夏白术天麻汤(《医学心悟》)

半夏　白术　天麻　茯苓　陈皮　甘草　生姜　大枣

半夏厚朴汤(《金匮要略》)

半夏　厚朴　茯苓　生姜　苏叶

六画

芎芷散(《仁斋直指》)

川芎　白芷　细辛　紫苏叶　肉桂　陈皮　半夏　苍术　厚朴　木通　石菖蒲　炙甘草　生姜　葱白

耳聋左慈丸(《重订广温热论》)

熟地黄　怀山药　山茱萸　牡丹皮　泽泻　茯苓　五味子　磁石　石菖蒲

百合固金汤(《慎斋遗书》)

生地黄　熟地黄　麦冬　百合　贝母　当归　白芍　甘草　玄参　桔梗

托里消毒散(《外科正宗》)

黄芪　皂角刺　金银花　甘草　桔梗　白芷　川芎　当归　白芍　白术　茯苓　人参

会厌逐瘀汤(《医林改错》)

桃仁　红花　甘草　桔梗　生地黄　当归　玄参　柴胡　枳壳　赤芍

冰硼散(《外科正宗》)

冰片　硼砂　朱砂　玄明粉

交泰丸(《新民医通》)

黄连　肉桂

安宫牛黄丸(《温病条辨》)

牛黄　郁金　犀角(水牛角代)　黄连　朱砂　栀子　雄黄　黄芩　珍珠　冰片　麝香　金箔衣

导赤散(《小儿药证直诀》)

生地黄　木通　竹叶　生甘草梢

导痰汤(《妇人良方》)

半夏　陈皮　枳实　赤茯苓　甘草　制天南星　生姜

如意金黄散(《外科正宗》)

大黄　黄柏　姜黄　白芷　生南星　陈皮　苍术　厚朴　甘草　天花粉

七画

杞菊地黄丸（《医方考》）

枸杞子　菊花　熟地黄　山茱萸　山药　泽泻　牡丹皮　茯苓

苍耳子散（《重订严氏济生方》）

白芷　薄荷　辛夷　苍耳子

沙参麦冬汤（《温病条辨》）

北沙参　麦冬　玉竹　生甘草　桑叶　生扁豆　天花粉

补中益气汤（《内外伤辨惑论》）

黄芪　人参　白术　炙甘草　当归　陈皮　升麻　柴胡

补阳还五汤（《医林改错》）

黄芪　当归尾　川芎　赤芍　桃仁　红花　地龙

附子理中丸（《太平惠民和剂局方》）

人参　白术　甘草　干姜　附子

八画

青黛散（《赵炳南临床经验集》）

青黛粉　黄柏　滑石粉

肾气丸（《金匮要略》）

干地黄　山药　山茱萸　泽泻　茯苓　牡丹皮　桂枝　炮附子

知柏地黄丸（《医方考》）

山茱萸　怀山药　泽泻　牡丹皮　茯苓　熟地黄　知母　黄柏

泻心汤（《金匮要略》）

大黄　黄芩　黄连

泻白散（《小儿药证直诀》）

桑白皮　地骨皮　甘草　粳米

泽泻汤（《金匮要略》）

泽泻　白术

参附汤（《妇人良方》）

人参　附子　生姜　大枣

参苓白术散（《太平惠民和剂局方》）

炒扁豆　人参　白术　茯苓　陈皮　怀山药　莲子肉　薏苡仁　砂仁　桔梗　炙甘草

九画

荆防败毒散（《摄生众妙方》）

荆芥　防风　柴胡　前胡　川芎　枳壳　羌活　独活　茯苓　桔梗　甘草

牵正散（《杨氏家藏方》）

白附子　白僵蚕　全蝎

独参汤（《伤寒大全》）

人参

养阴清肺汤（《重楼玉钥》）

玄参　生甘草　白芍　麦冬　生地黄　薄荷　贝母　牡丹皮

十画

桂枝汤（《伤寒论》）

桂枝　白芍　生姜　炙甘草　大枣

桃红四物汤（《医垒元戎》）

桃仁　红花　川芎　当归　熟地黄　白芍

真武汤（《伤寒论》）

茯苓　白芍　白术　生姜　附子

逍遥散（《太平惠民和剂局方》）

柴胡　白芍　茯苓　当归　白术　薄荷　生姜　甘草

凉膈散（《太平惠民和剂局方》）

朴硝　大黄　栀子　黄芩　连翘　薄荷　甘草

益气聪明汤（《东垣试效方》）

黄芪　人参　升麻　葛根　蔓荆子　白芍　黄柏　甘草

涤痰汤（《奇效良方》）

制半夏　制天南星　陈皮　枳实　茯苓　人参　石菖蒲　竹茹　甘草　生姜

桑菊饮（《温病条辨》）

桑叶　菊花　桔梗　连翘　杏仁　薄荷　芦根　甘草

通窍汤(《古今医鉴》)

麻黄　白芷　防风　羌活　藁本　细辛　川芎　升麻　葛根　苍术　川椒　甘草

通窍活血汤(《医林改错》)

桃仁　红花　赤芍　川芎　老葱　麝香　黄酒　红枣

十一画

黄芩汤(《医宗金鉴》)

黄芩　栀子　桑白皮　麦冬　赤芍　桔梗　薄荷　甘草　荆芥穗　连翘

黄连阿胶鸡子黄汤(《伤寒论》)

黄连　黄芩　芍药　鸡子黄　阿胶

银翘散(《温病条辨》)

金银花　连翘　薄荷　淡豆豉　荆芥穗　牛蒡子　桔梗　甘草　淡竹叶　芦根

清气化痰丸(《医方考》)

陈皮　制半夏　杏仁　枳实　黄芩　瓜蒌仁　茯苓　胆南星　姜汁为丸

清咽利膈汤(《外科正宗》)

连翘　栀子　黄芩　薄荷　牛蒡子　防风　荆芥　玄明粉　金银花　玄参　大黄　桔梗　黄连　甘草

清燥救肺汤(《医门法律》)

冬桑叶　石膏　胡麻仁　麦冬　阿胶　人参　甘草　杏仁　枇杷叶

十二画

葱豉汤(《肘后备急方》)

葱白　淡豆豉

越鞠丸(《丹溪心法》)

苍术　香附　川芎　神曲　栀子

紫金锭(《百一选方》)

山慈姑　五倍子　千金子仁　红芽大戟　麝香

紫雪丹(一名紫雪。苏恭方,录自《外台秘要》)

石膏　寒水石　滑石　磁石　犀痛屑(水牛角代)　羚羊角屑　青木香

沉香　玄参　升麻　甘草　丁香　朴硝　硝石　麝香　朱砂　黄金

温肺止流丹（《辨证录》）

人参　荆芥　细辛　诃子　甘草　桔梗　鱼脑石

犀角地黄汤（《小品方》，录自《外台秘要》）

犀角（水牛角代）　生地黄　赤芍　牡丹皮

疏风清热汤（《中医喉科学讲义》）

荆芥　防风　牛蒡子　甘草　金银花　连翘　桑白皮　赤芍　桔梗　黄芩
天花粉　玄参　浙贝母

十三画

锡类散（《金匮翼》）

象牙屑　珍珠　青黛　冰片　壁钱　牛黄　人指甲

豢龙汤（《医醇賸义》）

藕节　白茅根　薄荷炭　黑荆芥　牛膝　牡丹皮　牡蛎　羚羊角　夏枯草
青黛　石斛　麦冬　川贝母　南沙参　茜草根

十四画

碧云散（《医宗金鉴》）

鹅不食草　川芎　细辛　辛夷　青黛

蔓荆子散（《东垣十书》）

蔓荆子　生地黄　赤芍　甘菊花　桑白皮　木通　麦冬　升麻　前胡
炙甘草　赤茯苓

现代外治法及导引图片

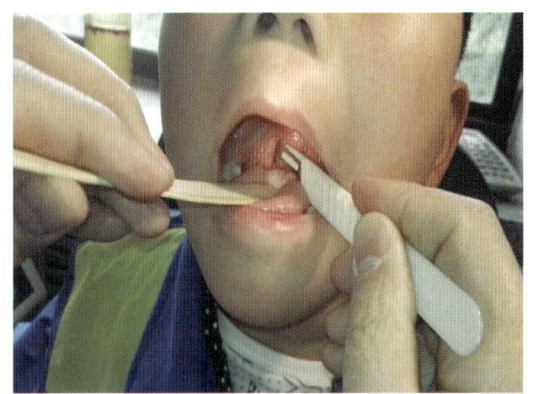

图 6-1　扁桃体啄治

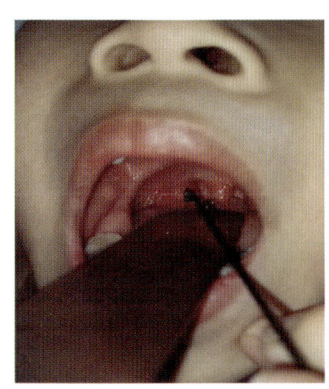
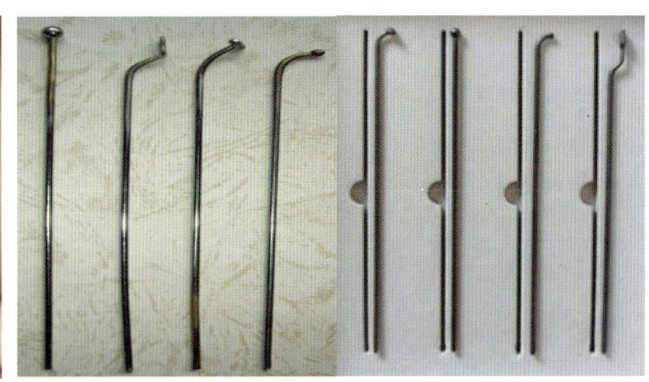

图 6-2　扁桃体烙治及烙治工具

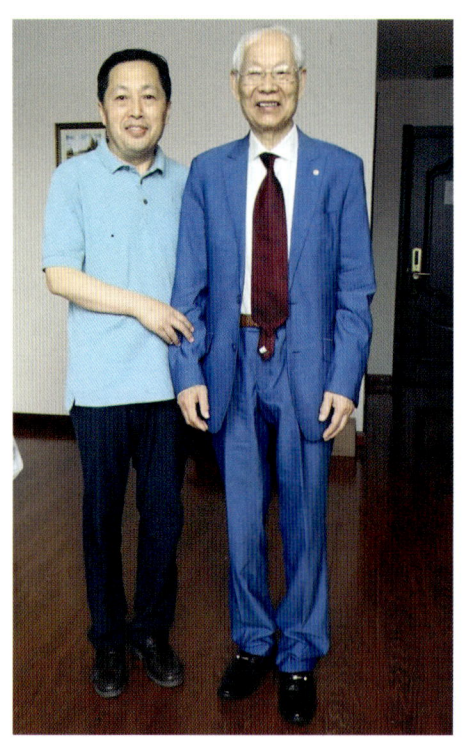

图6-3 王仁忠教授与朱氏头皮针创始人朱明清教授

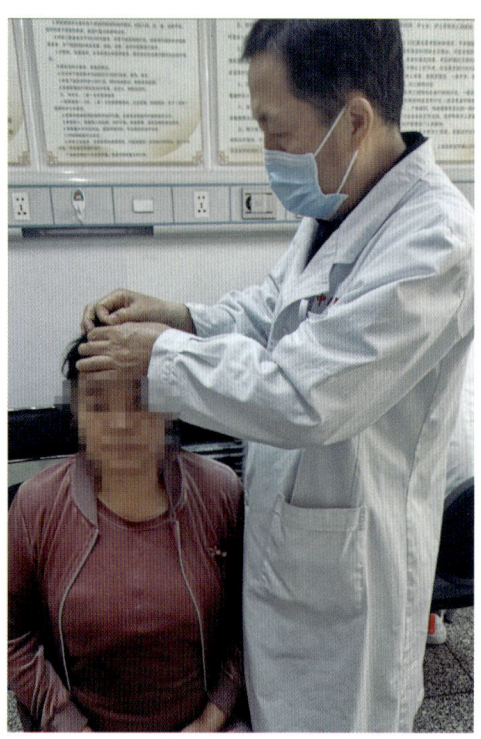

图6-4 朱氏头皮针治疗

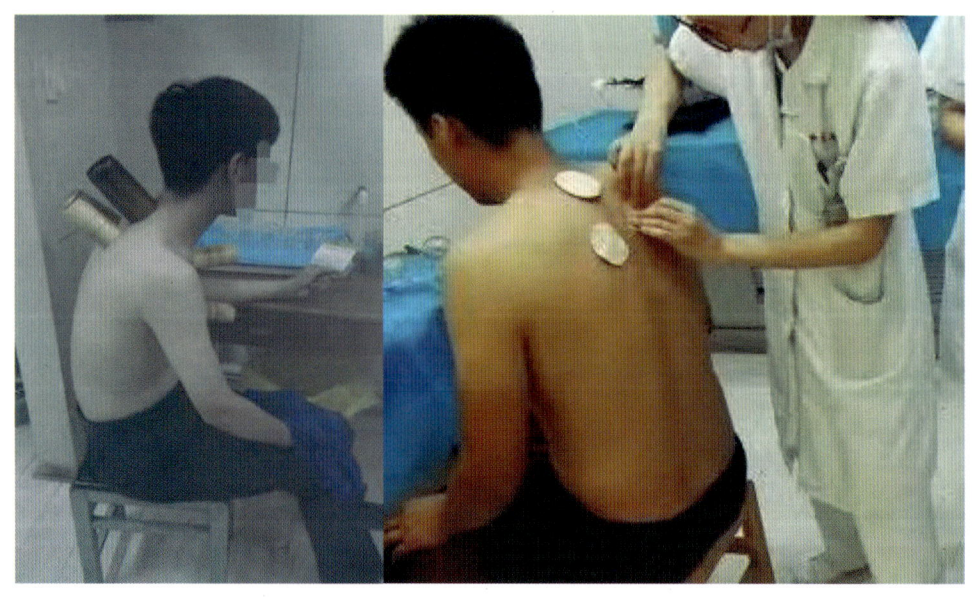

图6-5 罐灸三伏贴

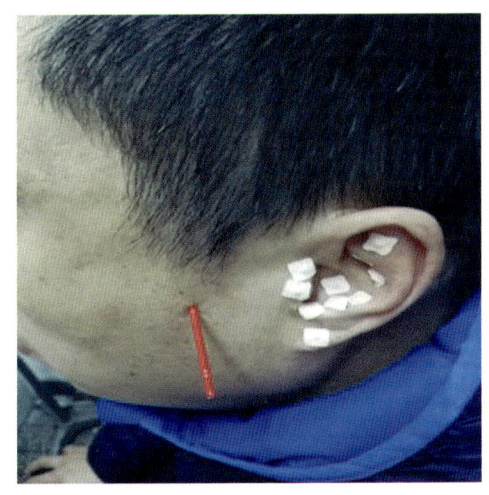

图 6-6 针刺蝶腭神经节

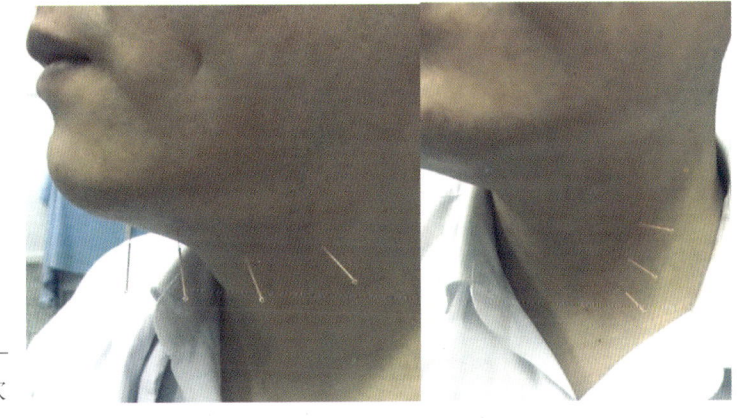

图 6-7 谢氏喉针——
咽安四穴图及开音三穴

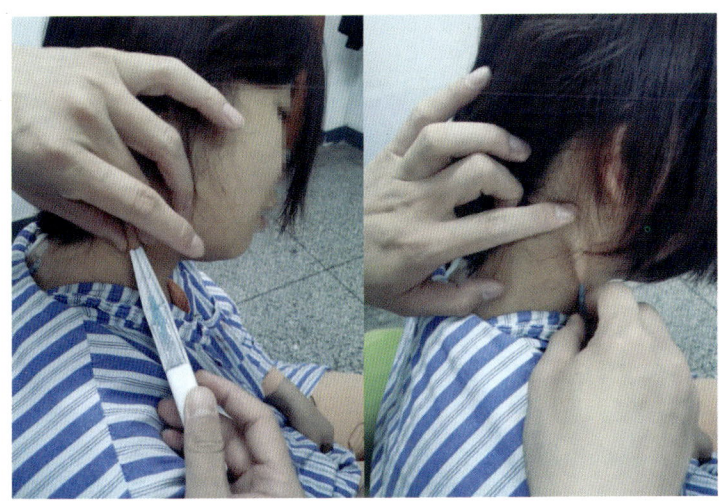

图 6-8 浮针治疗

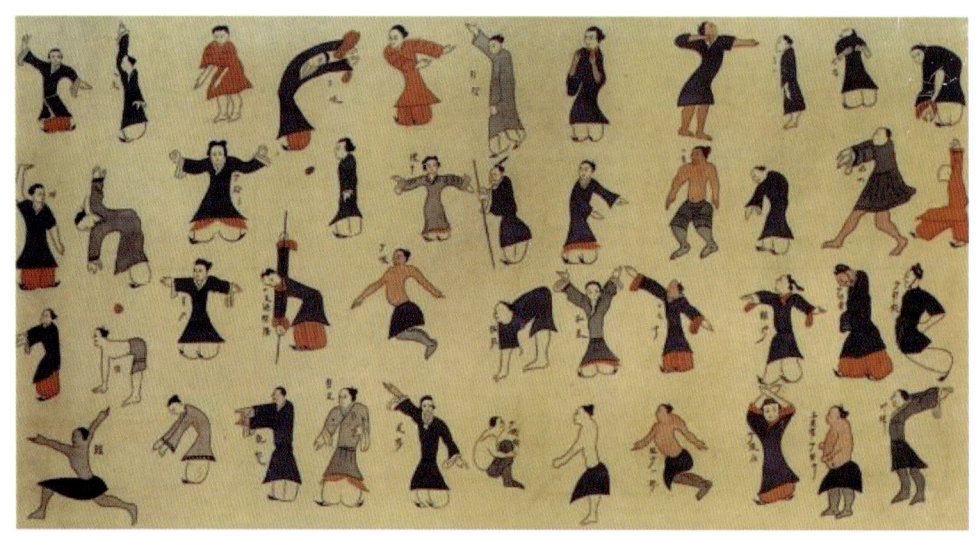

图 7-1 导引图

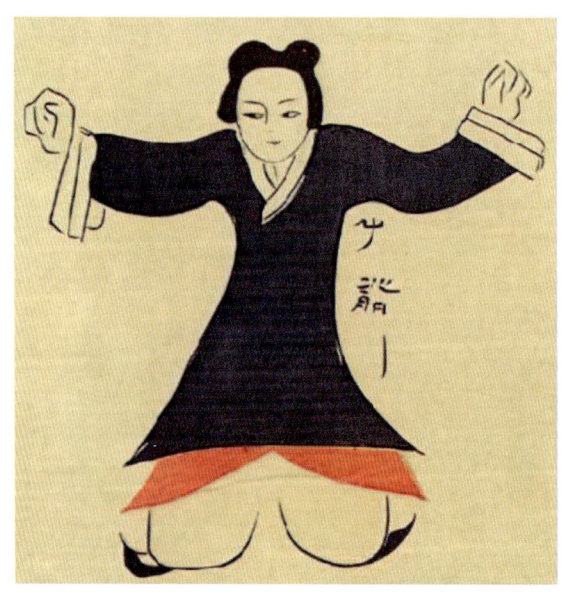

引聋：两手心按耳门数下，再突然把手松开，使耳鼓勃勃有声。

图 7-2 "引聋"导引